全国高等职业教育医疗器械类专业
国家卫生健康委员会"十三五"规划教材

供医疗器械类专业用

医用物理

第 2 版

主 编　梅 滨

副主编　晨 阳　张爱国　李 燕

编 者　（以姓氏笔画为序）

朱 璇　（江苏卫生健康职业学院）　　胡贵祥　（首都医科大学燕京医学院）

李 骏　（重庆医药高等专科学校）　　姜 萌　（上海健康医学院）

李 燕　（雅安职业技术学院）　　　　梅 滨　（上海健康医学院）

张爱国　（湖北中医药高等专科学校）　晨 阳　（江苏医药职业学院）

U0208057

人民卫生出版社

图书在版编目（CIP）数据

医用物理/梅滨主编.—2 版.—北京：人民卫生出版社,2018
ISBN 978- 7- 117- 25808- 1

Ⅰ.①医…　Ⅱ.①梅…　Ⅲ.①医用物理学- 高等职业教育-教材　Ⅳ.①R312

中国版本图书馆 CIP 数据核字（2018）第 039311 号

人卫智网　www.ipmph.com	医学教育、学术、考试、健康，购书智慧智能综合服务平台
人卫官网　www.pmph.com	人卫官方资讯发布平台

医 用 物 理
第 2 版

主　　编：梅　滨
出版发行：人民卫生出版社（中继线 010- 59780011）
地　　址：北京市朝阳区潘家园南里 19 号
邮　　编：100021
E - mail：pmph @ pmph. com
购书热线：010- 59787592　010- 59787584　010- 65264830
印　　刷：中农印务有限公司
经　　销：新华书店
开　　本：850×1168　1/16　印张：18
字　　数：423 千字
版　　次：2011 年 8 月第 1 版　2018 年 8 月第 2 版
　　　　　2024 年 7 月第 2 版第 8 次印刷（总第 13 次印刷）
标准书号：ISBN 978- 7- 117- 25808- 1
定　　价：49. 00 元

打击盗版举报电话：010- 59787491　E - mail：WQ @ pmph. com
（凡属印装质量问题请与本社市场营销中心联系退换）

全国高等职业教育医疗器械类专业
国家卫生健康委员会"十三五"规划教材
出版说明

《国务院关于加快发展现代职业教育的决定》《高等职业教育创新发展行动计划（2015—2018年）》《教育部关于深化职业教育教学改革全面提高人才培养质量的若干意见》等一系列重要指导性文件相继出台，明确了职业教育的战略地位、发展方向。同时，在过去的几年，中国医疗器械行业以明显高于同期国民经济发展的增幅快速成长。特别是随着《关于深化审评审批制度改革鼓励药品医疗器械创新的意见》的印发、《医疗器械监督管理条例》的修订，以及一系列相关政策法规的出台，中国医疗器械行业已经踏上了迅速崛起的"高速路"。

为全面贯彻国家教育方针，跟上行业发展的步伐，将现代职教发展理念融入教材建设全过程，人民卫生出版社组建了全国食品药品职业教育教材建设指导委员会。在指导委员会的直接指导下，经过广泛调研论证，人卫社启动了全国高等职业教育医疗器械类专业第二轮规划教材的修订出版工作。

本套规划教材首版于2011年，是国内首套高职高专医疗器械相关专业的规划教材，其中部分教材入选了"十二五"职业教育国家规划教材。本轮规划教材是国家卫生健康委员会"十三五"规划教材，是"十三五"时期人卫社重点教材建设项目，适用于包括医疗设备应用技术、医疗器械维护与管理、精密医疗器械技术等医疗器类相关专业。本轮教材继续秉承"五个对接"的职教理念，结合国内医疗器械类专业领域教育教学发展趋势，紧跟行业发展的方向与需求，重点突出如下特点：

1. 适应发展需求，体现高职特色　本套教材定位于高等职业教育医疗器械类专业，教材的顶层设计既考虑行业创新驱动发展对技术技能型人才的需要，又充分考虑职业人才的全面发展和技术技能型人才的成长规律；既集合了我国职业教育快速发展的实践经验，又充分体现了现代高等职业教育的发展理念，突出高等职业教育特色。

2. 完善课程标准，兼顾接续培养　本套教材根据各专业对应从业岗位的任职标准优化课程标准，避免重要知识点的遗漏和不必要的交叉重复，以保证教学内容的设计与职业标准精准对接，学校的人才培养与企业的岗位需求精准对接。同时，本套教材顺应接续培养的需要，适当考虑建立各课程的衔接体系，以保证高等职业教育对口招收中职学生的需要和高职学生对口升学至应用型本科专业学习的衔接。

3. 推进产学结合，实现一体化教学　本套教材的内容编排以技能培养为目标，以技术应用为主线，使学生在逐步了解岗位工作实践、掌握工作技能的过程中获取相应的知识。为此，在编写队伍组建上，特别邀请了一大批具有丰富实践经验的行业专家参加编写工作，与从全国高职院校中遴选出的优秀师资共同合作，确保教材内容贴近一线工作岗位实际，促使一体化教学成为现实。

4. 注重素养教育，打造工匠精神　在全国"劳动光荣、技能宝贵"的氛围逐渐形成，"工匠精神"在各行各业广为倡导的形势下，医疗器械行业的从业人员更要有崇高的道德和职业素养。教材更加强调要充分体现对学生职业素养的培养,在适当的环节,特别是案例中要体现出医疗器械从业人员的行为准则和道德规范,以及精益求精的工作态度。

5. 培养创新意识,提高创业能力　为有效地开展大学生创新创业教育,促进学生全面发展和全面成才,本套教材特别注意将创新创业教育融入专业课程中,帮助学生培养创新思维,提高创新能力、实践能力和解决复杂问题的能力,引导学生独立思考、客观判断,以积极的、锲而不舍的精神寻求解决问题的方案。

6. 对接岗位实际,确保课证融通　按照课程标准与职业标准融通、课程评价方式与职业技能鉴定方式融通、学历教育管理与职业资格管理融通的现代职业教育发展趋势,本套教材中的专业课程,充分考虑学生考取相关职业资格证书的需要,其内容和实训项目的选取尽量涵盖相关的考试内容,使其成为一本既是学历教育的教科书,又是职业岗位证书的培训教材,实现"双证书"培养。

7. 营造真实场景,活化教学模式　本套教材在继承保持人卫版职业教育教材栏目式编写模式的基础上,进行了进一步系统优化。例如,增加了"导学情景",借助真实工作情景开启知识内容的学习;"复习导图"以思维导图的模式,为学生梳理本章的知识脉络,帮助学生构建知识框架。进而提高教材的可读性,体现教材的职业教育属性,做到学以致用。

8. 全面"纸数"融合,促进多媒体共享　为了适应新的教学模式的需要,本套教材同步建设以纸质教材内容为核心的多样化的数字教学资源,从广度、深度上拓展纸质教材内容。通过在纸质教材中增加二维码的方式"无缝隙"地链接视频、动画、图片、PPT、音频、文档等富媒体资源,丰富纸质教材的表现形式,补充拓展性的知识内容,为多元化的人才培养提供更多的信息知识支撑。

本套教材的编写过程中,全体编者以高度负责、严谨认真的态度为教材的编写工作付出了诸多心血,各参编院校为编写工作的顺利开展给予了大力支持,从而使本套教材得以高质量如期出版,在此对有关单位和各位专家表示诚挚的感谢!　教材出版后,各位教师、学生在使用过程中,如发现问题请反馈给我们(renweiyaoxue@ 163.com) ,以便及时更正和修订完善。

人民卫生出版社

2018 年 3 月

全国高等职业教育医疗器械类专业
国家卫生健康委员会"十三五"规划教材
教材目录

序号	教材名称	主编	单位
1	医疗器械概论(第2版)	郑彦云	广东食品药品职业学院
2	临床信息管理系统(第2版)	王云光	上海健康医学院
3	医电产品生产工艺与管理(第2版)	李晓欧	上海健康医学院
4	医疗器械管理与法规(第2版)	蒋海洪	上海健康医学院
5	医疗器械营销实务(第2版)	金 兴	上海健康医学院
6	医疗器械专业英语(第2版)	陈秋兰	广东食品药品职业学院
7	医用X线机应用与维护(第2版)*	徐小萍	上海健康医学院
8	医用电子仪器分析与维护(第2版)	莫国民	上海健康医学院
9	医用物理(第2版)	梅 滨	上海健康医学院
10	医用治疗设备(第2版)	张 欣	上海健康医学院
11	医用超声诊断仪器应用与维护(第2版)*	金浩宇 李哲旭	广东食品药品职业学院 上海健康医学院
12	医用超声诊断仪器应用与维护实训教程(第2版)*	王 锐	沈阳药科大学
13	医用电子线路设计与制作(第2版)	刘 红	上海健康医学院
14	医用检验仪器应用与维护(第2版)*	蒋长顺	安徽医学高等专科学校
15	医院医疗器械管理实务(第2版)	袁丹江	湖北中医药高等专科学校/荆州市中心医院
16	医用光学仪器应用与维护(第2版)*	冯 奇	浙江医药高等专科学校

说明：* 为"十二五"职业教育国家规划教材。全套教材均配有数字资源。

全国食品药品职业教育教材建设指导委员会
成员名单

主 任 委 员： 姚文兵　中国药科大学

副主任委员： 刘　斌　天津职业大学　　　　　　马　波　安徽中医药高等专科学校

冯连贵　重庆医药高等专科学校　　　袁　龙　江苏省徐州医药高等职业学校

张彦文　天津医学高等专科学校　　　缪立德　长江职业学院

陶书中　江苏食品药品职业技术学院　张伟群　安庆医药高等专科学校

许莉勇　浙江医药高等专科学校　　　罗晓清　苏州卫生职业技术学院

昝雪峰　楚雄医药高等专科学校　　　葛淑兰　山东医学高等专科学校

陈国忠　江苏医药职业学院　　　　　孙勇民　天津现代职业技术学院

委　　　员（以姓氏笔画为序）：

于文国　河北化工医药职业技术学院　杨元娟　重庆医药高等专科学校

王　宁　江苏医药职业学院　　　　　杨先振　楚雄医药高等专科学校

王玮瑛　黑龙江护理高等专科学校　　邹浩军　无锡卫生高等职业技术学校

王明军　厦门医学高等专科学校　　　张　庆　济南护理职业学院

王峥业　江苏省徐州医药高等职业学校　张　建　天津生物工程职业技术学院

王瑞兰　广东食品药品职业学院　　　张　铎　河北化工医药职业技术学院

牛红云　黑龙江农垦职业学院　　　　张志琴　楚雄医药高等专科学校

毛小明　安庆医药高等专科学校　　　张佳佳　浙江医药高等专科学校

边　江　中国医学装备协会康复医学装　张健泓　广东食品药品职业学院

　　　　备技术专业委员会　　　　　张海涛　辽宁农业职业技术学院

师邱毅　浙江医药高等专科学校　　　陈芳梅　广西卫生职业技术学院

吕　平　天津职业大学　　　　　　　陈海洋　湖南环境生物职业技术学院

朱照静　重庆医药高等专科学校　　　罗兴洪　先声药业集团

刘　燕　肇庆医学高等专科学校　　　罗跃娥　天津医学高等专科学校

刘玉兵　黑龙江农业经济职业学院　　郏枝花　安徽医学高等专科学校

刘德军　江苏省连云港中医药高等职业　金浩宇　广东食品药品职业学院

　　　　技术学校　　　　　　　　　周双林　浙江医药高等专科学校

孙　莹　长春医学高等专科学校　　　郝晶晶　北京卫生职业学院

严　振　广东省药品监督管理局　　　胡雪琴　重庆医药高等专科学校

李　霞　天津职业大学　　　　　　　段如春　楚雄医药高等专科学校

李群力　金华职业技术学院　　　　　袁加程　江苏食品药品职业技术学院

莫国民	上海健康医学院	晨　阳	江苏医药职业学院
顾立众	江苏食品药品职业技术学院	葛　虹	广东食品药品职业学院
倪　峰	福建卫生职业技术学院	蒋长顺	安徽医学高等专科学校
徐一新	上海健康医学院	景维斌	江苏省徐州医药高等职业学校
黄丽萍	安徽中医药高等专科学校	潘志恒	天津现代职业技术学院
黄美娥	湖南食品药品职业学院		

前　言

　　本书是全国高等职业教育医疗器械类专业国家卫生健康委员会"十三五"规划教材,根据教育部最新颁布的《普通高等学校高等职业教育(专科)专业目录(2015年)》专业设置与要求,由全国长期从事高等职业教育院校的教授和一线教师共同编写,教材充分体现了现代职业教育发展理念和教学模式。

　　本书以融合教材的形式呈现给读者,由纸质内容和数字资源两部分组成。纸质内容保持了第一版的整体框架。为了更好地适应职业人才全面发展和医用物理基础教育的新需求,更好地实现"五个对接",在保证物理学知识体系的前提下,做了一些改动:①在形式和内容上做了精简和优化,更加突出实用性和通俗性;②对教材中自我检测练习题做了调整和补充,将部分自我检测练习题移至教材的数字资源;③在每节后新增"点滴积累"特色模块,帮助学生梳理本节知识脉络;④在教材最后增加了附录(国际单位制、希腊字母发音对照表、基本物理常量)。

　　数字资源是本教材首次利用互联网"二维码"识别技术,为学生个性化自主获取知识搭建的信息平台。通过各类移动终端的"扫一扫",学生即可在线阅读和学习,进一步丰富教材的表现形式,增加学习趣味性,实现"纸数"融合,"无缝隙"衔接教学多媒体课件、同步练习等数字教学资源。

　　1. 多媒体课件　与纸质内容同步,每章PPT课件包括该章节的重难点内容,辅助课堂教学,供学生多次重复学习、复习,以弥补课时不足。

　　2. 同步练习　检查学生对基本概念和基本规律掌握情况,巩固学生基础知识,培养学生创新思维、实践能力和解决复杂问题能力。

　　本教材共十章,适用于高等职业教育医疗器械类专业的教学,也可作为医疗器械类成人教育(高职)的教学用书或参考书。

　　本书由梅滨负责编写工作。参加编写的人员有:第一章(胡贵祥1~5节,张爱国6~7节),第二章(梅滨),第三章(朱璇),第四章(李燕),第五章(姜萌),第六章、第七章(晨阳),第八章(李骏),第九章(张爱国),第十章(李燕)。相关编写工作得到了各参编院校的大力支持,编者在此一并致以衷心的感谢。

　　为了进一步提高本书的质量,以供再版时修改,诚恳地希望各位读者及专家提出宝贵意见。

编者

2018年3月

目 录

第一章

物体的运动规律

ER-01章PPT

学习目标 ⋁

学习目的

通过学习质点的运动学规律、质点的动力学规律、刚体的定轴转动、物体的弹性和流体运动的有关知识，有助于更好地理解日常生活现象、医学知识和医疗器械基本原理，也为后续章节，专业基础课及专业课的学习打下良好的基础。

知识要求

1. 掌握牛顿运动定律、动能定理、机械能守恒定律、动量定理、动量守恒定律、转动惯量、力矩的功、刚体定轴转动的动能定理、刚体的静力平衡、应变、应力、弹性模量、连续性方程和伯努利方程的基本含义及其使用；

2. 熟悉转动定律、角动量的基本含义，应力与应变的关系，液体的黏滞性，泊肃叶定律及人体血液循环系统中的血液流动的规律；

3. 了解刚体定轴转动的角动量定理、角动量守恒定律、刚体平衡条件在人体平衡时的应用、骨骼和肌肉的力学特性、理想液体的流动、实际液体的流动、血液的流动、人体血压的测量、人体心脏做功的特点。

能力要求

1. 熟练掌握各基本概念、基本定理和基本定律的内涵，熟悉其适用范围、适用条件；

2. 学会简单计算，了解其实际应用。

自然界里，一切物质都处于永恒的运动之中。机械运动是物质多种运动形式中最简单、最普遍的运动。几乎在物质运动的所有形式中都包含机械运动，因而是医用物理和工程技术的基础。本章学习内容包括质点运动状态的描述、质点动力学规律、刚体的定轴转动、刚体的平衡、物体的弹性和流体的运动等。

第一节 质点运动状态的描述

一、位移

1. 质点 任何物体都有一定的大小和形状。一般地说，物体运动时，物体大小和形状的变化对物体运动是有影响的。如能忽略这些影响，就可以把物体当作一个有质量的点，称为质点。质点是

1

从实际抽象出来的力学研究对象,是一个理想模型。如果所研究的对象是由许多质点组成的系统,那么这些质点的组合,称为质点系。

2. 参考系　自然界中所有的物体都在不停地运动,绝对静止不动的物体是没有的,这便是运动的绝对性。但要描述一个物体的运动,就要选取其他物体作为标准。选取标准物不同,对物体运动情况的描述也不同,这就是运动描述的相对性。为描述物体的运动而选取的标准物,称为参考系。参考系的选择是任意的。为了定量地描述物体的位置及其变化,还要在参考系上建立一个固定的坐标系,最常用是直角坐标系。在二维空间建立的是平面直角坐标系,在三维空间建立的是空间直角坐标系。

3. 位置矢量　在直角坐标系中,质点的位置常用位置矢量(简称位矢)表示。位置矢量是从原点指向质点所在位置的有向线段,用矢量 r 表示,图 1-1 所示的是在平面直角坐标系中的位置矢量。设质点所在位置的坐标为 x、y,那么,坐标 x、y 就是 r 在坐标轴上的投影。如取 i、j 分别为沿 Ox 轴、Oy 轴正方向的单位矢量,则 r 可写成

$$r = xi + yj \qquad\qquad 式(1-1)$$

矢量 r 的长度可以用 r 表示,$r = |r| = |xi + yj| = \sqrt{x^2 + y^2}$。

当质点 P 运动时,其位置随时间发生变化,因此位置矢量 r 是时间 t 的函数,即

$$r = r(t) = x(t)i + y(t)j \qquad\qquad 式(1-2)$$

式(1-2)称为质点的运动学方程,其中 $x = x(t)$,$y = y(t)$ 是质点运动学方程的分量形式。消去式中时间 t,即可求得质点运动的轨迹方程。

4. 位移　质点在平面内沿某一曲线运动,如图 1-2 所示,质点沿曲线从 A 点,运动到 B 点,则 A、B 两点的位置矢量分别为 r_A 和 r_B。在这段时间内,质点的位置变化用从 A 点到 B 点的有向线段来表示,这段有向线段称为位移矢量,简称位移。位移是矢量,由三角形法则或平行四边形法则求得,即位移 Δr 等于位置矢量 r_A 和 r_B 的矢量差

$$\Delta r = r_B - r_A \qquad\qquad 式(1-3)$$

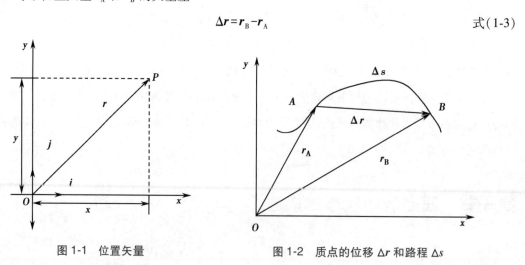

图 1-1　位置矢量　　　　　　　　图 1-2　质点的位移 Δr 和路程 Δs

在平面直角坐标系中,位移 Δr 可写成 $\Delta r = \Delta x i + \Delta y j$,其中 $\Delta x = x_B - x_A$,$\Delta y = y_B - y_A$。

位移表示质点位置的改变,并不表示质点所经历路径的长度。一个有趣的例子:运动员在 400m

赛道上跑了一圈,但这段时间内的位移却为零。于是,我们引入路程来描述质点沿轨迹的运动。在一段时间内,质点在其轨迹上经历路径的长度,称为路程 Δs,如图 1-2 所示。一般说来,在同一段时间内,位移的大小和路程并不相等。在图 1-2 中,位移是有向线段,是矢量,它的大小 $|\Delta r|$ 是割线 AB 的长度,而路程是标量,是曲线 AB 的长度,只有在 $\Delta t \to 0$ 时,$|\Delta r|$ 与 Δs 才认为相等,即 $|dr| = ds$。

知识链接

人类对时空观的认识过程

人类对时空观的认识,随着自然科学的发展,是不断变化的。最初是亚里士多德的时空观,核心内容是大地是球形的,地球是宇宙万物的中心。哥白尼日心说体系的建立,使地球失去了在空间中的优越地位。牛顿总结了前人的成就,引进了绝对空间和绝对时间,建立了绝对时空观。随着物理学的发展,一些新的实验发现,牛顿的绝对时空观逐渐陷入了无法解决的困境。1905 年,爱因斯坦提出了狭义相对论,认为时间和空间是相互联系的,而且时间的流逝和空间的延拓也与物质和运动有不可分割的联系,建立了相对论时空观,使人类对时空观的认识又向前推进了一步。

▶▶ **课堂活动**

列举在日常生活中,可当作质点的运动物体。

二、速度和加速度

(一) 速度

1. 平均速度和平均速率　在图 1-2 中,质点在平面内作曲线运动。设 t 时刻质点在 A 点,$(t + \Delta t)$ 时刻运动到 B 点,在 Δt 时间内,从 A 点到 B 点位移是 Δr,路程是 Δs。

为了描述质点在这段时间内运动的快慢程度,我们把位移 Δr 与相应的时间 Δt 的比值,称为质点在这段时间内的平均速度

$$\bar{v} = \frac{\Delta r}{\Delta t} \qquad\qquad 式(1-4)$$

平均速度是矢量,它的方向与位移 Δr 的方向相同。

在描述质点运动时,我们把路程 Δs 与时间 Δt 的比值,称为质点在这段时间内的平均速率,即

$$\bar{v} = \frac{\Delta s}{\Delta t} \qquad\qquad 式(1-5)$$

平均速率是标量,不考虑质点的运动方向。

在讨论质点运动时,不能把平均速度与平均速率等同起来。例如,运动员在 400m 跑道上跑了一圈,他的平均速度等于零,而平均速率却不等于零。

2. 瞬时速度和瞬时速率　要描述质点在某一时刻(或某一位置)运动的快慢,我们用瞬时速度来描述。当 $\Delta t \to 0$ 时,平均速度的极限值称为瞬时速度,简称速度,即

$$\boldsymbol{v} = \lim_{\Delta t \to 0} \frac{\Delta \boldsymbol{r}}{\Delta t} = \frac{\mathrm{d}\boldsymbol{r}}{\mathrm{d}t} \qquad \text{式(1-6)}$$

速度是矢量,速度的方向是当 $\Delta t \to 0$ 时,位移 $\Delta \boldsymbol{r}$ 的极限方向,即质点作曲线运动时,质点在某一点的速度方向就是沿该点曲线的切线方向,如图1-3所示。

质点在平面直角坐标系中的速度可以表示成 $\boldsymbol{v} = v_x \boldsymbol{i} + v_y \boldsymbol{j}$,其中 $v_x = \dfrac{\mathrm{d}x}{\mathrm{d}t}$,$v_y = \dfrac{\mathrm{d}y}{\mathrm{d}t}$ 是速度的分量。速度的大小为 $v = |v| = \sqrt{v_x^2 + v_y^2}$。

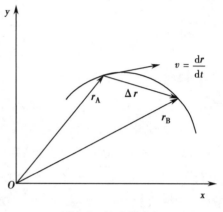

图1-3　速度的方向

速度表明质点在 t 时刻附近无限短的一段时间内位移与时间的比值。由于 $\Delta t \to 0$ 时, $|\mathrm{d}\boldsymbol{r}| = \mathrm{d}s$,因此,速度的大小等于速率,即

$$v = \frac{\mathrm{d}s}{\mathrm{d}t} \qquad \text{式(1-7)}$$

(二) 加速度

1. 平均加速度和瞬时加速度　质点运动时速度的大小和方向都可能变化,为了反映这种变化,我们用加速度来描述速度随时间而变化的快慢和变化的方向问题。如图1-4所示,设质点在 t 时刻位于 A 点时的速度为 $\boldsymbol{v}_A$,在 $t + \Delta t$ 时刻位于 B 点时的速度为 $\boldsymbol{v}_B$,在时间 Δt 内,速度的增量为 $\Delta \boldsymbol{v} = \boldsymbol{v}_B - \boldsymbol{v}_A$,则在 Δt 时间内的平均加速度为

$$\bar{\boldsymbol{a}} = \frac{\Delta \boldsymbol{v}}{\Delta t} \qquad \text{式(1-8)}$$

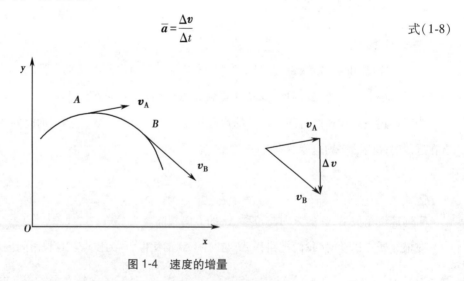

图1-4　速度的增量

当 $\Delta t \to 0$ 时,平均加速度的极限值称为瞬时加速度,简称加速度,即

$$\boldsymbol{a} = \lim_{\Delta t \to 0} \frac{\Delta \boldsymbol{v}}{\Delta t} = \frac{\mathrm{d}\boldsymbol{v}}{\mathrm{d}t} = \frac{\mathrm{d}^2 \boldsymbol{r}}{\mathrm{d}t^2} \qquad \text{式(1-9)}$$

在平面直角坐标系中,加速度可写成$a=a_x i+a_y j$,加速度的分量$a_x=\dfrac{dv_x}{dt}=\dfrac{d^2x}{dt^2}$,$a_y=\dfrac{dv_y}{dt}=\dfrac{d^2y}{dt^2}$,加速度的大小为$a=|a|=\sqrt{a_x^2+a_y^2}$。

应该指出,加速度是矢量,它既反映了速度方向的变化,又反映了速度大小的变化,因而加速度的方向一般与该时刻的速度方向不一致。

2. 法向加速度和切向加速度　如图1-5所示,质点绕圆心O作半径为R的圆周运动,以轨迹上任意一动点P为原点建立坐标系,以P点的切线方向作为一坐标轴,称为切向坐标轴,该方向单位矢量为e_t;以沿半径指向圆心方向作为另一坐标轴,称为法向坐标轴,该方向单位矢量为e_n,这种坐标轴称为自然坐标系。

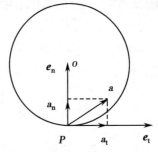

图1-5　自然坐标系

在圆周上不同点,自然坐标轴的方位是不断变化的。在讨论圆周运动及其他曲线运动时,经常采用自然坐标系。

质点作变速圆周运动时,质点速度的方向和大小均发生变化,此时,质点加速度有两个分量,一个是指向圆心,另一个沿着切线方向。质点加速度在法向坐标轴的分量,称为法向加速度,也称为向心加速度,用符号a_n表示。法向加速度引起速度方向的改变,它的方向始终指向圆心,其大小为

$$a_n=\frac{v^2}{R}\qquad\text{式(1-10)}$$

质点加速度在切向坐标轴的分量,称为切向加速度,用符号a_t表示。切向加速度引起速度大小的改变。如果质点作加速圆周运动,切向加速度的方向与速度的方向相同;如果质点作减速圆周运动,则它的方向与速度的方向相反,其大小为

$$a_t=\frac{dv}{dt}\qquad\text{式(1-11)}$$

切向加速度的大小表示质点速率变化的快慢;法向加速度的大小表示质点方向变化的快慢。总加速度的大小$a=\sqrt{a_n^2+a_t^2}$。

例题1-1　一个质点作直线运动,其运动学方程为$x=3+5t^2-t^3$,式中x的单位是m,t的单位是s。求:(1)质点的速度和加速度;(2)$t=2s$时的速度和加速度。

解:(1)由题意可得

速度为
$$v_x=\frac{dx}{dt}=10t-3t^2$$

加速度为
$$a_x=\frac{dv_x}{dt}=10-6t$$

(2)将$t=2s$时代入,分别得到2s末时质点的速度和加速度。

即
$$v_x(2)=10\times2-3\times2^2=8(m/s)$$

$$a_x(2)=10-6\times2=-2(m/s^2)$$

5

点滴积累 ∨

1. 位移，运动学方程。

2. 速度，加速度：瞬时加速度，法向加速度，切向加速度。

第二节 质点动力学规律

前面讨论了如何描述质点的运动,但未涉及质点运动状态的变化与作用在质点的力的关系。这些问题属于牛顿运动定律涉及的范围,下面我们将讨论牛顿运动定律的基本内容。

一、牛顿运动定律

1. 牛顿第一定律 任何物体都要保持静止或匀速直线运动状态,直到外力迫使它改变这种运动状态为止,这一规律称为牛顿第一定律。第一定律表明,任何物体都具有保持运动状态不变的性质,这个性质称为惯性,因此,第一定律也称为惯性定律。第一定律还表明,由于物体具有惯性,所以要使物体运动状态发生变化,一定要有其他物体对它作用,这种作用就是力。第一定律正确地说明了力和运动的关系,物体的运动并不需要力去维持,只有物体运动状态发生变化时,才需要力的作用。

物体的运动都是相对某个参考系而说的,如果在这个参考系中,一个不受力作用的物体,其静止或匀速直线运动的状态不变,这个参考系称为惯性参考系,简称惯性系。地面参考系是惯性参考系,太阳系也是惯性参考系。牛顿运动定律只有在惯性参考系中才成立。

2. 牛顿第二定律 物体受到外力作用时,它所获得的加速度的大小与外力的大小呈正比,并与物体的质量呈反比,加速度的方向与外力的方向相同,这个规律称为牛顿第二定律,即

$$F = ma \qquad \text{式(1-12)}$$

由式(1-12)得 $F = m\dfrac{\mathrm{d}v}{\mathrm{d}t} = \dfrac{\mathrm{d}(mv)}{\mathrm{d}t}$,因物体动量 $p = mv$,于是

$$F = \frac{\mathrm{d}p}{\mathrm{d}t} \qquad \text{式(1-13)}$$

应用牛顿第二定律时,应注意以下几点：

(1)第二定律只适用于质点的运动;

(2)第二定律表示的合外力与加速度之间的关系是瞬间对应的关系,还表明力是产生加速度的原因,而不是物体具有速度的原因;

(3)式(1-12)是矢量式,常用分量式计算。质点在平面上作曲线运动时,在平面直角坐标系中,有 $F_x = ma_x$, $F_y = ma_y$;在自然坐标系中 $F_t = ma_t = m\dfrac{\mathrm{d}v_t}{\mathrm{d}t}$, $F_n = ma_n = m\dfrac{v^2}{R}$,式中 R 是曲率半径。

3. 牛顿第三定律 牛顿第三定律说明了物体间相互作用力的性质。两个物体之间的作用力和反作用力,在同一直线上,大小相等,方向相反,分别作用在两个物体上,这一规律称为牛顿第三定律,其数学表达式为

$$F = -F' \qquad \text{式(1-14)}$$

应用牛顿第三定律时,应注意以下几点:

(1)作用力和反作用力同时出现,同时消失;

(2)作用力和反作用力分别作用在两个物体上;

(3)作用力和反作用力属于同性质力。

牛顿运动定律是经典力学的基础,它具有广泛的适应性,从牛顿运动定律出发,可以导出刚体、流体和弹性体等的运动规律。

例题 1-2 质量为 m 的小球,系于长为 l 的轻绳的一端,如图 1-6 所示,绳的另一端固定于 O 点,小球可绕 O 点在铅锤面内作圆周运动,当小球运动到绳与垂线夹角为 θ 时的 P 点处,它的速率为 v,求:(1)此处小球的切向加速度和法向加速度;(2)此时绳的张力。

解:采用隔离法,将小球从整个系统中隔离出来,小球所受的作用力有:重力 mg 和绳的张力 T,将它们分解为切向分量和法向分量,由牛顿第二定律得

$$-mg\sin\theta = ma_t \qquad ①$$

$$T - mg\cos\theta = ma_n \qquad ②$$

小球的法向加速度为 $\quad a_n = \dfrac{v^2}{l} \qquad ③$

从式①解出的切向加速度为

$$a_t = -g\sin\theta \qquad ④$$

从式②和式③解出绳对球的拉力

$$T = \dfrac{mv^2}{l} + mg\cos\theta \qquad ⑤$$

图 1-6 例题 1-2 图

式⑤中的 T 等于绳的张力。

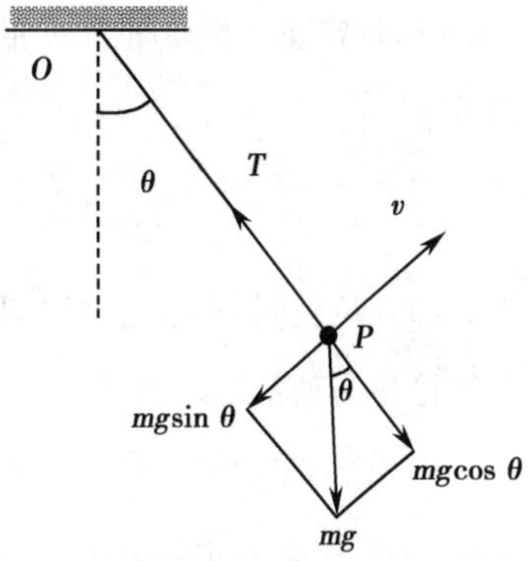

知识链接

牛顿运动定律的适用范围

自 17 世纪以来,以牛顿运动定律为基础的经典力学不断发展,取得了巨大成就。 质点力学、刚体力学到流体力学和弹性力学等,都属于经典力学的范围,并且在科研和生产技术上有广泛的应用,如天体力学、水力学、结构力学等。 自然界里的汽车、火车、桥梁、行星等都服从经典力学的规律,这就证明了牛顿运动定律的正确性。 但是牛顿运动定律具有相对性,也有它的适用范围。

随着物理学的发展,特别是 19 世纪以来电磁理论的发展,不断发现新的事实,如高速运动的电子的质量随着速度的增大而增大的现象,许多都与经典力学的理论相矛盾。 在 20 世纪初,爱因斯坦提出了狭义相对论,并建立了相对论时空观,指出当物体的运动速度远小于光速时,经典力学是完全适用的,如火车、行星等;处理速度与光速可比的高速运动问题时,需要用相对论力学。 经典力学是在研究宏观物体的基础上总结出来的规律,对于电子、质子等微观粒子,它们的运动规律一般就不能用牛顿运动定律来说明。

总之,经典力学只适用于解决物体的低速运动问题,不能用来处理高速运动问题;经典力学只适用于宏观物体,一般不适用于微观粒子,这就是牛顿运动定律的适用范围。

二、守恒定律

（一）动量定理

1. 冲量　当物体受到力作用一段时间后,它的速度会发生变化。为了表示力的这种作用效果,我们把作用在物体上的力 F 和力的作用时间 dt 的乘积,称为力的元冲量,即

$$dI = Fdt \qquad\qquad 式(1-15)$$

如在时间 (t_2-t_1) 内,有力 F 作用在物体上,把力 F 对时间的积分 $\int_{t_1}^{t_2} Fdt$,称为力 F 的冲量,即

$$I = \int_{t_1}^{t_2} Fdt \qquad\qquad 式(1-16)$$

冲量是矢量,它的方向就是力的方向。冲量是力在时间上的累积。在国际单位制中,冲量的单位是牛顿·秒(N·s)。

2. 动量定理　设质量为 m 的质点,在变力 F 的作用下,速度由 t_1 时刻的 v_1 变为 t_2 时刻的 v_2,外力的冲量

$$\int_{t_1}^{t_2} Fdt = p_2 - p_1 = mv_2 - mv_1 \qquad\qquad 式(1-17)$$

式(1-17)表明,在给定的时间内,外力作用在质点上的冲量等于质点在这段时间内动量的增量,这个结论称为动量定理。

一般说来,冲量的方向不与动量的方向相同,而是与动量增量的方向相同。由于动量定理是矢量方程,在平面直角坐标系中,可写成分量形式,即 $I_x = \int_{t_1}^{t_2} F_x dt = mv_{2x} - mv_{1x}$,$I_y = \int_{t_1}^{t_2} F_y dt = mv_{2y} - mv_{1y}$。

动量定理在碰撞或者冲击问题中有重要意义。在碰撞中,两物体相互作用时间极短。在这极短的时间内,作用力迅速达到很大的值,然后又急剧下降为零,这种力称为冲力。人由于碰撞所造成的伤亡事故是常见的。例如,高处坠地时,人体所受冲力的大小与碰撞经历的时间长短有关,落在水或松软的土地上以及双脚着地时弯曲双膝,都可以延长作用时间,可以大大地减小平均冲力,减少人体由于碰撞所造成的危害。

例题 1-3　一个质量为 60kg 的人从墙上跳下,以 7m/s 的速度着地,与地面接触后 0.01s 停下来,地面对他的作用力是多大? 如果人着地时弯曲双腿,用了 1s 才停下来,地面对他的作用力又是多大?

解:选取人为研究对象,人与地面的作用过程中所受的力有:重力 mg 向下,地面的平均作用力 $\overline{F}$ 向上,如图 1-7 所示,取 Oy 轴的正方向竖直向上,根据动量定理

$$(\overline{F} - mg)\Delta t = mv_{2y} - mv_{1y}$$

由于人落地后静止,那么 $v_{2y} = 0$,代入上式得

$$\overline{F} = \frac{-mv_{1y}}{\Delta t} + mg$$

（1）当 $\Delta t = 0.01s$ 时,$\overline{F} = \dfrac{-60 \times (-7)}{0.01} + 60 \times 9.8 = 4.26 \times 10^4 (N)$

（2）当 $\Delta t = 1s$ 时,$\overline{F} = \dfrac{-60 \times (-7)}{1} + 60 \times 9.8 = 1.01 \times 10^3 (N)$

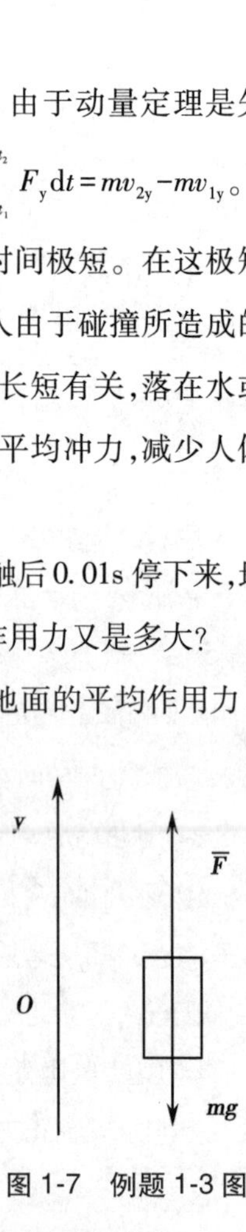

图 1-7　例题 1-3 图

可见人着地时弯曲双腿,受到的平均作用力要小,对人有很好的保护作用。

3. 动量守恒定律 动量定理也适用于由若干个质点组成的质点系。这个质点系以外的其他物体称为外界,外界物体对质点系内质点的作用力称为外力,质点系内质点间的相互作用力称为内力。由质点系的动量定理可得出下面结论。

当系统所受合外力为零时,系统的总动量将保持不变,这个结论称为动量守恒定律,其数学表达式为

$$\sum_{i=1}^{n} m_i \boldsymbol{v}_i = 恒矢量 \qquad\qquad 式(1-18)$$

应用动量守恒定律时,应该注意以下几点:

(1)系统各物体的速度必须相对于同一惯性参考系。

(2)在动量守恒定律中,系统的总动量不变是指系统内各物体动量的矢量和不变,而不是指其中某个物体的动量不变。

(3)有时系统所受的合外力虽不为零,但与系统的内力相比较,外力远小于内力,这时可以忽略外力对系统的作用,认为系统的动量是守恒的。如碰撞、打击和爆炸等问题,都可以这样处理。

(4)如系统所受的合外力不为零,但合外力在某一方向的分量为零,此时,系统的总动量不守恒,但总动量在该方向的分量却是守恒的。

式(1-18)是矢量式,在平面直角坐标系中分量式为:

$$若 F_x = 0, \sum_{i=1}^{n} m_i v_{ix} = 恒量$$

$$若 F_y = 0, \sum_{i=1}^{n} m_i v_{iy} = 恒量$$

(5)动量守恒定律是最普遍、最基本的守恒定律之一。在自然界中,大到天体,小到质子、中子等微观粒子间的相互作用都遵从动量守恒定律。

例题 1-4 如图 1-8 所示,设炮车以仰角 θ 发射一发炮弹,炮车和炮弹的质量分别为 m' 和 m,炮弹离开炮口时对地面的速度大小为 v,求炮车的反冲速度 v'。(炮车与地面的摩擦力可忽略。)

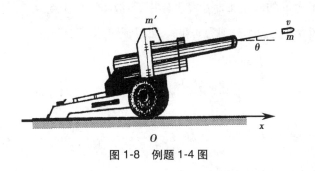

图 1-8 例题 1-4 图

解:炮车和炮弹可看成一个系统,该系统在竖直方向所受的力有重力 $\boldsymbol{G}$ 和地面的支持力 $\boldsymbol{F}$,在发射过程中,$\boldsymbol{G}$ 与 $\boldsymbol{F}$ 的合力不为零,系统的总动量不守恒。由于假设忽略炮车与地面之间的摩擦力,则系统所受外力在水平方向的分量之和为零,因而系统沿水平方向的总动量守恒。设炮弹前进时的水平方向为 Ox 轴正方向,于是

$$m'v' + mv\cos\theta = 0$$

炮车的反冲速度为
$$v' = -\frac{m}{m'}v\cos\theta$$

式中负号表示炮车的反冲速度的方向与 Ox 轴正方向相反。

（二）功、动能定理

1. 功　一质点在恒力 $\mathbf{F}$ 的作用下,沿直线运动的位移为 $\Delta\mathbf{r}$,则恒力对质点所做的功定义为:力在位移方向的分量与位移大小的乘积。用 A 表示功,则
$$A = F\cos\theta\Delta r$$

式中 θ 是力与位移之间的夹角。由于力和位移都是矢量,因此,上式可写成矢量的标积(又称内积),即
$$A = \mathbf{F} \cdot \Delta\mathbf{r} \qquad\qquad 式(1-19)$$

功是标量,没有方向但有正负。在国际单位制中,功的单位是焦耳(J)。

当质点在变力作用下,从 A 点沿曲线运动到 B 点,如图 1-9 所示。若质点在力 $\mathbf{F}$ 的作用下,发生一无限小的位移 $d\mathbf{r}$(元位移),由功的定义,得力 $\mathbf{F}$ 所做的元功为
$$dA = F\cos\theta dr = \mathbf{F} \cdot d\mathbf{r} \qquad 式(1-20)$$

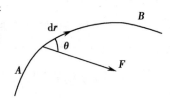

图 1-9　变力的功

若质点沿曲线由 A 点运动到 B 点,变力 $\mathbf{F}$ 在这一过程中所做的功为
$$A = \int_A^B F\cos\theta dr = \int_A^B \mathbf{F} \cdot d\mathbf{r} \qquad\qquad 式(1-21)$$

力在单位时间内做的功,称为功率,用 P 表示
$$P = \frac{dA}{dt} = \frac{\mathbf{F} \cdot d\mathbf{r}}{dt} = \mathbf{F} \cdot \mathbf{v} \qquad\qquad 式(1-22)$$

功率表示做功的快慢程度。在国际单位制中,功率的单位是瓦特(W)。

2. 动能定理　下面我们讨论力对物体做功与物体动能变化的关系。如图 1-10 所示,一质量为 m 的质点在合外力 $\mathbf{F}$ 作用下,沿曲线从 A 点运动到 B 点,它在 A 点和 B 点的速率分别为 v_1 和 v_2,可以证明,力 $\mathbf{F}$ 所做的功为

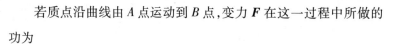

$$A = \int_A^B \mathbf{F} \cdot d\mathbf{r} = \frac{1}{2}mv_2^2 - \frac{1}{2}mv_1^2 \qquad 式(1-23)$$

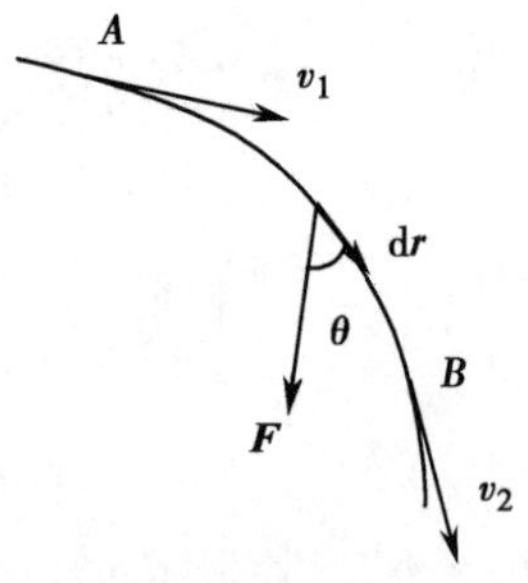

式中 $\frac{1}{2}mv^2$,称为动能,用 E_k 表示。这样,$E_{k1} = \frac{1}{2}mv_1^2$,$E_{k2} = \frac{1}{2}mv_2^2$ 分别表示质点的初位置动能和末位置动能。

图 1-10　动能定理

式(1-23)可写成
$$A = E_{k2} - E_{k1} \qquad\qquad 式(1-24)$$

式(1-23)和(1-24)表明,合外力对质点所做的功等于质点动能的增量,这一结论称为质点的动能定理。前面讨论了质点的动能定理,现在推广到由若干个质点组成的质点系统。

设 A_e 表示系统的所有外力做的功，A_i 表示系统的所有内力做的功，ΔE_k 表示系统的动能的增量，于是有

$$A_e + A_i = \Delta E_k \qquad \text{式}(1\text{-}25)$$

式（1-25）表明，系统的所有外力做功和内力做功的和等于系统动能的增量，这一规律称为质点系的动能定理。

（三）势能

1. 保守力　我们计算各种力所做的功，发现有一类力做功有这样的特点，力所做的功只与质点的始末位置有关，而与路径无关，这类力称为保守力。如重力、万有引力和弹性力等就是保守力。

如图 1-11（a）所示，设质点在保守力作用下，从 A 点沿路径 ACB 到达 B 点，或沿 ADB 到达 B 点，根据保守力做功与路径无关的特点，这两边不同路径保守力做的功相等。如果质点沿图 1-11（b）所示的 $ACBDA$ 闭合路径运动一周，保守力做的功为

$$\oint \boldsymbol{F} \cdot \mathrm{d}\boldsymbol{r} = \int_{ACB} \boldsymbol{F} \cdot \mathrm{d}\boldsymbol{r} + \int_{BDA} \boldsymbol{F} \cdot \mathrm{d}\boldsymbol{r} = \int_{ACB} \boldsymbol{F} \cdot \mathrm{d}\boldsymbol{r} - \int_{ADB} \boldsymbol{F} \cdot \mathrm{d}\boldsymbol{r} = 0 \qquad \text{式}(1\text{-}26)$$

式（1-26）表明，质点沿任意闭合路径运动一周时，保守力对它所做的功为零。这个公式反映了保守力做功的特点。

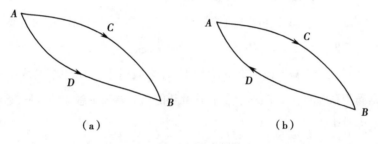

（a）　　　　　　　　　　　（b）

图 1-11　保守力做功

然而，还有一类力没有这种特性，它所做的功与路径有关，这类力称为非保守力。如摩擦力就是非保守力。

2. 势能　保守力做功只与质点的始末位置有关，因此，把与质点位置有关的能量称为势能，用符号 E_p 表示。

（1）重力势能：位于高处的物体具有的能量称为重力势能。因为重力 mg 是地球对物体的作用，同时物体所处高度 h 总是相对于地面来说的，因此，重力势能为

$$E_p = mgh \qquad \text{式}(1\text{-}27)$$

图 1-12（a）是重力势能曲线。

（2）弹性势能：对弹簧物体系统，因弹簧形变而具有的势能称为该系统的弹性势能，即

$$E_p = \frac{1}{2}kx^2 \qquad \text{式}(1\text{-}28)$$

图 1-12（b）是弹性势能曲线。

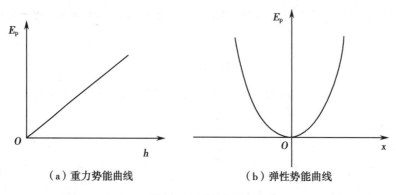

（a）重力势能曲线　　　　　（b）弹性势能曲线

图 1-12　势能曲线

保守力做功与势能之间的关系为

$$A = -(E_{p2} - E_{p1}) = -\Delta E_p \qquad 式(1\text{-}29)$$

式(1-29)表明,保守力做的功等于质点势能增量的负值。

对于势能的理解应注意以下几点:

(1)势能的引入是以保守力做功为前提的,非保守力做功与路径有关,就不能引入势能的概念。由于保守力做功的特点,可得出势能是位置的函数。

(2)势能的相对性。势能值与势能零点选择有关,势能零点可根据问题的需要来选择。而作为两个位置的势能差,其值是一定的,与势能零点的选择无关。

(3)势能是属于系统的。势能既取决于系统内物体之间相互作用形式,又取决于物体之间的相对位置,因而它是属于系统的。通常我们说"物体的势能",只是为了叙述的方便,是不严格的。

(四) 机械能守恒定律

1. 功能原理　对系统的内力来说,它们有保守力与非保守力。所以,内力的功应分成两部分,即保守内力的功 A_{ic} 和非保守内力的功 A_{id},即 $A_i = A_{ic} + A_{id}$。由于保守内力的功 A_{ic} 等于系统势能增量的负值,即 $A_{ie} = -\Delta E_p$。这样,式(1-25)可写成

$$\Delta E_k = A_e + A_i = A_e + A_{ic} + A_{id} = A_e - \Delta E_p + A_{id}$$

$$A_e + A_{id} = \Delta E_k + \Delta E_p = \Delta E \qquad 式(1\text{-}30)$$

式中,ΔE 为系统机械能的增量。式(1-30)表明,质点系机械能的增量等于外力与非保守内力的功之和,这个结论称为功能原理。

2. 机械能守恒定律　从式(1-30)可看出,当 $A_e = 0$,$A_{id} = 0$ 时,$\Delta E = 0$,即

$$E_{k1} + E_{p1} = E_{k2} + E_{p2} \qquad 式(1\text{-}31)$$

式(1-31)表明,当作用于质点系的外力和非保守内力都不做功时,质点系的机械能是守恒的,这个结论称为机械能守恒定律。可见,在满足机械能守恒条件下,质点系内的动能和势能之和是不变的,但动能和势能之间可以相互转换,这种转换则是通过质点系内的保守力做功来实现的。

3. 能量守恒定律　在机械运动范围内,讨论的能量只能是动能和势能,在自然界里,物质的运动形式多种多样,还有其他形式的能量,如热能、电能和原子能等。在长期的生产实践和科学实验中,人们总结出一条重要的结论:对于一个与自然界无任何联系的系统来说,能量既不能产生,也不

能消失,系统内各种形式的能量可以相互转换,但是无论如何转换,系统能量的总量保持不变,这一结论称为能量守恒定律。

能量守恒定律是自然界基本定律之一,自然界一切已经实现的过程无一例外地遵守着这一守恒定律。

例题1-5 如图1-13所示,弹簧放置在光滑平面上,弹簧的一端固定,另一端系一物体。设弹簧无形变时物体所在的位置为原点O,弹簧伸长方向为Ox轴的正方向,弹簧伸长和压缩时,弹簧弹性力的大小为$F=kx$,式中k是弹簧的劲度系数,x是物体位置的坐标,求物体从x_1移动到x_2过程中弹簧弹性力所做的功。

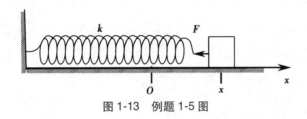

图1-13 例题1-5图

解:在弹簧被拉长时,弹性力是变力,但弹簧元位移是$\mathrm{d}r$时的弹性力可近似看成是不变的,则弹性力的元功为

$$\mathrm{d}A = \boldsymbol{F} \cdot \mathrm{d}\boldsymbol{r} = F\cos\pi \cdot \mathrm{d}x = -F\mathrm{d}x = -kx\mathrm{d}x$$

从x_1移动到x_2时,弹性力做的功为

$$A = \int\mathrm{d}A = -k\int_{x_1}^{x_2}x\mathrm{d}x$$

$$= -\left(\frac{1}{2}kx_2^2 - \frac{1}{2}kx_1^2\right)$$

例题1-6 输出功率为$P=10\mathrm{kW}$的水泵,在$t=60\mathrm{s}$的时间内,从$h=15\mathrm{m}$深的井中抽出$m=3\times10^3\mathrm{kg}$的水,水从管口喷出的速率为$v=4.0\mathrm{m/s}$,求摩擦力在时间t内所做的功A(这里的摩擦力,包括管壁对水的摩擦力、水流各部分之间的摩擦力)。

解:水泵对水形成的作用力是外力,这个力在时间t内对水做的正功为Pt,根据功能原理得

$$Pt+A = \frac{1}{2}mv^2+mgh$$

则

$$A = \frac{1}{2}mv^2+mgh-Pt$$

$$= \frac{1}{2}\times3\times10^3\times4.0^2+3\times10^3\times9.8\times15-10\times10^3\times60$$

$$= -1.4\times10^5(\mathrm{J})$$

结果表明,摩擦力做负功。

点滴积累 ✓

1. 牛顿运动定律:牛顿第一定律,牛顿第二定律、牛顿第三定律。

2. 动量定理,动量守恒定律,动能定理,机械能守恒定律,能量守恒定律。

宇 宙 速 度

人造地球卫星是人类探索和开发宇宙的重大技术成果。抛向天空的物体，能否成为人造卫星，取决于抛体的初速度。当物体的抛出速度足够大时，以至物体所受地球的引力恰好等于物体环绕地球运转所需的向心力时，物体可成为人造卫星，环绕地球做匀速圆周运动，不再落回地面。

当地面上发射人造地球卫星达到最小速度7.9km/s时，人造地球卫星在地面附近环绕地球做匀速圆周运动，因此这个速度称为第一宇宙速度，也叫环绕速度。如果人造地球卫星进入轨道的速度大于7.9km/s，而小于11.2km/s，它绕地球运动的轨迹不是圆，而是椭圆。当物体的速度不小于11.2km/s时，物体可以挣脱地球引力的束缚，成为绕太阳运动的人造行星，或飞到其他行星上去。所以11.2km/s这个速度称为第二宇宙速度，也叫脱离速度。达到第二宇宙速度的物体还受着太阳引力的束缚，要想使物体挣脱太阳的束缚，飞到太阳系以外的宇宙空间去，必须使物体的速度不小于16.7km/s，这个速度称为第三宇宙速度，也叫逃逸速度。

第三节 刚体的定轴转动

在外力的作用下，大小和形状都不发生变化的物体称为刚体。刚体是一个理想模型，实际物体在外力作用下，其形状和大小都要发生变化，但对于变化不显著的物体，常可以看作是刚体，从而使问题得以简化。当刚体中所有的点都围绕同一直线作圆周运动时，这种运动称为转动，这一直线称为转轴。如果转轴是固定不动的，此时的运动称为刚体的定轴转动。本节只讨论刚体定轴转动的基本规律。

一、刚体运动状态的描述

1. **角速度和角加速度** 如图1-14所示，有一刚体绕固定轴 z 轴转动，刚体上各点都绕 z 轴作圆周运动，在刚体内选取一个垂直于 z 轴的平面作为参考平面，把 z 轴与平面的交点作为原点 O，在平面上选取坐标轴 Ox 作为参考线。

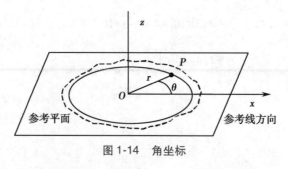

图1-14 角坐标

P 为刚体在平面上的任一点，它到原点的距离为 r，OP 线与 Ox 轴的夹角为 θ，角 θ 称为角坐标。当刚体绕 Oz 轴转动时，角坐标 θ 是时间 t 的函数，即

$$\theta = \theta(t) \qquad\qquad 式(1\text{-}32)$$

通常规定,从 Ox 轴开始沿逆时针方向转动时,角坐标 θ 为正,顺时针为负。

设 t 时刻刚体的角坐标为 θ, $t+\Delta t$ 时刻的角坐标为 $\theta+\Delta\theta$,那么,$\Delta\theta$ 称为 Δt 时间内刚体的角位移。刚体逆时针旋转时的角位移为正值,顺时针为负。在国际单位制中,角坐标和角位移的单位是弧度(rad)。

刚体定轴转动时,描述刚体转动快慢的物理量,称为角速度,符号为 ω,即

$$\omega = \frac{\mathrm{d}\theta}{\mathrm{d}t} \qquad\qquad 式(1\text{-}33)$$

在国际单位制中,角速度的单位是弧度/秒(rad/s)。

在工程技术中,常用每分钟转过的圈数说明转动的快慢,称为转数,符号为 n,单位是转/分(r/min),角速度与转数之间的关系为 $\omega = \frac{\pi}{30} n$。

刚体定轴转动时,如果角速度发生了变化,角速度对时间的变化率就是角加速度,即

$$\alpha = \frac{\mathrm{d}\omega}{\mathrm{d}t} \qquad\qquad 式(1\text{-}34)$$

在国际单位制中,角加速度的单位是弧度/秒²($\mathrm{rad/s^2}$)。当 α 为正值时,刚体作加速转动;为负值时,作减速转动。

由于刚体各部分相对位置保持不变,所以刚体作定轴转动时,描述各部分运动情况的角量,如角位移、角速度、角加速度都一样,可以用轴外一点运动的角量来代表整个刚体运动的角量。

2. 匀变速转动公式　刚体绕定轴转动时,如在相等的时间内,角速度的增量都相等,这种转动称为匀变速转动,即角加速度为恒量。下面是刚体绕定轴作匀变速转动时角位移、角速度和角加速度之间的关系:

$$\omega = \omega_0 + \alpha t \qquad\qquad 式(1\text{-}35)$$

$$\theta = \omega_0 t + \frac{1}{2}\alpha t^2 \qquad\qquad 式(1\text{-}36)$$

$$\omega^2 = \omega_0^2 + 2\alpha\theta \qquad\qquad 式(1\text{-}37)$$

3. 角量和线量的关系　当刚体绕定轴转动时,组成刚体的所有质点都绕定轴作圆周运动,描述它们的角量都一样,但是线量一般是不同的,如线速度、加速度等。描述刚体运动状态的角量和线量之间的关系,可以用圆周运动相应的角量和线量之间的关系来表示。

用 s 表示与质点的角坐标 θ 对应的圆周上的弧长,r 表示圆的半径,那么

$$s = r\theta \qquad\qquad 式(1\text{-}38)$$

刚体内一点的线速度和角速度之间的关系为

$$v = r\omega \qquad\qquad 式(1\text{-}39)$$

刚体内一点的切向加速度和法向加速度分别为

$$a_\mathrm{t} = r\alpha \qquad\qquad 式(1\text{-}40)$$

$$a_\mathrm{n} = r\omega^2 \qquad\qquad 式(1\text{-}41)$$

例题 1-7　已知刚体转动的运动学方程 $\theta = A + Bt^3$，式中，A 和 B 均为常数，求：(1)角速度；(2)角加速度；(3)刚体上距轴为 r 的一质点的加速度的大小。

解：(1)由角速度的公式得

$$\omega = \frac{\mathrm{d}\theta}{\mathrm{d}t} = 3Bt^2$$

(2)由角加速度的公式得

$$\alpha = \frac{\mathrm{d}\omega}{\mathrm{d}t} = 6Bt$$

(3)距轴为 r 的一质点的切向加速度

$$a_{\mathrm{t}} = r\alpha = 6rBt$$

该质点的法向加速度

$$a_{\mathrm{n}} = r\omega^2 = 9rB^2t^4$$

加速度的大小

$$a = \sqrt{a_{\mathrm{t}}^2 + a_{\mathrm{n}}^2} = \sqrt{(6rBt)^2 + (9rB^2t^4)^2} = 3rBt\sqrt{4 + 9B^2t^4}$$

二、刚体的转动动能、转动惯量和转动定律

1. 力矩　对绕定轴的刚体来说，力对刚体转动的影响，是通过力矩对刚体的作用实现的。如图 1-15 所示，刚体绕固定 z 轴转动，刚体内垂直于 z 轴的平面上一点 P，到 z 轴与平面交点 O 的距离为 r，OP 的延长线与力 F 之间的夹角为 φ，那么，力 F 对 z 轴的力矩，用 M 表示，即

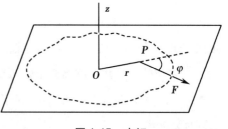

图 1-15　力矩

$$M = Fr\sin\varphi \qquad\qquad \text{式（1-42）}$$

在国际单位制中，力矩单位是牛顿·米（N·m）。

2. 转动动能　刚体可看作由许多质点组成，刚体的转动动能等于各质点动能的总和。设刚体上各质点的质量与线速率分别为 $\Delta m_1, \Delta m_2, \cdots, \Delta m_n$ 与 $v_1, v_2, \cdots, v_n$，各质点到转轴的距离为 $r_1, r_2, \cdots,$ r_n。当刚体以角速度 ω 作定轴转动时，其中第 i 个质点的动能为 $\frac{1}{2}\Delta m_i v_i^2 = \frac{1}{2}\Delta m_i r_i^2\omega^2$，整个刚体的转动动能为

$$E_{\mathrm{k}} = \sum_{i=1}^{n} \frac{1}{2}\Delta m_i r_i^2\omega^2 = \frac{1}{2}\left(\sum_{i=1}^{n}\Delta m_i r_i^2\right)\omega^2$$

设 $J = \sum_{i=1}^{n}\Delta m_i r_i^2$，则刚体绕定轴转动的动能为

$$E_{\mathrm{k}} = \frac{1}{2}J\omega^2 \qquad\qquad \text{式（1-43）}$$

式（1-43）表明，刚体由于转动而具有的动能，称为刚体的转动动能。

3. 转动惯量　我们称

$$J = \sum_{i=1}^{n} \Delta m_i r_i^2 \qquad \text{式}(1\text{-}44)$$

为刚体的转动惯量。即刚体对转轴的转动惯量等于组成刚体各质点的质量与各自到转轴的距离平方的乘积之和。

如果刚体上的质点是连续分布的,则其转动惯量可用积分计算,即

$$J = \int r^2 \mathrm{d}m \qquad \text{式}(1\text{-}45)$$

式(1-45)中 $\mathrm{d}m$ 是质点的质量,r 是该质点到转轴的距离。在国际单位制中,转动惯量的单位是千克·米^2(kg·m^2)。把刚体的转动动能与质点的动能相比较,可看出转动惯量的物理意义:转动惯量是刚体在转动中惯性大小的量度。

刚体转动惯量的大小与三个因素有关:

(1)与刚体的质量有关;

(2)在质量一定的情况下,还与质量的分布有关;

(3)与转轴的位置有关。

必须指出,只有几何形状简单、质量连续且均匀分布的刚体,才能用积分方法计算出它们的转动惯量。对于任意刚体的转动惯量,通常是用实验的方法测定出来的。表1-1给出了几种刚体的转动惯量。

表 1-1　几种质量均匀分布刚体的转动惯量

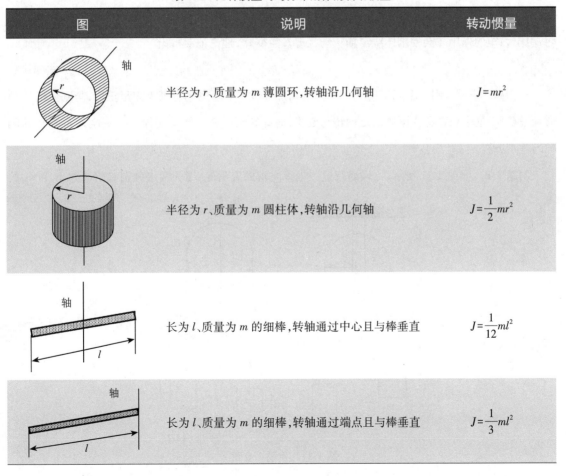

图	说明	转动惯量
轴　r	半径为 r、质量为 m 薄圆环,转轴沿几何轴	$J = mr^2$
轴　r	半径为 r、质量为 m 圆柱体,转轴沿几何轴	$J = \dfrac{1}{2}mr^2$
轴　l	长为 l、质量为 m 的细棒,转轴通过中心且与棒垂直	$J = \dfrac{1}{12}ml^2$
轴　l	长为 l、质量为 m 的细棒,转轴通过端点且与棒垂直	$J = \dfrac{1}{3}ml^2$

续表

图	说明	转动惯量
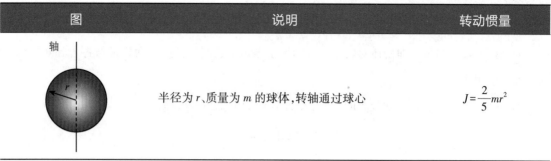	半径为 r、质量为 m 的球体，转轴通过球心	$J=\dfrac{2}{5}mr^2$

下面介绍转动惯量的两条规律：

（1）设刚体相对于通过刚体质心的转轴 z_c 的转动惯量为 J_c，如果有一转轴 z 与轴 z_c 平行，如图1-16所示，可以证明，刚体对于 z 轴的转动惯量为

$$J = J_c + md^2 \qquad \text{式（1-46）}$$

式中，m 为刚体的质量，d 为平行轴之间的距离，上述关系称为转动惯量的平行轴定理。

（2）对于同一转轴而言，物体各部分转动惯量之和等于整个物体的转动惯量，这一规律称为转动惯量的可加性。

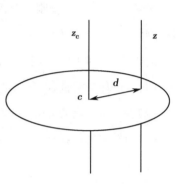

图 1-16 平行轴定理

4. 转动定律 在日常生活中，关闭的门窗，没有力矩的作用是不会自动打开的。实践经验说明，由于力矩的作用才会使刚体绕定轴转动状态发生变化，理论证明得出

$$M = J\alpha \qquad \text{式（1-47）}$$

式（1-47）表明，刚体绕定轴转动时，刚体的角加速度与它所受的合外力矩呈正比，与刚体的转动惯量呈反比，这个关系称为刚体的定轴转动定律，简称转动定律。转动定律是解决刚体定轴转动问题的基本方程。

例题 1-8 如图 1-17 所示，一轻绳跨过一轴承光滑的定滑轮，绳的两边分别有质量为 m_1 和 m_2 的

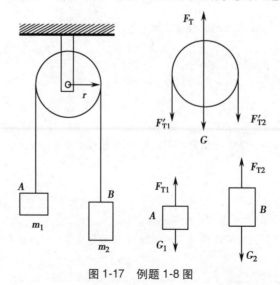

图 1-17 例题 1-8 图

物体 A 和 B，且 $m_1 < m_2$，定滑轮可看成质量均匀分布的等厚圆盘，其质量为 m，半径为 r，绳和定滑轮之间无相对滑动，求物体加速度和绳的张力。

解：把定滑轮、物体 A 和物体 B 隔离出来，如图 1-17 所示。A 受力 $\boldsymbol{F}_{T1}$ 和 $\boldsymbol{G}_1$；B 受力 $\boldsymbol{F}_{T2}$ 和 $\boldsymbol{G}_2$；定滑轮受力为：左右两侧绳对定滑轮的摩擦拉力 $\boldsymbol{F}'_{T1}$ 和 $\boldsymbol{F}'_{T2}$，转轴对定滑轮的力 $\boldsymbol{F}_T$ 和定滑轮的重力 $\boldsymbol{G}$。由于不计绳的质量，$\boldsymbol{F}_{T1}$ 和 $\boldsymbol{F}'_{T1}$ 的大小相等，$\boldsymbol{F}_{T2}$ 和 $\boldsymbol{F}'_{T2}$ 的大小相等。由公式得定滑轮转动惯量为 $J = \frac{1}{2}mr^2$。

由于 $m_1 < m_2$，绳不可伸缩，则 A 的加速度 $\boldsymbol{a}_1$ 向上，B 的加速度 $\boldsymbol{a}_2$ 向下，它们的大小相等，用 a 表示，即 $a_1 = a_2 = a$，根据牛顿第二定律得：

A 的方程 $\qquad\qquad\qquad F_{T1} - m_1 g = m_1 a \qquad\qquad\qquad$ ①

B 的方程 $\qquad\qquad\qquad m_2 g - F_{T2} = m_2 a \qquad\qquad\qquad$ ②

定滑轮的转动方程 $\qquad\qquad F_{T2} r - F_{T1} r = J\alpha \qquad\qquad\qquad$ ③

由于绳与定滑轮之间无相对滑动，轮边缘的切向加速度等于绳的加速度 a，有

$$a = r\alpha \qquad\qquad\qquad ④$$

解方程组，得

$$a = \frac{2(m_2 - m_1)}{(2m_1 + 2m_2 + m)}g$$

$$F_{T1} = \frac{m_1(4m_2 + m)}{(2m_1 + 2m_2 + m)}g$$

$$F_{T2} = \frac{m_2(4m_1 + m)}{(2m_1 + 2m_2 + m)}g$$

结果表明，绳两侧的张力大小不相等。

▶▶ **课堂活动**

1. 以关闭门窗为例，说明力是以怎样的方式改变刚体的运动状态。

2. 比较转动定律和牛顿第二定律，各有什么特点。

3. 讨论质点和刚体的动能。

三、力矩的功和定轴转动的动能定理

1. 力矩的功　质点在外力作用下发生位移时，力对质点做了功。当刚体在外力矩作用下绕定轴转动而发生角位移时，说明力矩对刚体做了功。如图 1-18 所示，设刚体在平面上外力 $\boldsymbol{F}$ 的作用下，绕定轴 Oz 转过的角位移为 $d\theta$，由于力 $\boldsymbol{F}$ 的法向力 F_n 不做功，切向力 F_t 的作用点位移 $ds = rd\theta$，这说明力 $\boldsymbol{F}$ 做的功实质上是切向力 F_t 做的功，因此，力 $\boldsymbol{F}$ 在这段位移内做的功为

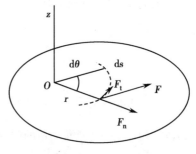

图 1-18　力矩的功

$$dA = \boldsymbol{F} \cdot d\boldsymbol{r} = F_t ds = F_t r d\theta$$

由于切向力 F_t 对转轴的力矩为 $M = F_t r$，则 $dA = M d\theta$

刚体从 θ_1 转到 θ_2，力 $\boldsymbol{F}$ 做的功为

$$A = \int_{\theta_1}^{\theta_2} M d\theta \qquad\qquad 式(1\text{-}48)$$

式(1-48)中 M 是作用在绕定轴转动刚体上的合外力矩，因此，式(1-48)应理解为合外力矩对刚体做的功。

2. 定轴转动的动能定理　如果刚体绕定轴转动，在转动惯量不变的情况下，由于合外力矩 M 的作用，刚体的角速度由 t_1 时刻的 ω_1，变为 t_2 时刻的 ω_2，可以证明，在这个过程中，合外力矩对刚体做的功为

$$A = \int_{\theta_1}^{\theta_2} M d\theta = \frac{1}{2} J \omega_2^2 - \frac{1}{2} J \omega_1^2 \qquad\qquad 式(1\text{-}49)$$

式(1-49)表明，合外力矩对绕定轴转动的刚体所做的功等于刚体转动动能的增量，这一规律称为刚体定轴转动的动能定理。

四、定轴转动的角动量定理和角动量守恒定律

1. 定轴转动的角动量　在刚体以角速度 ω 绕定轴转动时，刚体上每一个质点都以相同的角速度绕定轴作圆周运动，于是刚体上所有质点对定轴的角动量，即刚体对定轴的角动量为

$$L = J\omega \qquad\qquad 式(1\text{-}50)$$

式(1-50)表明，转动惯量和角速度的乘积称为刚体对定轴的角动量。在国际单位制中，角动量的单位是千克·米²/秒$(kg \cdot m^2/s)$。

2. 定轴转动的角动量定理　刚体绕定轴转动时，转动定律可改写成 $M = J\alpha = J\dfrac{d\omega}{dt} = \dfrac{dL}{dt}$，即

$$M = \frac{dL}{dt} \qquad\qquad 式(1\text{-}51)$$

式(1-51)表明，刚体绕定轴转动时，作用于刚体的合外力矩等于刚体绕此定轴的角动量随时间的变化率，这是用角动量陈述的定轴转动定律。式(1-51)是转动定律的另一种表达式，其意义更加普遍。即使绕定轴转动物体的转动惯量 J 因内力作用而发生变化时，式 $M = J\alpha$ 已不适用，但式(1-51)仍然成立。

如果刚体在外力矩的作用下，从 t_1 到 t_2 这段时间内，刚体对定轴的角动量由 L_1 变为 L_2，由式(1-51)可得

$$\int_{t_1}^{t_2} M dt = L_2 - L_1 = J\omega_2 - J\omega_1 \qquad\qquad 式(1\text{-}52)$$

式中 $\int_{t_1}^{t_2} M dt$ 称为力矩对定轴的冲量矩，又叫角冲量。式(1-52)表明，当刚体绕定轴转动时，作用在物体上的冲量矩等于角动量的增量，这一结论称为刚体绕定轴转动的角动量定理。

3. 定轴转动的角动量守恒定律　由式(1-52)可看出，若刚体所受的合外力矩 $M = 0$ 时，则绕定

轴转动的刚体对该轴的角动量保持不变,即

$$L = J\omega = 常量 \qquad\qquad 式(1-53)$$

这一结论称为刚体对定轴的角动量守恒定律。

在应用角动量守恒定律时,如果转动过程中转动惯量保持不变,则物体以恒定的角速度转动,即 $\omega_1 = \omega_2$。

如果转动过程中物体的转动惯量发生变化,但是刚体所受的合外力矩为零,则物体的角速度也会发生变化,但角动量仍然守恒。

在日常生活中,应用角动量守恒定律的例子是很多的。例如,舞蹈演员、花样滑冰运动员等,在旋转的时候,先把两臂张开旋转,然后迅速把两臂靠拢身体,使自己对身体中央竖直轴的转动惯量迅速减小,因而旋转速度加快。

例题 1-9 质量为 m_0,半径为 r 的转台,能绕中心的竖直轴转动,质量为 m 的人站在转台的边缘,如图 1-19 所示。开始时人和转台都静止,之后人在转台的边缘跑动,设人的角速度(相对地面)为 ω_0,求转台的转动角速度(忽略转轴处的摩擦力矩和空气阻力)。

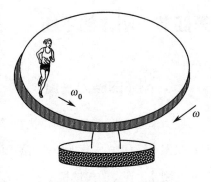

图 1-19 例题 1-9 图

解: 由于人和转台的系统没有外力矩的作用,因此角动量守恒。开始时,人和转台都是静止的,所以角动量为零,即

$$L_1 = 0$$

人跑动时,人的角动量为 $mr^2\omega_0$;设此时转台的角速度为 ω,其转动惯量是 $\frac{1}{2}m_0 r^2$,则转台的角动量 $L = \frac{1}{2}m_0 r^2 \omega$。这时,人和转台系统的角动量为

$$L_2 = mr^2\omega_0 + \frac{1}{2}m_0 r^2 \omega$$

由角动量守恒定律得

$$L_2 = L_1 = 0$$

于是

$$\omega = -\frac{2m}{m_0}\omega_0$$

上式表明,转台转动方向与人跑动方向相反。

点滴积累 ∨

1. 角量:角坐标、角位移、角速度、角加速度,角量和线量的关系。

2. 转动惯量,转动动能,定轴转动定律,定轴转动的角动量定理,角动量守恒定律。

实例分析

实例　用定轴转动角动量守恒定律分析直升飞机机身静止稳定。

分析　直升机是由机翼、尾桨和机身构成的转动系统,若没有对转轴的合外力矩,则直升机对竖直轴的角动量守恒。当使直升机上面的螺旋桨旋转时,螺旋桨便对竖直轴具有了角动量,从而迫使机身必须向反方向转动,使其对竖直轴的角动量与螺旋桨的角动量相反,以保持系统的总角动量不变。尾翼旋转时,尾翼推动大气产生补偿力矩,能克服机身反转,由定轴转动角动量守恒定律,使机身保持静止稳定,不再转动。

第四节　刚体的平衡

一、刚体的静力平衡

在力学问题中,我们把静止状态、匀速直线运动状态和匀速转动状态称为平衡状态。刚体处于平衡状态时,作用在刚体上的外力必须满足一定的条件。由牛顿第二定律可知,此时的加速度为零,作用在刚体上外力的矢量和为零,即力的平衡。

表达为
$$\sum_{i=1}^{n} F_i = 0 \qquad\qquad 式(1-54)$$

在平面直角坐标系中,这些外力在 x、y 轴上投影的代数和分别为零。

即
$$\sum_{i=1}^{n} F_{ix} = 0, \sum_{i=1}^{n} F_{iy} = 0$$

除此之外,如果刚体静止或做匀速转动,处于转动平衡状态时,由转动定律可知,此时刚体的角加速度必须为零,作用在刚体上的外力对任一转轴 O 的力矩的代数和为零,即力矩的平衡。

表达为
$$\sum_{i=1}^{n} M_{iO} = 0 \qquad\qquad 式(1-55)$$

式(1-54)、(1-55)就是刚体处于平衡状态时,作用于刚体上的外力应满足的条件。应用这些条件可以分析人体处于平衡状态时各部位所受的力。

二、人体的静力平衡

刚体的平衡条件对于人体中的某些情况也是适用的。人体的 206 块骨头借助关节形成一副完整的骨架,作为人体的重要力学支柱承受着各种负荷。附着在骨骼上的肌肉在神经系统的支配下进行适度的收缩或舒张以使关节活动,从而协调地完成各种动作。下面我们从力学的观点出发,应用刚体平衡知识,具体讨论几种情况下人体的静力平衡问题。

1. **单脚站立时脚的静力平衡**　图 1-20 表示脚跟抬起、单腿站立时脚的受力情况。图中 T 为肌腱作用在脚上的张力,一般情况下其方向与竖直方向角度为 7°,F 为胫骨和腓骨作用在脚上的力,W

为地面作用在脚上的力(大小等于人体重量),不计脚本身的重量。

可列出力的平衡方程为

$$T\sin7°-F\sin\theta=0 \qquad ①$$

$$T\cos7°-F\cos\theta+W=0 \qquad ②$$

由于 T 和 F 与竖直方向的夹角都很小,所以在列力矩平衡方程时,为简单起见,近似认为各力的方向都是竖直的。以垂直通过 F 的作用点的直线为转轴,力矩的平衡方程为

$$10W-5.6T=0 \qquad ③$$

将方程①、②、③联立求解,得

$$T=1.8W$$

$$F=2.8W$$

结果表明,当脚跟抬起单腿站立时,肌腱中的张力是体重的 1.8 倍,而胫骨和腓骨作用在距骨上的力为体重的 2.8 倍。由此可见作用在肌腱和距骨上的力较大,这就是脚的跟腱容易撕裂、距骨易发生骨折的原因。

2. 手持重物时前臂的静力平衡　图 1-21 所示为手持重物时前臂的受力情况,其中上臂铅直,前臂水平,并处于平衡状态。图中 W_1 表示前臂重量,W_2 表示重物重量,F 为肱骨对尺骨的反作用力,T 为肱二头肌作用于前臂的力。

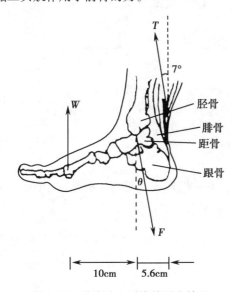

图 1-20　单脚站立时脚的受力情况

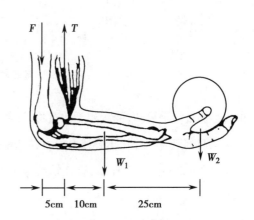

图 1-21　手持重物时前臂的受力情况

静止时可列出力的平衡方程

$$T=F+W_1+W_2 \qquad ①$$

以垂直通过肘关节的直线为转轴,力矩的平衡方程为

$$5T=15W_1+40W_2 \qquad ②$$

设重物重量是前臂重量的 1/5,即 $W_2=\dfrac{W_1}{5}$。将方程①、②联立求解,得

$$F = 3.4W_1 = 17W_2$$

$$T = 4.6W_1 = 23W_2$$

由此可见,肱骨对尺骨的反作用力为重物重量的 17 倍,肱二头肌作用于前臂的力为重物重量的
23 倍。即肱二头肌必须产生一个 23 倍于重物重量的收缩力才能托起一个重量为前臂重量的 1/5 的
物体,可见前臂的力学结构并不省力,但是它可以在肌肉发生很小的长度变化时,使物体很快地产生
较大幅度的移动。

3. 弯腰提物时脊柱的静力平衡 脊柱的力学结构示意图见图 1-22。我们把脊柱近似地看做长
度为 l 的刚体。当人们弯腰时,用以把背部拉起的主要肌肉是竖脊肌。竖脊肌总的力学效果相当于
一个拉力 T,它作用脊柱上,其作用点在骶骨与头、手臂重心之间的距离 2/3 处的 D 点,拉力 T 的方
向与脊柱轴线的夹角为 12°。下面我们研究体重为 W 的人双腿直立双臂向下弯腰(背部的轴线与水
平线间的夹角 α 为 30°)时脊柱的受力情况。

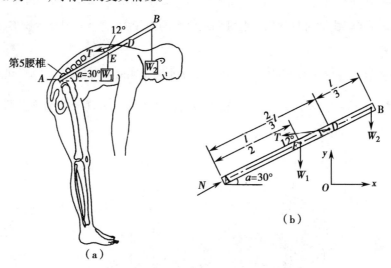

图 1-22 弯腰时脊柱的受力情况

由解剖测量结果可知,W_1 为躯干的重量,近似有 $W_1 = 0.4W$;W_2 是手臂与头的重量,近似有 $W_2 =
0.2W$。$T$ 为背部竖脊肌作用于脊柱上的力,N 是骶骨对脊柱的作用力。

选择图中所示的 x-y 坐标系,脊柱轴线与 x 轴正向的夹角 $\alpha = 30°$,则 T 与 x 轴的夹角为 $30° -
12° = 18°$。

脊柱处于平衡状态时,力的平衡方程为

$$N_x - T\cos18° = 0 \qquad \text{①}$$

$$N_y - T\sin18° - 0.4W - 0.2W = 0 \qquad \text{②}$$

以垂直通过脊柱底部的直线为转轴,力矩的平衡方程为

$$\frac{2}{3}lT\sin12° - \frac{1}{2}l \times 0.4W\cos30° - 0.2lW\cos30° = 0 \qquad \text{③}$$

由③式得 $\qquad\qquad\qquad\qquad\qquad T = 2.81W$

由①式和②式分别得

$$N_x = T\cos18° = 2.81W×0.951 = 2.67W$$

$$N_y = T\sin18°+0.6W = 2.81W×0.309+0.6W = 1.47W$$

则
$$N = \sqrt{N_x^2+N_y^2} = \sqrt{(2.67W)^2+(1.47W)^2} = 3.05W$$

N 与水平方向的夹角为

$$\varphi = \arctan\frac{N_y}{N_x} = \arctan\frac{1.47W}{2.67W} = 28.8°$$

计算表明,人只做30°弯腰动作时,骶骨对脊柱的作用力,即骶骨作用于腰骶椎间盘的力约为 3.05W,其方向与 x 轴正向成28.8°角,即 N 的方向与脊柱轴线方向基本一致。N 的作用效果是使椎间盘变形,且被其弹性应力所平衡。

如果此人做 $\alpha = 30°$ 弯腰动作并提0.2W的重物时,情况又会怎样呢? 此时 $W_2 = 0.4W$,其他条件不变。可列出力的平衡方程为

$$N_x - T\cos18° = 0 \qquad\qquad ①$$

$$N_y - T\sin18° - 0.4W - 0.4W = 0 \qquad\qquad ②$$

力矩的平衡方程为

$$\frac{2}{3}lT\sin12° - \frac{1}{2}l×0.4W\cos30° - 0.4lW\cos30° = 0 \qquad\qquad ③$$

由③式得
$$T = 3.75W$$

由①式和②式分别得 $N_x = 3.57W, N_y = 1.90W$,则

$$N = \sqrt{N_x^2+N_y^2} = \sqrt{(3.57W)^2+(1.90W)^2} = 4.04W$$

N 与水平方向的夹角

$$\varphi = \arctan\frac{N_y}{N_x} = \arctan\frac{1.90W}{3.57W} = 28.0°$$

计算结果表明,由于提0.2W的重物,竖脊肌作用于脊柱的力,即竖脊肌中的张力比只弯腰不提重物时增加了 3.75W-2.81W = 0.94W,而骶骨作用于腰骶椎间盘的力也增加了 4.04W-3.05W = 0.99W。所以一体重为588N(质量为60kg)的人,手提12kg的重物,做30°弯腰动作时,作用于腰骶椎间盘上的力大约是2372N(质量为242kg),这一巨大的压力作用,可致使椎间盘被挤压脱出,从而压迫脊神经、神经根或关节面,导致疼痛和肌肉痉挛。这就是临床上所谓的椎间盘突出症。另外,当弯腰提重物时,如果椎间盘所受的切向力过大,超出周围韧带所能承受的限度,会使韧带损伤。韧带损伤也是一种常见的病变。

造成以上巨大作用力的原因是重物对于骶骨有很大力臂,如果弯腰程度增加(α 减小)或重物远离腰骶关节,那么提起同样重物,竖脊肌中的张力以及腰骶椎间盘所受的作用力均明显增大。因而,正确的提物姿势应为膝盖弯曲使重物以及人体重心尽可能在骶骨上方,以减小其对于骶骨的作用力臂。

点滴积累 ∨

刚体的静力平衡包括:力的平衡、力矩的平衡。

第五节　物体的弹性

自然界中,任何物体在力的作用下都会发生或多或少的形变,在许多实际问题中,形变起着关键的作用。研究物体在外力作用下形状和大小发生变化的规律,在生物医学研究中具有非常重要的意义。

一、应力和应变

1. **应力**　对于一定物体,外界物体对它的作用力称为外力,物体内部各部分之间的相互作用力称为内力。当物体受外力作用时其形状和大小都会或多或少地发生改变,其内部会因形变而产生内力,即组成物体的微观粒子之间的相对位置发生改变,物体内各个相邻的宏观部分之间产生相互作用的弹性内力,且大小与外加拉伸力相等而方向相反,使物体具有恢复原状的趋势。我们用单位面积上的弹性内力作为恢复趋势的定量表示,称为应力。它的单位是牛顿/米^2（N/m^2）。通常情况下,有以下三种形式的应力,对应物体的长度、体积和形状的三种形变。

（1）张应力 σ:物体受到外力拉伸或压缩时,其长度发生改变。如图 1-23 所示,在物体内部的任一横截面上会有张力存在。被这横截面所分开的两段物体将互相受到张力的作用。分布于此截面上的总力是和物体两端的拉力相等。横截面单位积上的力叫做张应力,用符号 σ 表示

$$\sigma = \frac{F}{S} \qquad\qquad 式(1-56)$$

如果物体两端受到的不是拉力而是压力,物体的长度缩短,张应力此时为负值,称为压应力。

（2）体应力 P:当物体受到来自各个方面的均匀压力,且物体是各向同性时,可发生体积变化。此时物体内部各个方向的截面上都有同样大小的压应力,或者说具有同样的压强。因此体应力可用压强 P 表示。例如一个正方体在静止的液体中受到液体静压强而产生的体应力。

（3）切应力 τ:当物体上下两个底面受到与底面平行但方向相反的作用时,物体的形状将发生改变。这一对大小相等、方向相反而作用线相互平行的外力,称为剪切力。

物体中的任一与底面平行的截面将把物体分成上下两部分,两部分在截面处存在一对大小相等方向相反的相互作用力,它们都是与截面平行的剪切力。剪切力 F 与截面 S 之比,称为剪切应力,简称切应力,如图 1-24 所示,以符号 τ 表示。

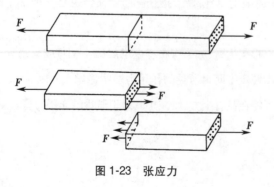

图 1-23　张应力

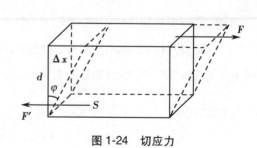

图 1-24　切应力

$$\tau = \frac{F}{S} \qquad\qquad 式（1-57）$$

总之,应力就是作用在物体单位截面积上的内力。与截面正交的应力称为正应力,如张应力和压应力。而切应力是与截面平行的应力。应力反映物体发生形变时的内力情况。在复杂形变中,截面上各点的应力不一定相等,方向也可以和某一截面成一角度,因此可以同时受到切应力和正应力作用。

2. 应变　物体在外力作用下发生的形状和大小的改变,称为形变。有的形变是暂时的,有的形变是永久的。较为常见的形变是长度、体积和形状三种改变。为了从数量上表示各种形变程度,引入应变这一概念,它表示物体受外力作用时,其长度、体积或形状发生的相对变化程度。

（1）张应变 ε:当物体受到外力牵拉或压缩时,其长度发生变化,如图 1-25 所示。实验表明,物体受到外力牵拉（或压缩）时发生的长度改变量是和物体原来长度呈正比的。我们用物体受到外力作用时长度的变化和物体原来长度的比值来表示形变程度,称为张应变,又称线应变,用 ε 表示,即

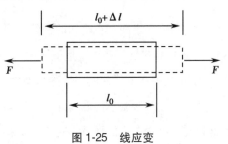

图 1-25　线应变

$$\varepsilon = \frac{\Delta l}{l_0} \qquad\qquad 式（1-58）$$

（2）体应变 θ:物体各部分在各个方向上受到同等压强时体积发生变化而形状不变,则体积变化 ΔV 与原体积 V_0 之比称为体应变,用 θ 表示,即

$$\theta = \frac{\Delta V}{V_0} \qquad\qquad 式（1-59）$$

（3）切应变 γ:当物体受到力偶作用使物体两个平行截面间发生相对平行移动时,这种形变叫做剪切形变,是物体另一种基本形变。如图 1-24 所示,长方形物体底面固定,其上下底面受到剪切力 F 作用。设两底面相对偏移位移为 Δx,垂直距离为 d,则剪切形变的程度以比值 $\frac{\Delta x}{d}$ 来衡量,这一比值称为切应变,用 γ 表示,即

$$\gamma = \frac{\Delta x}{d} = \tan\varphi \qquad\qquad 式（1-60）$$

在实际情况下,一般 φ 角很小,故（1-60）式可写成

$$\gamma \approx \varphi \qquad\qquad 式（1-61）$$

这三种应变都没有单位。它们表示物体相对形变的程度,而与物体原来的长度、体积或形状都没有关系。

另外,当物体被纵向拉伸时,将产生横向收缩。实验表明,横向的相对收缩与纵向的相对伸长呈正比。若物体横截面为矩形,其边长分别为 a_0、b_0,拉伸后变为 a、b,线应变为 $\frac{\Delta l}{l_0}$,若材料性质与受力方向无关(这种材料我们称为各向同性材料),则

$$\mu = \frac{(a_0-a)/a_0}{\Delta l/l_0} = \frac{(b_0-b)/b_0}{\Delta l/l_0} \qquad\qquad 式（1-62）$$

μ 称为泊松比。对于不可压缩材料 $\mu = 1/2$，其他材料 $\mu < 1/2$。

（4）应变率：应变率是应变随时间的变化率，即单位时间内增加或减少的应变，它描述的是形变速率。其单位为秒[-1]（s^{-1}）。

▶ **课堂活动**

对固体来说三种应变都有，而气体、液体只有体应变，试解释原因。

二、弹性模量

应力与应变之间存在密切的函数关系，是材料力学的重要内容。

1. 弹性和塑性 在一定形变限度内，去掉外力后物体能够完全恢复原状，这种物体称为完全弹性体，物体能够恢复形状的特性称为弹性。若外力大到一定程度，撤除外力后，形变还是不能恢复，这种外力除去后形变不能恢复的特性称为塑性。物体在发生形变时产生的应力与应变的关系反映了材料在受力状态下的性质。对不同材料，应力与应变之间的函数关系不同，但有共同特征。

图 1-26 表示一个典型的张应变和张应力之间的函数关系曲线。不同的金属材料，曲线的形状大致相似。从 O 到 a 点为弹性范围，在此范围内，张应力和张应变呈正比，a 点叫做正比极限。由 a 点到 b 点，张应力和张应变不呈正比，但去掉外力后材料仍能恢复原长，b 点称为弹性极限，相应的应力叫做弹性限度。在 b 点以后，去掉外力后，材料不能恢复原长，即形变具有永久性。当张应力达到 c 点相应的值时，材料断裂，c 点叫做断裂点，此时相应的张应力称为材料的极限抗张强度。当物体受压缩时，c 点相应的压应力叫做极限抗压强度。b 点与 c 点间为材料的塑性形变范围。如果 b、c 两点相距较近，材料的塑性形变范围小，则材料表现出脆性；反之，如果 b、c 两点相距较远，材料的塑性形变范围大，则材料具有展性。

骨也是弹性材料，在正比极限范围之内，它的张应力和张应变呈正比关系。图 1-27 表示湿润而致密的成人桡骨、腓骨和肱骨的应力-应变曲线，从图 1-27 可以看出，在张应变小于 0.5%，即 Oa 段时，这三种四肢骨的应力-应变曲线皆为直线，呈正比关系。

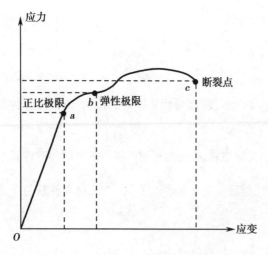

图 1-26　金属材料的应力-应变曲线

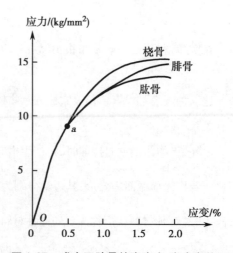

图 1-27　成人四肢骨的张应力-张应变关系

2. 弹性模量 从应力-应变曲线可以看出,在正比极限范围内,应力与应变呈正比。这就是著名的胡克定律。对于不同的材料,可以有不同的比例系数,此比例系数称为该物质的弹性模量(表1-2)。弹性模量的单位为牛顿/米^2(N/m^2)。

表 1-2　一些常见材料的杨氏模量、弹性限度和极限强度

物质	杨氏模量 ($10^9 N/m^2$)	弹性限度 ($10^7 N/m^2$)	极限抗张强度 ($10^7 N/m^2$)	极限抗压强度 ($10^7 N/m^2$)
骨拉伸	16	—	12	—
骨压缩	9	—	—	17
血管	0.0002	—	—	—
腱	0.02	—	—	—
砖	20	—	—	4
铜	110	20	40	—
玻璃、熔石英	70	—	5	110
花岗岩	50	—	—	20
熟铁	190	17	33	—
铝	70	18	20	—
聚苯乙烯	3	—	5	10
钢	200	30	50	—
木材	10	—	—	10
橡胶	0.001	—	—	—

(1)杨氏模量 E:物体单纯受到张应力或压应力作用时,在正比极限范围内,张应力与张应变之比称为杨氏模量,用符号 E 表示,即

$$E = \frac{\sigma}{\varepsilon} = \frac{F/S}{\Delta l/l_0} = \frac{l_0 F}{S \Delta l} \qquad 式(1\text{-}63)$$

一些常见材料的杨氏模量、弹性限度和极限抗张强度、极限抗压强度见表1-2。

例题 1-10 设某人的一条腿骨长为 0.4m,横截面积平均为 5cm^2,试求用此腿支持整个身体的500N 的体重时,其长度缩短多少?(已知骨的杨氏模量按 $1×10^{10} N/m^2$ 计算)

解:由

$$E = \frac{l_0 F}{S \Delta l}$$

得

$$\Delta l = \frac{l_0 F}{SE} = \frac{0.4×500}{5×10^{-4}×1×10^{10}} = 4.0×10^{-5}(m)$$

(2)体变模量 K:物体受法向外力作用体积发生形变时,在弹性范围内,体应力与相应的体应变的比值叫做材料的体变模量,以符号 K 表示,即

$$K = \frac{-P}{\theta} = -\frac{P}{\Delta V/V_0} = -V_0 \frac{P}{\Delta V} \qquad 式(1\text{-}64)$$

式中负号表示体积缩小时压强是增加的。物质的 K 值越小,材料越容易被压缩。

（3）切变模量 G：在切变情况下，切应力与切应变的比值称为切变模量，以符号 G 表示，即

$$G = \frac{\tau}{\gamma} = \frac{F/S}{\Delta x/d} = \frac{Fd}{S\Delta x}$$

式（1-65）

大多数金属材料的切变模量约为其杨氏模量的 $1/3 \sim 1/2$。切变模量也叫刚性模量。一些常见材料的体变模量和切变模量见表 1-3。

表 1-3　一些常见材料的体变模量和切变模量

物质	体变模量 K （$10^9 N/m^2$）	切变模量 G （$10^7 N/m^2$）	物质	体变模量 K （$10^9 N/m^2$）	切变模量 G （$10^7 N/m^2$）
骨	—	10	钨	—	140
铝	70	25	木材	—	10
铜	120	40	水银	25	—
铁	80	50	水	2.2	—
玻璃、熔石英	36	30	乙醇	0.9	—
钢	158	80			

弹性模量表示物体变形的难易程度，弹性模量越大，物体越不容易变形。例如钢的杨氏模量为 $20 \times 10^{10} N/m^2$。如图 1-26 所表示的那样，当物体所受作用力较小时，应力与应变呈正比，比例系数即为弹性模量，这是一个常数。当应力较大时，应力与应变表现为非线性关系，其弹性模量与应变相关，不再为常量。一般称弹性模量与应变有关的物体为非线性弹性体，大多数材料均为非线性弹性体。

例题 1-11　股骨是大腿中的主要骨骼。如果成年人股骨的最小截面积是 $6 \times 10^{-4} m^2$，问受压负荷为多大时将发生碎裂？又假定直至碎裂前，应力—应变关系还是线性，试求发生碎裂时的应变（已知极限抗压强度 $\sigma_c = 17 \times 10^7 N/m^2$）。

解：导致骨碎裂的作用力

$$F = \sigma_c S = 17 \times 10^7 \times 6 \times 10^{-4} = 1.02 \times 10^5 (N)$$

这个力很大，约为体重 70kg 的人体所受重力的 15 倍。但如果一个人从几米高处跳到坚硬的地面上，就很容易超过这个力。

查表 1-2 可知骨压缩的杨氏模量为 $9 \times 10^9 N/m^2$，可求得碎裂时的应变

$$\varepsilon = \frac{\sigma_c}{E} = \frac{17 \times 10^7}{9 \times 10^9} = 0.019 = 1.9\%$$

由此可见，在导致骨碎裂的负荷下，骨头的长度将减少 1.9%。

三、骨骼与肌肉的弹性

骨骼与肌肉是机体的主要承载系统与做功单元，它们的弹性对其功能的完成至关重要。

1. 骨骼的弹性　人体骨骼系统是人体重要的力学支柱，起着支撑重量、维持体形、完成运动和保护内脏器官的作用。各种骨骼因其所在的部位和功能的差异而有不同的形状、大小和结构，所以

不同的骨骼具有不同的力学性质。

骨组织是一种特殊的结缔组织,它既有一定的结构形状及力学特性,又有很强的自我修复功能与力学适应性。骨骼受到外力作用时,会引起内应力,且外力愈大,内应力也愈大。有人用股骨做纵向压缩实验,测量其受力时的伸长量,结果如图1-28曲线(a)所示。

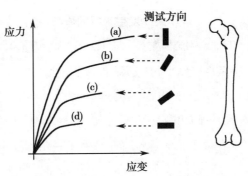

图1-28 股骨不同方向的应力-应变曲线
测试方向:曲线(a)为纵向,曲线(b)、(c)为斜向,曲线(d)为横向

由图1-28曲线(a)可知,在曲线的起始部分,应力与应变大体呈线性关系,近似地服从胡克定律,这时骨骼可近似认为是线性弹性体。但随着应力的增大,应力与应变呈非线性关系,且非线性程度增大,骨骼成为典型的非线性弹性体。当应力达到极限抗压强度时,骨骼碎裂。随着年龄的增大,人体骨骼的极限抗压强度不断下降。

材料试验表明,骨骼的极限抗张强度约为钢的1/4,极限抗压强度接近花岗石,但骨的密度比钢和花岗石均小。与一般金属材料相比,骨材料具有各向异性的力学性能,即骨骼在不同方向的负荷作用下,表现出不同的强度,一般情况下人骨所能承受的剪切力比拉伸或压缩力要小,如图1-28曲线(b)、(c)、(d)所示。

人体骨骼受力的形式是多种多样的,根据外力和力矩的方向,可分为以下几种:

拉伸是指骨骼受到自骨的表面向外的载荷作用,如人做悬垂动作时骨骼所受的载荷。骨骼在较大载荷作用下可伸长并变细。临床上拉伸所致骨折多见于骨松质。

压缩是指骨骼受到施加于骨表面大小相等、方向相反的载荷作用,如举重时身体各部分都要受到压缩载荷。骨骼最经常承受的载荷是压缩载荷,压缩载荷能够刺激骨的生长,促进骨折愈合,较大压缩载荷作用能够使骨骼缩短和变粗。

弯曲是在骨骼受到使其轴线发生弯曲的载荷作用时发生的效应。人骨常常是空心的,如人的股骨内外径之比为0.5,横截面积为同样抗弯强度实心骨的78%,这样在保证相同的抗弯强度情况下减轻了骨骼的重量。

剪切是指骨骼受到与骨骼横截面平行的载荷作用。人骨骼所能承受的剪切载荷比拉伸和压缩载荷都低。骨骼的剪切破坏应力约等于$54×10^6 N/m^2$。

扭转是指载荷(扭矩M)加于骨骼并使其沿轴线产生扭曲时形成的状态。常见于人体或局部肢体做旋转时骨骼所承受的绕纵轴的两个反向力矩作用,如掷铁饼最后阶段腿部承受的载荷。骨骼的抗扭转强度最小,过大的扭转载荷很容易造成扭转性骨折。

上面列举了骨骼承受负荷的几种简单情况,在实际生活中少有仅受一种负荷作用的情况,作用在人体骨骼上的负荷往往是上述几种负荷的复合作用。

知识链接

老年人易发生骨折的原因

人体的骨骼受到外力作用时,会引起内应力,外力越大,内应力也越大,应力与应变呈非线性关系。随着应力的增大,非线性程度增大,骨骼成为典型的非线性弹性体。当应力约为 $120 \times 10^6 \, \text{N/m}^2$ 时,骨便断裂,此时的应力就是极限抗张强度。随着年龄的增大,人体对钙吸收不良甚至钙流失,引起骨质疏松,骨质弹性减少,骨骼强度和刚度下降,极限抗张强度值下降。例如 70 岁以上的老人其极限抗张强度值比 20 ~30 岁的年轻人下降 25% 左右,骨骼变得硬而脆,这就是老年人易发生骨折的原因。

---

2. 肌肉的弹性　肌肉不同于一般软组织,它具有能动收缩的能力,不仅能被动的承载,而且能主动收缩做功,将化学能转变为机械能。肌肉受到刺激时,会出现收缩,内部产生张力(即拉力),其变化主要依赖于肌节内部结构的变化。人体健康肌肉具有良好的弹性,在一定范围的应变,完全取决于当时的应力,当外力去掉后将立刻恢复它原来的形状和大小。图 1-29 是肌节的主动张力与长度关系的曲线。由图可知,当肌节处于 $2 \mu\text{m}$ 左右的休息长度时,主动张力最大,当肌节长度达到 $3.6 \mu\text{m}$ 后,主动张力变为零。而当肌节长度小于 $2 \mu\text{m}$ 时,肌肉已经有了预收缩,进一步收缩的能力下降。在这一阶段,随着肌肉长度的减小,主动张力下降得很快。

肌肉伸缩时肌纤维会产生两种张力:一种是缩短收缩的主动张力,另一种是伸长收缩的被动张力。图 1-30 是肌肉的力学特性曲线,整块肌肉伸缩时的张力应为主动张力与被动张力之和。

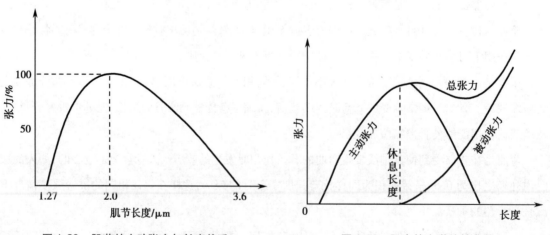

图 1-29　肌节的主动张力与长度关系　　　　图 1-30　肌肉的力学特性曲线

整块肌肉的力学特性较为复杂,为研究方便,可将其表示为图 1-31 所示的三单元模型。图中收缩元代表肌肉中有活性的主动收缩成分,当肌肉兴奋时可产生主动张力,张力的大小与其微观结构有关。并联弹性元代表肌肉被动状态下的力学性质,主要与主动收缩单元周围的结缔组织有关;串联弹性元主要代表主动收缩单元的固有弹性及与之相串联的部分结缔组织。

整块肌肉可认为是由很多这样的模型串联与并联而成。模型的串联构成肌肉的长度,模型的并联构成肌肉的厚度。由多个模型串联而成的肌肉,各收缩元产生的收缩力相同,每个模型受到的外力相等,也等于肌肉两端的外力,肌肉伸长或缩短的总长度等于各模型伸长或缩短之和。由多个模型并联构成的肌肉断面上,各模型产生同样的形变,肌肉两端的作用力是各模型对其两端的作用力之和。因此肌肉生理断面的增加会导致肌肉收缩力的增加。

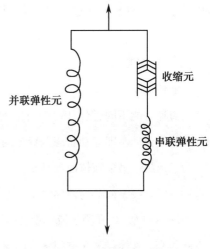

图 1-31 肌肉三单元模型

点滴积累 ∨

1. 应力包括:张应力、体应力、切应力。

2. 应变包括:张应变、体应变、切应变。

3. 弹性和塑性,杨氏模量,体变模量,切变模量。

4. 骨骼的弹性各向异性特点:长骨纵向弹性较好、横向弹性最差,骨骼的受力一般是复合作用。

5. 肌肉的收缩张力包括:主动张力、被动张力。

第六节 流体的运动

具有流动性的物体称为流体,通常的气体和液体都是流体。流体内部各部分之间很容易发生相对运动,没有固定形状,这种特性我们称为流动性。流动性是流体最基本的特性,也是流体与固体之间最本质的区别。本节我们以液体为对象,研究流体动力学的内容,探讨理想液体、实际液体以及血液运动的基本规律,并利用这些规律来解释人体生命活动中的一些现象。

一、理想液体和稳定流动

(一)理想液体

相对于固体的运动来说,实际液体的运动是很复杂的。为了研究它的流动情况,我们首先来分析一下实际液体的可压缩性和黏滞性。任何实际流体都可以压缩,液体的可压缩性很小。例如10℃的水,压强增加1000个大气压,体积仅减少5%,因此,液体的可压缩性可以忽略。实际液体都有黏滞性,牛顿理论认为黏滞性就是液体流动时各部分之间存在的内摩擦力。实验研究表明,水和酒精等液体的黏滞性很小,因此在研究液体的流动时,液体的黏滞性在某些情况下可以忽略。

理想液体是指绝对不可压缩,完全没有黏滞性的液体。在研究液体运动时,为了突出流动性和简化问题,可用理想液体这一理想化的模型来研究液体的流动。简化研究对象是物理学常用的研究方法。

(二)稳定流动

在液体流动过程中,如果在空间任意固定点的液体粒子的流速不随时间而变,即同一时刻液体各处的流速可能不同,但液体粒子流经空间任一给定点的速度是确定的,并且不随时间变化,这种流动称为稳定流动。即流动状态是稳定的。

为了形象地描述液体的运动我们引入流线的概念。在液体流动的空间画一些假想的曲线,曲线上每一点的切线方向都与液体粒子流经该点的速度方向相同,这些曲线称为流线。

如图 1-32 所示,在稳定流动中,液体粒子在空间中的某一时刻的任一点只能有一个速度,故流线不能相交。液体粒子在空间各点的流速不随时间而变,图 1-32 中,虽然液体粒子流经 A、B、C 三点的速度不同,但任何时刻液体粒子流经 A 点的速度总是 v_A,流经 B 点的速度总是 v_B,流经 C 点的速度总是 v_C。因此,稳定流动的流线分布不随时间而变,流线表明了液体粒子运动的轨迹。

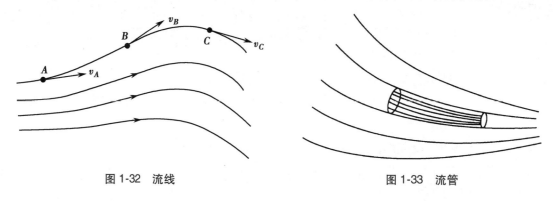

图 1-32　流线　　　　　　　　　　　　图 1-33　流管

如果把许多流线围成一个管状空间,称为流管,如图 1-33 所示。因为流线不能相交,所以,流管内的液体不会流出管外,流管外的液体也不会流入管内。流管就是我们研究液体稳定流动的极好的研究对象。将流动的液体划分为许多流管,只要掌握了每一流管中液体的运动规律,就可以知道整个液体的运动情况。在许多实际问题中,我们往往把整个管道作为一个流管来研究,同时也可以忽略流管在横截面上的流速差异,而用横截面上的平均速度来描述管内液体的流动速度。

二、连续性方程

理想液体在稳定流动的情况下,液体体积不可压缩,并且没有内摩擦力产生能量损耗,液体的流动是连续性的。液体做稳定流动时,任取一截面积很小的流管,如图 1-34 所示,设垂直于流管的截面积 S_1 和 S_2 处的流速分别为 v_1 和 v_2,经过一短时间 Δt,流进截面积 S_1 和 S_2 的液体的体积分别为

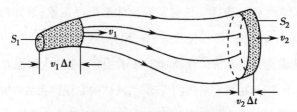

图 1-34　连续性方程的推导图

$$V_1 = S_1 v_1 \Delta t, V_2 = S_2 v_2 \Delta t$$

由于理想液体的体积不可压缩,那么,相同时间内,流过同一流管任一截面的液体的体积相等,因此

$$S_1 v_1 \Delta t = S_2 v_2 \Delta t$$

$$S_1 v_1 = S_2 v_2 \qquad\qquad 式(1\text{-}66)$$

这一关系式对与流管垂直的任意截面 S 都成立。式(1-66)中,Sv 是单位时间内流过同一流管任一截面积的液体的体积,称为液体的流量,用 Q 表示,单位为立方米/秒(m^3/s)。故不可压缩液体做稳定流动的连续性方程可表示为

$$Q = Sv = 恒量 \qquad\qquad 式(1\text{-}67)$$

式(1-67)表明,当不可压缩液体做稳定流动时,液体的速度与截面积的乘积为恒量,也就是流量不变,截面积大的地方流速小;截面积小的地方流速大。因此连续性方程反映了流量、流速和截面积三者之间的关系。

例题 1-12 如图 1-35 所示,水通过 A 管流入 B 管和 C 管,三条管的截面积分别为 $S_A = 1.20m^2$,$S_B = 0.60m^2$,$S_C = 0.80m^2$,A、B 管中的速度分别为 $v_A = 0.50m/s$,$v_B = 0.30m/s$,求 C 管中的流速。

解:水可以看成不可压缩的液体,单位时间流过 A 管任一截面的水流量,必等于流过 B、C 管任一截面的水流量之和,由连续性方程可得

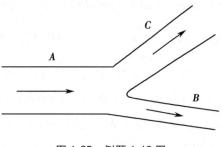

图 1-35 例题 1-12 图

$$S_A v_A = S_B v_B + S_C v_C$$

$$v_C = \frac{S_A v_A - S_B v_B}{S_C} = \frac{1.2 \times 0.50 - 0.60 \times 0.30}{0.80} = 0.53(m/s)$$

▶▶ **课堂活动**

1. 理想液体是一种怎样的理想模型? 与实际液体有什么差距?

2. 稳定流动指的是一种什么样的流动? 用一句话概括出来。

3. 连续性方程是在什么条件下得出的? 在实际应用中是否还需要这些条件?

三、伯努利方程及其应用

(一) 伯努利方程

流体的伯努利方程,反映了理想液体作稳定流动时,压强、流速和高度三者之间的关系。下面我们用功能原理来导出这一方程。

如图 1-36 所示,为理想液体作稳定流动时的一根流管,在管中任取一段液体 MN 为研究对象,经过很短时间 Δt 后,此段液体的位置由 MN 流动到 $M'N'$,可以认为液体段 MM' 和 NN' 内各物理量是均匀的,它们的压强、流速、高度、截面积分别为 P_1、v_1、h_1、S_1 和 P_2、v_2、h_2、S_2。由功能原理可知,机械

能的增量等于外力和非保守内力做功的代数和。由于是理想液体，没有黏滞性，不存在非保守内力，所以只考虑外力做功，即周围液体对它的压力所做的功。

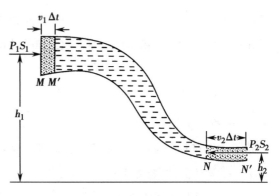

图 1-36 伯努利方程的推导

整个液体段 MN 机械能的增量包括动能和势能的增量之和。由图 1-36 可以看出，在 Δt 时间内，$M'N$ 液体段机械能无变化，即机械能保持不变。因此，液体从 MN 位置流到 $M'N'$ 位置，机械能的增量等于液体段 NN' 与 MM' 的机械能之差。由于理想液体是不可压缩的，液体段 MM' 的体积和质量等于液体段 NN' 的体积和质量。设其体积为 V，质量为 m，则 MM' 段液体的机械能为 $E_1=\dfrac{1}{2}mv_1^2+mgh_1$；$NN'$ 段液体的机械能为 $E_2=\dfrac{1}{2}mv_2^2+mgh_2$，因此，在 Δt 时间内 MN 段液体总的机械能的增量为

$$\Delta E=E_2-E_1=\frac{1}{2}mv_2^2+mgh_2-\frac{1}{2}mv_1^2-mgh_1$$

下面来分析外力对液体所做的功。作用在液体段 MN 上的力有重力和周围液体对它的压力，重力属于内力，可以不考虑。流管外侧的液体对这段液体的压力与流管壁垂直，不做功，只有流管内作用在这段液体的前后两个端面 S_1 和 S_2 上的压力对液体做功。作用在 S_1 上的力 $F_1=P_1S_1$ 推动液体前进，因而做正功，$A_1=P_1S_1\cdot v_1\Delta t$；而作用在 S_2 上的力 $F_2=P_2S_2$ 阻碍液体前进，因而做功，$A_2=-P_2S_2\cdot v_2\Delta t$。所以外力所做的总功为

$$A=A_1+A_2=P_1S_1\cdot v_1\Delta t-P_2S_2\cdot v_2\Delta t$$

根据连续性方程 $S_1v_1=S_2v_2$，且 $S_1\cdot v_1\Delta t=S_2\cdot v_2\Delta t=V$，因此

$$A=P_1V-P_2V$$

由功能原理，$\Delta E=A$，所以

$$\frac{1}{2}mv_2^2+mgh_2-\frac{1}{2}mv_1^2-mgh_1=P_1V-P_2V \qquad\qquad 式（1-68）$$

式（1-68）各项除以 V 并移项，得

$$P_1+\frac{1}{2}\rho v_1^2+\rho gh_1=P_2+\frac{1}{2}\rho v_2^2+\rho gh_2 \qquad\qquad 式（1-69）$$

其中，$\rho=m/V$ 是液体的密度。由于 M、N 是在流管中任意选取的两个截面，所以对同一流管的任意一垂直截面来说，上式可写成

$$P+\frac{1}{2}\rho v^2+\rho gh=恒量 \qquad\qquad 式（1-70）$$

式（1-69）和式（1-70）都称为伯努利方程。它表明了理想液体做稳定流动时，同一流管的任意截面处，单位体积液体中的动能、重力势能与该处压强之和为一恒量。

很显然，式（1-70）中，压强 P 与单位体积的动能 $\dfrac{1}{2}\rho v^2$、势能 ρgh 的单位是相同的。从能量的角

度分析,我们把 P 称为压强能。反之,从压强的观点看, $\frac{1}{2}\rho v^2$ 与流速有关,因此称为动压强;而 $P+\rho gh$ 与流速无关,称为静压强。由此可见,伯努利方程也可表述为,理想液体做稳定流动时,同一流管的任意截面处,单位体积中的压强能、动能、势能之和(或动压强与静压强之和)保持不变,它本质上反映了能量守恒的特点。

在实际应用中,严格地来说,伯努利方程只适用于理想液体做稳定流动的情况。在要求不是太高的情况下,对于黏滞性较小的水、乙醇等液体或者流动中密度变化很小的气体,当它们作稳定流动时,伯努利方程仍近似成立。

(二)伯努利方程的应用

1. 液体在不均匀水平管道中($h_1 = h_2$)流动 液体在不均匀水平管道中流动时其重力势能不变,只有动能和压强两个量发生变化,伯努利方程可简化为

$$P_1+\frac{1}{2}\rho v_1^2=P_2+\frac{1}{2}\rho v_2^2 \quad 或 \quad P+\frac{1}{2}\rho v^2=恒量 \qquad 式(1-71)$$

由式(1-66)连续方程和式(1-71)所表达的物理意义可得出结论:理想液体在不均匀水平管中作稳定流动时,截面积大处流速小、压强大;截面积小处流速大、压强小。

例题 1-13 如图 1-37 所示,有一水平放置的注射器,针管内半径为 $r_1=3\text{cm}$,针头半径 $r_2\approx0$,推动活塞时所用的力为 $F=0.54\text{N}$,针管内药液的密度为 $\rho=1\times10^3\text{kg/m}^3$,求药液从针头射出的速度 v_2。

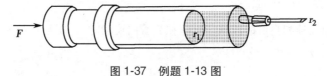

图 1-37 例题 1-13 图

解:针管中的药液与针头之间所构成的水平流管,满足式(1-71),即

$$P_1-P_2=\frac{F}{\pi r_1^2}=\frac{1}{2}\rho(v_2^2-v_1^2)$$

上式中,由于 $r_1>>r_2,r_2\approx0$,根据连续性方程 $S_1v_1=S_2v_2$,所以 $v_1\approx0$,则在近似情况下

$$\frac{F}{\pi r_1^2}=\frac{1}{2}\rho v_2^2$$

$$v_2=\sqrt{\frac{2F}{\pi r_1^2\rho}}=\sqrt{\frac{2\times0.54}{3.14\times(3\times10^{-2})^2\times1\times10^3}}=0.62(\text{m/s})$$

2. 在均匀管道中流动液体压强与高度的关系 在均匀管中流动的液体,根据连续性方程,流速不变($v_1=v_2$),伯努利方程可简化为

$$P_1+\rho gh_1=P_2+\rho gh_2 \quad 或 \quad P+\rho gh=恒量 \qquad 式(1-72)$$

式(1-72)表明,在均匀管道中流动的液体,流速不变,高处压强比低处压强小。

式(1-72)可用来解释血压与体位的关系。如图 1-38 所示,人体取平卧位时头部动脉压为 12.67kPa,静脉压变为 0.67kPa;当人体处于直立状态时头部动脉压会变为 6.80kPa,减少 5.87kPa,静脉压会变为-5.20kPa。由平卧位变为直立位时,在人的足部,动脉压由 12.67kPa 变

为24.40kPa,增加了11.73kPa;静脉压由0.67kPa变为12.40kPa。上述不同体位下的动脉压、静脉压的变化都是由于体位变化相应引起高度的变化而造成的。但是对于心脏来说,不管是直立位或平卧位,心脏的动、静脉压都是不变的,也就是说,心脏的血压不随高度的变化而改变。这是因为心脏是人体中血液流动的动力泵的缘故。所以,在测量血压时,通常选择与心脏同高的上臂处作为测量部位。所测得的血压就是心脏做功时产生的压强,是高于大气压强的数值,单位为千帕(kPa)。

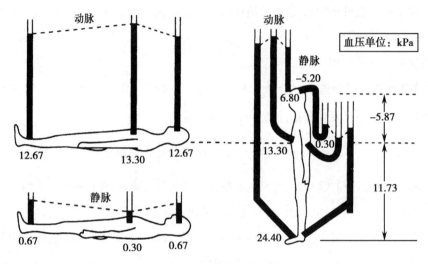

图1-38　体位对血压的影响

3. 在等压状态时流速和高度的关系　液体在流管内流动时,若压强保持不变($P_1=P_2$),伯努利方程可简化为

$$\frac{1}{2}\rho v_1^2+\rho gh_1=\frac{1}{2}\rho v_2^2+\rho gh_2 \quad 或 \quad \frac{1}{2}\rho v^2+\rho gh=恒量 \qquad 式(1-73)$$

式(1-73)表明,当压强保持不变时,高处流速比低处流速慢。

我们用临床常用的输液装置来说明流速和高度之间的关系,如图1-39所示。因为A、B两点均与大气相通,所以$P_A=P_B=P_0$,取B点为参考面,$h_B=0$,则$h_A-h_B=h$,伯努利方程可简化为

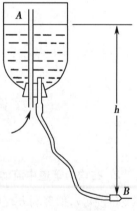

$$\frac{1}{2}\rho v_A^2+\rho gh=\frac{1}{2}\rho v_B^2$$

吊瓶装置中$S_A>>S_B$,由连续方程$S_Av_A=S_Bv_B$,得$v_A\approx0$,则

$$v_B=\sqrt{2gh} \qquad 式(1-74)$$

式(1-74)称为托里拆利公式,它表明液体在距液面高度为h低处的小孔中流出的速度等于它从同一高度处自由下落到低处的速度。

图1-39　输液装置

▶▶ **课堂活动**

1. 伯努利方程在推导的过程中用到了什么定律?　这说明它实际上是一个怎样的定律?

2. 如何理解伯努利方程中各项的含义?

四、黏滞性液体的流动

(一)泊肃叶定律

19世纪法国医生泊肃叶研究了黏滞性液体在细玻璃管内的流动情况。得出了黏滞性液体在半径为 r、长度为 L 的水平圆管中作稳定流动时,液体的体积流量与管两端的压强差 ΔP 呈正比,与管的半径的四次方 r^4 呈正比,与管子的长度 L 呈反比、与液体的黏度 η 呈反比。即

$$Q = \frac{\pi r^4 \Delta P}{8 \eta L} \qquad 式(1-75)$$

式(1-75)称为泊肃叶定律。泊肃叶定律仅适用于水平均匀圆直管。可以证明,对于非水平的均匀圆直管,管两端的高度差为 Δh,液体流动时的流量公式为

$$Q = \frac{\pi r^4}{8 \eta L}(\Delta P + \rho g \Delta h) \qquad 式(1-76)$$

如果 ΔP 为零或可以忽略不计,式(1-76)变为

$$Q = \frac{\pi r^4}{8 \eta L} \rho g \Delta h \qquad 式(1-77)$$

泊肃叶定律还可以写成如下形式

$$Q = \frac{\Delta P}{R} \qquad 式(1-78)$$

式中 $R = \dfrac{8 \eta L}{\pi r^4}$,称为流阻,单位是帕·秒/米^3($Pa \cdot s/m^3$)。

当管子的长度、半径及液体的黏度一定时,R 是定值。式(1-78)表明,黏滞性流体在水平均匀细管中稳定流动时,流量 Q 与管两端的压强差 ΔP 呈正比,与流阻 R 呈反比。三者之间的关系类似电学中的欧姆定律,R 因此而得名流阻,而且流阻与电阻一样还有相同的串、并联关系。

如果液体依次通过 n 个管道,即管道串联,其总流阻等于各管道的流阻之和,即

$$R = R_1 + R_2 + \cdots + R_n \qquad 式(1-79)$$

如果液体分成 n 个支流通过 n 个通道,即管道并联,总流阻的倒数等于各管道流阻的倒数之和,即

$$\frac{1}{R} = \frac{1}{R_1} + \frac{1}{R_2} + \cdots + \frac{1}{R_n} \qquad 式(1-80)$$

在医学上进行心血管系统研究时,习惯把流阻称为外周阻力。应当指出,流阻同电阻一样,反映液体在流动时受到的阻碍作用。上述公式也可用于分析心输出量、血压和外周阻力的关系。

(二)牛顿黏滞定律

对于实际液体来说,牛顿理论认为实际液体在流动时都有内摩擦力,表现出黏滞性,简称黏性。有的液体黏滞性较大,如甘油、血液、重油等,黏滞性不能忽略。有些黏滞性很小的液体,如水、乙醇,在长距离输送时,由黏滞性所引起的能量损耗也必须考虑。下面我们来研究实际液体的黏滞性。

1. **黏滞性**　实际液体都有黏滞性,在流动时表现出来。实际液体在流速不太大时,表现为分层流动,相邻各流层因速度不同而做相对滑动,彼此不相混杂,液体的这种流动状态称为层流。如图1-40所示,可以观察到黏滞性液体甘油的流动情况。取一支垂直的滴定管,先注入无色甘油,再加上一层着了色的甘油,然后打开活塞让甘油缓慢流出。经过一段时间,着色甘油呈鸭舌状。这表明管内的黏滞性液体是分层流动的,管中心线处流层速度最大,由管中心线到管壁,各液体层流速逐渐减小,最外的流层附着在管壁上,速度为零。图1-41表示在圆形管道内流层速度分布示意图,液体呈同心圆筒状多层流动。各层液体流动速度不同,相邻两液体层之间产生切向的相互作用力,称为内摩擦力或黏滞性力。内摩擦力的大小与液体的性质有关。

2. **速度梯度**　速度梯度是用来说明沿垂直于流速方向上的各流层速度的变化程度。图1-42表示黏滞性液体在均匀管中流动的速度分布图,若流管中垂直于流层方向上 x 处的速度为 v;$x+dx$ 处的速度为 $v+dv$,则 $\dfrac{dv}{dx}$ 称为 x 处的速度梯度,单位为秒$^{-1}$(s^{-1})。

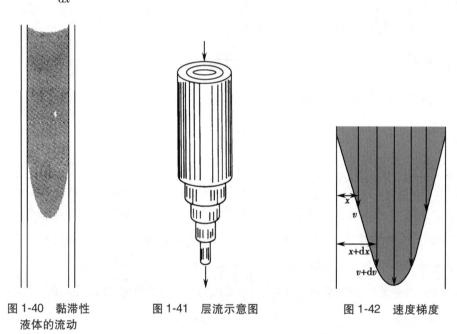

图1-40　黏滞性　　　　图1-41　层流示意图　　　　图1-42　速度梯度
液体的流动

3. **牛顿黏滞定律**　实验表明,作层流的液体,相邻两液层之间的黏滞性力 F 的大小与两液层的接触面积 S 呈正比,与两液层的接触面处的速度梯度 $\dfrac{dv}{dx}$ 呈正比,即

$$F = \eta S \frac{dv}{dx} \qquad\qquad 式(1-81)$$

式(1-81)称为牛顿黏滞定律。式中的比例系数 η 称为液体的黏度或黏滞系数,它是表示液体黏滞性大小的物理量,其单位是帕·秒(Pa·s)。

η 值的大小由液体的性质决定,并和温度有关。液体的黏度随温度的升高而减小,这是因为液体的黏滞性主要取决于液体分子间的作用力。表1-4给出了几种液体的黏度值。

表 1-4　几种液体的黏度值

液体	温度（℃）	η（Pa·s）	液体	温度（℃）	η（Pa·s）
水	0	1.792×10^{-3}	蓖麻油	17.5	1225×10^{-3}
	20	1.005×10^{-3}	甘油	20	830×10^{-3}
	37	0.69×10^{-3}	血液	37	$(2.0\sim4.0)\times10^{-3}$
	100	0.284×10^{-3}	血浆	37	$(1.0\sim1.4)\times10^{-3}$
乙醇	20	1.19×10^{-3}	血清	37	$(0.9\sim1.2)\times10^{-3}$
水银	20	1.55×10^{-3}			

式（1-81）也可写成牛顿黏滞定律的另一种表达形式

$$\frac{F}{S}=\eta\frac{\mathrm{d}v}{\mathrm{d}x}$$　　　　　式（1-82）

式中 F 是相邻两液层的切向内摩擦力，$\dfrac{F}{S}$ 表示作用在单位面积液层上的切向内摩擦力，称为切应力，用 τ 表示，即

$$\tau=\frac{F}{S}$$　　　　　式（1-83）

流动的液体，某一液层受到了切应力的作用时将发生切向形变，如图 1-43 所示，虚线表示液层（截面）受切应力作用时产生的切向形变，切向形变程度可用比值 $\dfrac{\Delta y}{\Delta x}$ 来度量，这一值称为切应变，用 γ 表示，γ 是一个没有单位的量

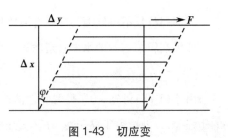

图 1-43　切应变

$$\gamma=\frac{\Delta y}{\Delta x}=\tan\varphi$$　　　　　式（1-84）

切应变 γ 对时间的变化率，称为切变率，用 $\dot{\gamma}$ 表示

$$\dot{\gamma}=\lim_{\Delta t\to0}\frac{\Delta\gamma}{\Delta t}=\lim_{\Delta t\to0}\frac{\Delta y}{\Delta t\cdot\Delta x}=\lim_{\Delta x\to0}\frac{\Delta v}{\Delta x}=\frac{\mathrm{d}v}{\mathrm{d}x}$$　　　　　式（1-85）

将式（1-83）和式（1-85）代入式（1-82）可得

$$\tau=\eta\dot{\gamma}$$　　　　　式（1-86）

式（1-86）为牛顿黏滞定律的另一种表达形式。牛顿黏滞定律的两种不同的表达形式，是分别从液体流动状态和液体形变的角度分析黏滞性液体的流动得出的。

在一定温度下，液体的黏度为一常量，由液体的性质决定，而且满足牛顿黏滞定律，即切应力 τ 与切变率 $\dot{\gamma}$ 呈正比，这类液体称为牛顿液体。水、乙醇、血浆、血清等均匀液体都是牛顿液体。如果液体的黏度在一定温度下不是常量，而是随切变力变化而变化，并不满足牛顿黏滞定律，这类液体称为非牛顿液体。含有悬浮物或弥散物的液体为非牛顿液体，如血液，其中就含有大量悬浮的各种细胞。

（三）实际液体的伯努利方程

我们知道,伯努利方程是理想液体做稳定流动的基本方程。对于实际液体做稳定流动时,必须考虑液体的黏滞性。

现在我们来说明实际液体流动时的伯努利方程。由图1-44所示的实验过程,可以观察到液体的黏滞性对水平管道内液体流动的影响。图中水平管上的竖直细管,用来显示管中各处压强。如果容器中为理想液体,水平管上各处压强应相等,则各竖直细管内液柱上升的高度应相同。而对于实际液体,各竖直细管中液柱高度是逐渐降低的,即液体的压强随着液体流过的距离的增大而减小。这是因为实际液体在流动过程中,克服内摩擦力做功所造成的,也是液体能量逐渐降低的结果。

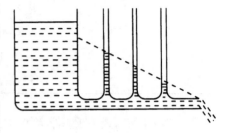

图1-44　实际液体的流动

由于黏滞性的影响,实际液体的伯努利方程应当进行修正。在流管中任意两截面处,单位体积液体的动能、势能与压强之和不再相等,而是沿流动方向逐渐减小。减小的数值等于单位体积实际液体从截面1流动到截面2时克服内摩擦力所做的功 A_{12},即

$$P_1+\frac{1}{2}\rho v_1^2+\rho gh_1=P_2+\frac{1}{2}\rho v_2^2+\rho gh_2+A_{12}$$
式（1-87）

式（1-87）是不可压缩的黏滞性液体稳定流动时的基本规律,称为实际液体的伯努利方程。

如果在粗细均匀的水平管道输送黏滞性液体时, $v_1=v_2$, $h_1=h_2$ 由式（1-87）可以得到

$$P_1-P_2=A_{12}$$
式（1-88）

由式（1-88）可知,为了使黏滞性液体在水平均匀流管中作稳定流动,必须在管道两端维持一定的压强差,以补偿由于黏滞性力所引起的能量损耗。这一结论也可以用来解释人体中动脉压和静脉压的变化。例如,当人体处于平卧位时,头、脚部的动脉压低于心脏处的主动脉压,这是由于血液从心室向头、脚输送的过程中,黏滞性力所引起的能量损耗所造成的;同理,头、脚部的静脉压也会高于心脏的静脉压。

（四）雷诺数

实际上,黏滞性液体的流动形态主要有层流和湍流。当流速不大时,液体的流动表现为分层流动,液体层之间没有横向混杂,这就是我们所说的层流。当流速增大时,层流被破坏,液体中出现了横向的速度,使液层相互混淆,甚至出现涡流,这种流动称为湍流。湍流不但是混杂和紊乱的,而且能量损耗(包括能量的转化)也急剧增加,湍流可引起机械振动,因而产生声音,而层流是无声的。所以,临床上常根据听诊器听到的湍流声来辨别血流和呼吸是否正常。

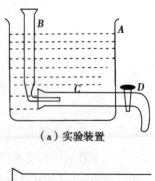

（a）实验装置

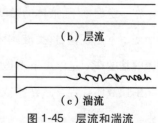

（b）层流

（c）湍流

图1-45　层流和湍流

如图1-45所示的实验可以观察液体流动的层流和湍流。

如图1-45(a),在盛水的容器 A 中,装有一支水平放置带有阀门的玻璃管 C,另一支竖直放置的玻璃管 B 内盛有染色的水,沿细管

进入 C 管。打开阀门 D,水从 C 管流出。当水流速度不大时,染色的水在 C 管中呈稳定的直线状细水流,如图 1-45(b)所示,这时 C 管内的水流是层流。开大阀门 D,水流速度增大到一定程度时,染色的细水流散开,使周围的水染上颜色,表明液层混合,如图 1-45(c)所示的流动就是湍流。

在上述的实验研究中,液体的流动从层流变为湍流,除与速度 v 有关外,还与液体的黏度 η、密度 ρ 和管道的半径 r 有关。1883 年,雷诺通过大量实验,提出了一个无单位的纯数作为判定层流向湍流转变的依据,即

$$R_e = \frac{\rho v r}{\eta} \qquad\qquad 式(1-89)$$

式(1-89)中,R_e 称为雷诺数。通过此式计算得出的数值,可用于判断实际液体的流动是层流还是湍流。实验结果表明,$R_e<1000$ 时,液体做层流;$R_e>1500$ 时,液体做湍流;$1000<R_e<1500$ 时,流动不稳定,液体可做层流也可做湍流。由式(1-89)还可以看出,液体黏度越小、密度越大、流速越大、管道半径越大,越容易产生湍流;反之,管道越细,越不容易出现湍流。湍流的出现不仅与管半径有关,还受管的形状及内壁光滑程度的影响。

例题 1-14　血液在主动脉中流动,血液的黏度为 3.6×10^{-3} Pa·s,密度为 1.0×10^3 kg/m^3,主动脉的半径为 1.0cm,为保持层流,最大血流速度是多少?

解: 为保持层流,雷诺数 $R_e<1000$,由式(1-89)得

$$v_{max} = \frac{R_e \eta}{\rho r} = \frac{1000\times3.6\times10^{-3}}{1.0\times10^3\times1.0\times10^{-2}} = 0.36 (m/s)$$

实例分析

实例　测量血压时要用到听诊器,它的作用是什么?

分析　在测量血压时,听诊器是用来监听血管内血流的声音,通过听诊器内的声音来辨别血管内的压强是收缩压还是舒张压。

(五) 斯托克斯定律

固体物质在黏滞性液体中运动时会受到阻力作用。在固体的运动速度不太大的情况下,它受到的阻力主要由内摩擦力产生,这种阻力称为黏滞阻力。如果我们用一个半径为 r 的小球在黏度为 η 的液体中竖直下落,下落的速度不是太大时,实验得出:黏滞阻力 F 的大小与物体的速度 v、液体的黏度 η 和物体的半径 r 呈正比,即

$$F = 6\pi\eta r v \qquad\qquad 式(1-90)$$

式(1-90)叫做斯托克斯定律。这个定律不仅适用于小球在黏滞液体中下落时的计算,也适用于球形物体在黏滞液体中的其他方向运动时的黏滞阻力的计算,球形物体受到的黏滞阻力与物体运动的方向相反。

举一个实际例子,小球在液体中下落,受到重力 G、浮力 F_1 和黏滞阻力 F 作用,如果小球匀速下落,有

$$G=F_1+F$$

其中 $G=\dfrac{4}{3}\pi r^3\rho g$，$F_1=\dfrac{4}{3}\pi r^3\rho_0 g$，$F=6\pi\eta rv$ 代入上式得

$$\frac{4}{3}\pi r^3\rho g=\frac{4}{3}\pi r^3\rho_0 g+6\pi\eta rv$$

即

$$\eta=\frac{2(\rho-\rho_0)gr^2}{9v} \qquad\qquad 式（1-91）$$

式（1-91）中，ρ、r、v 分别代表小球的密度、半径和下落速度，ρ_0、η 代表液体的密度和黏度。式（1-91）表明利用斯托克斯定律能够测定液体的黏度。

点滴积累 ∨

1. 连续性方程是由理想流体做稳定流动时得出的结论，但也可以应用于其他情况下；伯努利方程实际上体现流体在流动过程中的能量守恒。
2. 牛顿黏滞定律体现流体的内摩擦力；黏度是流体在流动过程中的一种属性；实际液体的伯努利方程反映实际液体在流动过程中的能量损耗；雷诺数是一个无量纲的数，其值大小反映流体的流动状态。
3. 泊肃叶定律可以表达为流量、流阻和压力三者之间的关系，对于心血管系统的疾病研究很有用处；斯托克斯定律反映一个球体在液体中运动所受的阻力与相关因素之间的关系。

第七节　血液的流动

人体的血液尽管可以近似地看成是黏滞性液体，但它不同于一般的均匀黏滞性液体。由于血液里悬浮着很多的细胞，如红细胞、白细胞和血小板等，在一定温度下血液的黏度不是一个常量，因此血液是非牛顿液体。血管的直径和弹性除受血液的压强等因素的影响之外，还受神经系统的支配，不同于刚性的管腔。下面我们将讨论人体血液循环系统中的血液流动、血压的测量以及心脏做功等问题。

一、人体血液循环系统中的血液流动

（一）血液中血流速度的情况

用连续性方程可解释人体血液循环过程中血液的流速。在人体血液循环过程中，从人体主动脉到小动脉再到毛细血管，各段血管的总截面积在逐渐增大；由毛细血管到小静脉再到上腔及下腔静脉，各段血管的总截面积又逐渐减小。在人体静息状态下，毛细血管中血液的流速约为 0.05cm/s，主动脉中血液的平均流速约为 25cm/s。所以，人体毛细血管中血液的流速大约是主动脉中血液流速的 1/500。对于人体的腔静脉，由于它的总截面积大于主动脉的截面积，所以其血流速度较主动脉中血流速度小，大约为 10cm/s。

（二）血细胞的轴向集中

由于血液黏滞性的作用,从血管的中心线到血管壁处,血流速度依次变慢,因此在血管中的血细胞两侧流速不同,血细胞将发生旋转。血细胞靠近中心线的一端旋转方向与血流方向一致,远离中心线的一端旋转方向与血流方向相反。同时,由于血细胞两侧流速大小不同,因而压强不同,所以血细胞还受到一个指向血管中心线方向的力的作用,即血细胞在旋转的同时将向血管中心线靠近,产生血细胞的轴向集中现象。血细胞的轴向集中现象,将使近中心轴线区域的血流速度减小,并影响血液黏度的变化。

（三）静脉中的血液流动

人体血容量的80%在静脉,静脉中的血液流动与动脉中的血液流动相比较,有很多不同,主要表现在:①静脉血管内压力很低,对于静脉血液来说,容易受到外来压力的影响;②由于静脉血管弹性较低,血管壁较薄,因此容易塌陷,其截面积和形状的变化比较大,血液在静脉中的流动表现出非线性;③血液在静脉内流动速度较小,平均切变率较低,同时在静脉血管内容易形成红细胞聚集体,因此血液非牛顿液体的特性表现得更加突出。

二、人体血压的测量

人体血压是血液对血管壁作用的压强。测量人体的血压可用血压计。血压计分为直接式和间接式两种。临床上常用的水银血压计是间接式血压计,测量时所测的压强值是气袋中空气的压强,而气袋中空气的压强与齐心位肱动脉的血压相等。在测量动脉血压时,主动脉中的血压会随着心脏的收缩和舒张而变化,当左心室向主动脉射血时,主动脉中的血压会达到最高值,此时所测得的血压称为收缩压;当左心室向主动脉射血停止后,血压随之下降并达到最低值,此时所测得的血压称为舒张压。收缩压和舒张压的测量,可根据听诊器听到的柯罗特夫音的变化来确定。

人体血压的高低与血液的流量、流阻及血管的弹性有关,即与心输出量、外周阻力及血管的弹性有关。血液是黏滞性非牛顿液体,血液流动时内摩擦力做功消耗机械能,因此血液从左心室射出后,沿血管流动的过程中血压不断下降。图 1-46 所示为循环系统中的血压变化。

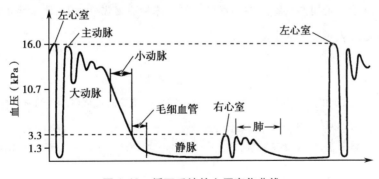

图 1-46　循环系统的血压变化曲线

三、人体心脏做功

人体血液循环所需的能量来自于心脏做功。实际上心脏是一个有瓣膜的肌肉泵,主要由左心室、左心房（它们之间有二尖瓣）、右心室、右心房（它们之间有三尖瓣）构成。血液从左心室射出经主动脉、大动脉、小动脉、毛细血管、上腔静脉和下腔静脉回到右心房，这一过程称为体循环；血液从右心室射出经肺动脉、肺毛细血管、肺静脉回到左心房，这一过程称为肺循环，如图1-47所示。

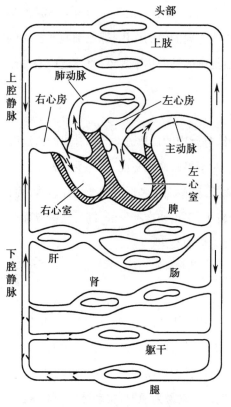

图1-47　循环系统示意图

由于体循环和肺循环是同时进行的，所以心脏所做功应该是左心室和右心室射出单位体积血液所做功之和。用实际液体的伯努利方程讨论心脏做功可以得出：

$$A = \frac{7}{6}P_L + \rho v_L^2 \tag{式（1-92）}$$

式（1-92）中，A 表示心脏左心室和右心室射出单位体积血液做功之和，P_L 表示左心室压强，v_L 表示左心室射血速度，ρ 表示血液的密度。

点滴积累 ∨ ....

1. 血液流动的特点体现了实际流体流动的情况，流动时液体各部分的流速有差异，血细胞还具有轴向集中的特点。
2. 人体血压分为收缩压和舒张压；人体血压测量要用到听诊器，通过眼睛和耳朵的配合来测量血压。
3. 心脏做功的特点反映人体血液循环的能量来源于心脏做功。

（胡贵祥　张爱国）

目标检测

一、简答题

1. "运动物体的加速度越大,物体的速度也越大",是否正确?

2. 物体所受摩擦力的方向是否一定和它的运动方向相反?试举例说明。

3. 如果刚体定轴转动的角速度很大,那么,作用在它上面的力是否一定很大?

4. 物体的线应变、体应变、切应变分别与原来的长度、体积和形状有没关系?

5. 杨氏模量的物理含义是什么?

6. 稳流和层流有什么区别?

7. 什么是伯努利方程?

8. 什么是黏度?影响黏度的因素有哪些?

9. 什么是流阻?

10. 什么是雷诺数?什么是湍流?

11. 人体血液循环中,血压在人体血管中是怎样变化的?

二、计算题

1. 由于风向变化,一艘帆船不断改变航向。它先沿北偏东 45°行驶 3.2km,然后北偏西 50°行驶 4.5km,最后又沿北偏东 45°行驶 2.6km。上述航程经历了 1 小时 15 分钟。求:(1)此期间帆船的总位移;(2)此期间帆船的平均速度;(3)如果在整个航程中速率不变,求速率。

2. 某质点的运动学方程为 $x = 12\cos(5t)$,$y = 12\sin(5t)$,式中 x、y 以 m 为单位,t 以 s 为单位。求:(1)质点的速度矢量;(2)质点的加速度矢量;(3)质点的法向加速度和切向加速度。

3. 用气锤加工金属工件,气锤的质量是 $2×10^3$kg,打击时的速度是 4.9m/s,打击时间是 $4×10^{-2}$s,求气锤对金属工件的打击力。

4. 一人从 10m 深的井中提水,开始时,桶中装有 10kg 的水,桶的质量为 1kg,由于水桶漏水,每升高 1m 要漏去 0.2kg 的水,求水桶匀速地从井中提到井口,人所做的功。

5. 如图 1-48 所示,两物体质量分别为 $m_1 = 3$kg 和 $m_2 = 1$kg,定滑轮的质量为 $m = 1$kg,半径为 $R = 0.5$m,已知 m_2 与桌面间的摩擦系数是 0.2,设绳与滑轮间无相对滑动,且可不计滑轮轴的摩擦力矩。求:(1)m_1 下落的加速度;(2)两段绳中的张力。

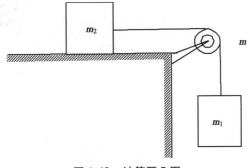

图 1-48　计算题 5 图

6. A、B 两飞轮的轴杆可由摩擦啮合器使之连接，A 轮的转动惯量 $J_A = 12\text{kg} \cdot \text{m}^2$。开始时 B 轮静止，A 轮以 $n_A = 600\text{r/min}$ 的转速转动，然后使 A 和 B 连接，连接后两轮转速 $n = 200\text{r/min}$。求：（1）B 轮的转动惯量；（2）啮合过程中损失的机械能。

7. 人骨骼上的二头肌臂上部的肌肉可以对相连的骨骼施加约 600N 的力。设二头肌的横截面积为 50cm^2。腱将肌肉下端连到肘关节下面的骨骼上，设腱的横截面积约为 0.5cm^2，试求二头肌和腱的张应力各为多少？

8. 在边长为 0.02cm 的正方体的两个相对面上，各施加大小相等方向相反的切向力 $9.8 \times 10^2 \text{N}$，施加力后两面的相对位移为 0.001m，求该物体的切变模量。

9. 设流量为 $0.12\text{m}^3/\text{s}$ 的水流过如图 1-49 所示的管子，A 点的压强为 $2.0 \times 10^5 \text{Pa}$，截面积为 100cm^2，B 点的截面积为 60cm^2，B 点比 A 点高 2m，水近似看成理想液体，求 A、B 两点的流速和 B 点的压强。

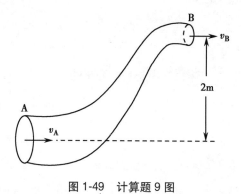

图 1-49　计算题 9 图

10. 水通过管道以 $1.4 \times 10^{-4} \text{m}^3/\text{s}$ 的流量注入高大的容器，容器顶部开口，底部有截面积 $1.0 \times 10^{-4} \text{m}^2$ 的小孔，水从小孔中流出，计算容器内水面能够上升的高度是多少？

11. 水自不均匀的水平管道中平稳流出，流出的速度为 3m/s，出口处截面积为管最细处截面积的 2 倍，若在管最细处开小孔，水会不会由小孔中流出？为什么？

12. 某人心输出量为 $0.83 \times 10^{-4} \text{m}^3/\text{s}$，体循环的总压强差为 12kPa，计算此人体循环的总流阻。

13. 一条小动脉半径为 0.3cm，血流速度为 0.2m/s，若某处发生病变截面积变小，有效半径减小为 0.2cm，血液流过该处是否会产生湍流？（血液密度 $1.1 \times 10^5 \text{kg/m}^3$，黏度 $3.0 \times 10^{-3} \text{Pa} \cdot \text{s}$）

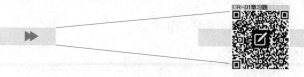

第二章

振动与波

ER-02章PPT

学习目标 ∨

学习目的

通过本章学习，对振动和波的基本规律和相关特性有初步认识，为学习波动光学、电磁波理论、X 射线、医用光学仪器、超声仪器和医学检验技术等后续课程奠定基础。

知识要求

1. 掌握简谐振动方程和特征量、平面简谐波的波动方程和特征量、波的相干条件；

2. 熟悉简谐振动的合成、惠更斯原理、声波的基本性质、超声波的产生和接收、多普勒效应；

3. 了解阻尼振动、受迫振动、波的能量、超声波和多普勒效应在工程技术和医学领域中的实际应用。

能力要求

1. 熟练应用简谐振动和波的基本规律和相关特性，解释生活中的实例；

2. 学会分析一些常用医疗仪器的物理原理。

物体在平衡位置附近的往复周期性运动称为机械振动。如钟摆的运动、气缸活塞的运动等。广义地说，任何一个物理量在某一数值附近来回做往复的运动，都可以称为振动。如声带的振动、心脏的跳动、电磁波中电场和磁场的周期性变化等。所以振动是自然界最常见的运动形式之一，虽然各种振动本质不同，但在许多方面都遵循相同的规律。

振动是波动的根源，波动是振动的传播过程，也是能量的传播过程。自然界充满着形形色色的波，机械波指机械振动在弹性介质中的传播，如声波、超声波、脉搏波和地震波等。而电磁波是电磁振动在空间的传播，如无线电波、光波、X 射线等。机械波和电磁波虽然本质不同，但它们具有共同特征和规律。

在高速发展的信息时代，波是传播各种信息的重要手段，许多现代医学诊断、检测、光学等医疗仪器都离不开波。本章主要学习机械振动和机械波的特征和基本规律，简单了解它们在实际中的应用，为今后更好地学习波动光学知识和医疗仪器奠定基础。

第一节 简谐振动

简谐振动是一种最简单、最基本的振动，因为一切复杂的振动都可以看成是若干个简谐振动叠加而成。本节以弹簧振子为例,来研究简谐振动的特征和基本规律。

一、简谐振动方程

如图 2-1 所示的弹簧振子,是由一端固定的轻弹簧和系在弹簧另一端的物体(可视为质点)构成,放置在光滑水平面上。设平衡位置 O 为 x 轴的原点,水平向右为 x 轴的正方向。当物体相对平衡位置有一位移 x 时,根据胡克定律,物体受到的弹性力的大小与物体的位移呈正比,即

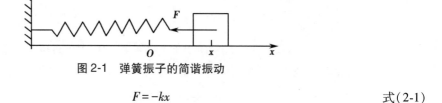

图 2-1　弹簧振子的简谐振动

$$F = -kx \qquad\qquad 式(2-1)$$

式(2-1)中 k 为弹簧的倔强系数,负号表示弹性力与位移的方向相反。设物体质量为 m,该时刻的加速度为 a,因摩擦阻力及弹簧质量均忽略不计,根据牛顿第二定律

$$F = ma = -kx$$

得物体加速度

$$\frac{\mathrm{d}^2 x}{\mathrm{d}t^2} = -\frac{k}{m}x \qquad\qquad 式(2-2)$$

对给定的弹簧振子,k 和 m 都是正数,令 $\omega^2 = \dfrac{k}{m}$,则式(2-2)可写为

$$\frac{\mathrm{d}^2 x}{\mathrm{d}t^2} + \omega^2 x = 0 \qquad\qquad 式(2-3)$$

式(2-3)是一个微分方程,其解为

$$x = A\cos(\omega t + \varphi) \qquad\qquad 式(2-4)$$

式(2-4)表明物体的位移随时间按余弦函数规律变化,这种变化规律称为简谐振动。式中 A 和 φ 为积分常数,它们的物理意义将在后面讨论,式(2-4)称为简谐振动方程。可见,只要做简谐振动的物体,其位移是周期性函数。

需要指出,上述结论具有普遍意义。任何物理量 x 只要满足式(2-4)的振动都是简谐振动。

由速度和加速度定义,做简谐振动的物体在 t 时刻的速度和加速度分别为

$$v = \frac{\mathrm{d}x}{\mathrm{d}t} = -A\omega\sin(\omega t + \varphi) \qquad\qquad 式(2-5)$$

$$a = \frac{\mathrm{d}^2 x}{\mathrm{d}t^2} = -A\omega^2\cos(\omega t + \varphi) = -\omega^2 x \qquad\qquad 式(2-6)$$

可见,物体做简谐振动时,速度和加速度也是周期性函数。

▶▶ 课堂活动

1. 放置在光滑水平面上的弹簧振子在弹性限度内的运动是简谐振动,那么竖直悬挂的弹簧振子在弹性限度内的运动是不是简谐振动?

2. 拍皮球的运动是不是简谐振动(设皮球和地面碰撞是完全弹性碰撞)?

二、简谐振动的特征量

下面结合式(2-4)分析简谐振动方程中各物理量的意义。

1. 振幅 简谐振动方程中,由于余弦函数的绝对值不大于1,故位移 x 的绝对值不大于 A。把振动物体离开平衡位置的最大位移的绝对值 A,称为振幅,它描述了振动的范围,由初始条件确定。

2. 周期、频率和角频率 由于简谐振动具有周期性。那么,振动物体完成一次全振动所经历的时间,称为振动周期,常用 T 表示。故有

$$A\cos(\omega t+\varphi)=A\cos[\omega(t+T)+\varphi]$$

因为余弦函数的周期为 2π,所以周期 T 和 ω 的关系为

$$T=\frac{2\pi}{\omega} \tag{式(2-7)}$$

物体在单位时间内完成全振动的次数,称为振动频率,常用 ν 表示,单位是赫兹(Hz)。由频率的定义可知,频率的倒数为周期,即

$$\nu=\frac{1}{T}=\frac{\omega}{2\pi} \tag{式(2-8)}$$

由式(2-8)得

$$\omega=2\pi\nu \tag{式(2-9)}$$

由于 ω 与 ν 相差一个常数因子 2π,所以 ω 表示物体在 2π 秒内所作的完全振动次数,称为振动角频率,又称圆频率,其单位为弧度/秒(rad/s)。

对于弹簧振子,$\omega=\sqrt{\dfrac{k}{m}}$,代入式(2-7)和式(2-8),其振动周期和振动频率为

$$T=2\pi\sqrt{\frac{m}{k}} \text{ 和 } \nu=\frac{1}{2\pi}\sqrt{\frac{k}{m}} \tag{式(2-10)}$$

由于 k 和 m 均属于弹簧振子所固有的性质,因而简谐振动系统的周期和频率由系统本身的性质所决定,常称为固有周期和固有频率。

上述 T、ν、ω 三个物理量都用来表示简谐振动的周期性,它们的数值反映了往复运动的快慢。

3. 相位、初相位和相位差 在简谐振动方程中,若 A 和 ω 已知,则振动物体在任一时刻 t 的运动状态(指位置和速度)取决于 $\omega t+\varphi$,称为相位,它是描述振动物体运动状态的重要物理量。在一次完全振动过程中,每一时刻物体的运动状态都是不同的,这就反映在相位上不同。例如,当 $\omega t+\varphi=\dfrac{\pi}{2}$ 时,$x=0$,$v=-A\omega$,即物体在平衡位置并以速率 $A\omega$ 向左运动;当 $\omega t+\varphi=\dfrac{3\pi}{2}$ 时,$x=0$,$v=A\omega$,即物体在平衡位置并以速率 $A\omega$ 向右运动。可见,不同的相位表示物体不同的运动状态。因此引入相位的概念,最能体现振动状态的周期性特征。

当 $t=0$ 时的相位 φ,称为初相位,简称初相。表示物体在起始时刻的运动状态,其数值取决于初

始条件。

相位的重要性还在于,在实际问题中要比较两个简谐振动的步调,这时起决定作用的就是两者的相位之差,称为相位差。

对于两个频率相同的简谐振动,由简谐振动方程,它们的相位差

$$\Delta\varphi = (\omega t+\varphi_2)-(\omega t+\varphi_1)=\varphi_2-\varphi_1 \qquad 式(2\text{-}11)$$

可见,在任意时刻的相位差等于它们的初相位之差。一般有三种情况:

(1)当 $\Delta\varphi=0$ 或 2π 的整数倍时,两振动的位移同时达到正最大,同时为零,同时达到负最大,它们的步调完全一致,称这两个振动"同相"。

(2)当 $\Delta\varphi=\pi$ 或 π 的奇数倍时,则一个振动达到正最大位移处,另一个振动恰好在负最大位移处,它们的步调完全相反,称这两个振动"反相"。

(3)当 $\Delta\varphi$ 为其他值时,就称两个振动不同相,即步调不一致。如果 $\Delta\varphi=\varphi_2-\varphi_1>0$ 时,表示第二个振动超前第一个振动 $\Delta\varphi$,或者第一个振动落后于第二个振动 $\Delta\varphi$。

三、简谐振动曲线

以 t 为横坐标、x 为纵坐标,由简谐振动方程式(2-4),画出位移-时间曲线,称为简谐振动曲线,如图 2-2 所示。

可见,简谐振动曲线可直观地描述简谐振动的运动规律。由简谐振动曲线能直接得出简谐振动的振幅 A、周期 T、任一时刻振动物体的位移 x 和速度 v。

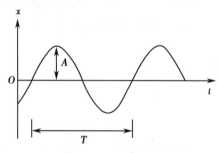

图 2-2 简谐振动曲线

四、简谐振动的矢量表示法

简谐振动可用一个旋转矢量来描述,能直观地反映 A、ω 和 φ 三个物理量的意义,为研究简谐振动的合成提供一种简便的方法。

如图 2-3 所示,在 x 轴上取原点 O 作为平衡位置,自 O 点作一矢量 A,其长度等于振幅 A,矢量 A 称为振幅矢量。在 $t=0$ 时,振幅矢量 A 与 x 轴之间的夹角等于简谐振动的初相位 φ。若振幅矢量 A 以与角频率等值的角速度 ω 绕 O 点逆时针匀速转动,则在任一时刻 t,振幅矢量 A 与 x 轴的夹角就是该时刻的相位 $\omega t+$ φ。这时,振幅矢量 A 在 x 轴上的投影 P 点坐标 $x=A\cos(\omega t+\varphi)$ 与简谐振动方程相同,这种简谐振动可用一个旋转矢量来描述的方法称为简谐振动的矢量表示法,又称旋转矢量法。

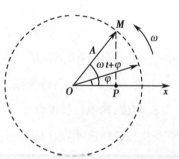

图 2-3 简谐振动的矢量表示法

例题 2-1 在小球与弹簧构成的弹簧振子中,已知某时刻 t_1,小球在负向最大位移一半处,且向 x 轴负向运动,求:(1)t_1 时刻的相位;(2)小球由该状态到达平衡位置所需的最短时间(设 $\omega=5\text{rad/s}$)。

解:(1)由题意知,小球 t_1 时刻位于 $x=-\dfrac{A}{2}$ 处,可在旋

转矢量图中画出矢量 $\boldsymbol{A}$ 对应的两个不同位置(实线和虚

线),如图 2-4 所示。

因小球速度 $v<0$,所以小球 t_1 时刻的相位为

$$\omega t_1+\varphi=\frac{2\pi}{3}$$

(2)设 t_2 时刻到达平衡位置。由旋转矢量图得出,矢

量 $\boldsymbol{A}$ 逆时针从 t_1 时刻首次旋转到达平衡位置转过的角度为

$$\theta=\omega(t_2-t_1)=\frac{3\pi}{2}-\frac{2\pi}{3}=\frac{5\pi}{6}$$

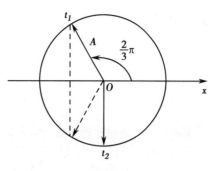

图 2-4　例题 2-1 图

故所需的最短时间为

$$t_2-t_1=\frac{\theta}{\omega}=0.5(\text{s})$$

例题 2-2　已知简谐振动曲线如图 2-5 所示,求对应的简谐振动方程。

解:欲求简谐振动方程,需求出特征量 A、ω 及 φ。由图得:$A=2\text{cm}$,$T=2\text{s}$,故

$$\omega=\frac{2\pi}{T}=\pi(\text{rad/s})$$

根据初始条件 $t=0$ 时,振动物体的运动状态为 $x_0=-1\text{cm}$,且 $v_0<0$,作旋转矢量图 2-6,可得 $\varphi=$

$\dfrac{2\pi}{3}$,则该振动曲线对应的简谐振动方程为

$$x=2\cos\left(\pi t+\frac{2}{3}\pi\right)(\text{cm})$$

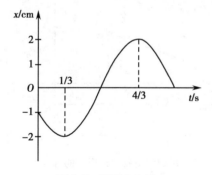

图 2-5　例题 2-2 图

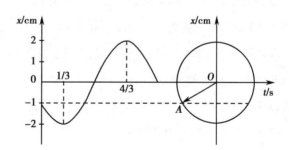

图 2-6　旋转矢量与简谐振动曲线

上述例子告诉我们,旋转矢量法不仅可以简便地处理简谐振动问题,而且可以广泛地应用于振动的合成和交流电路的计算等。

五、简谐振动的能量

在简谐振动中,由于振动物体的位移和速度都随时间变化,因此振动系统的动能和势能也随时间变化,那么振动系统的机械能如何变化? 仍以弹簧振子为例,讨论简谐振动中能量问题。设任意

时刻,系统的动能和弹性势能分别为

$$E_k = \frac{1}{2}mv^2 = \frac{1}{2}m\omega^2 A^2 \sin^2(\omega t + \varphi)$$ 式(2-12)

$$E_p = \frac{1}{2}kx^2 = \frac{1}{2}kA^2 \cos^2(\omega t + \varphi)$$ 式(2-13)

表明系统的动能和势能都随时间做周期性变化。因弹簧振子 $k = m\omega^2$,所以其总机械能

$$E = E_k + E_p = \frac{1}{2}m\omega^2 A^2 \sin^2(\omega t + \varphi) + \frac{1}{2}kA^2 \cos^2(\omega t + \varphi) = \frac{1}{2}m\omega^2 A^2 = \frac{1}{2}kA^2$$ 式(2-14)

可见,弹簧振子的总机械能不随时间变化,即总机械能守恒,系统的动能和势能交替变化。该结论对任何简谐振动系统都是正确的。

六、简谐振动的合成

在实际问题中,常常会遇到一个质点同时参与几个振动的情况。例如,两个声波同时传到某一点时,该点处的空气质点就同时参与两个振动。根据运动叠加原理,这时质点所作的运动实际上就是两个振动的合成。由于一般的振动合成问题比较复杂,我们只讨论几种简单的情况。

1. 两个同方向同频率简谐振动的合成 设一质点沿 x 轴同时作两个独立的同频率简谐振动。以平衡位置为原点,在任一时刻 t,两个振动的方程分别为

$$x_1 = A_1 \cos(\omega t + \varphi_1)$$

$$x_2 = A_2 \cos(\omega t + \varphi_2)$$

利用旋转矢量法可以方便求出合成结果。如图 2-7 所示,A_1 和 A_2 分别表示两个简谐振动的振幅矢量,作平行四边形得合矢量 A。当 $t = 0$ 时,A_1、A_2 和 A 与 x 轴间的夹角分别 φ_1、φ_2 和 φ,它们在 x 轴上的投影分别为 x_1、x_2 和 x。由于矢量 A_1 和 A_2 以相同的角速度 ω 逆时针旋转,所以它们之间的夹角保持不变,因而合矢量 A 的大小也保持不变,并以相同角速度 ω 逆时针旋转。由图可得,任一时刻合矢量 A 在 x 轴上的投影 x 正好等于两个分振动 A_1 和 A_2 在 x 轴上投影的代数和,即

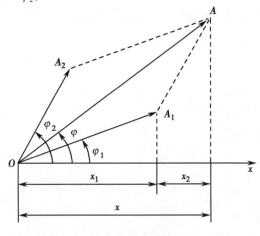

图 2-7 用旋转矢量法求振动的合成

$$x = x_1 + x_2 = A\cos(\omega t + \varphi)$$

由此可见,合振动仍是一个同方向同频率的简谐振动。合振幅 A 和初相 φ 由平行四边形求得

$$A = \sqrt{A_1^2 + A_2^2 + 2A_1 A_2 \cos(\varphi_2 - \varphi_1)}$$ 式(2-15)

$$\tan\varphi = \frac{A_1 \sin\varphi_1 + A_2 \sin\varphi_2}{A_1 \cos\varphi_1 + A_2 \cos\varphi_2}$$ 式(2-16)

式(2-15)说明,合振动的振幅不仅与分振动的振幅有关,而且还与分振动的相位差 $\varphi_2 - \varphi_1$ 有关。下面讨论合振幅的两种特殊情况。

（1）当相位差 $\varphi_2-\varphi_1=\pm 2k\pi\,(k=0,1,2,\cdots)$，这时 $\cos(\varphi_2-\varphi_1)=1$，由式（2-15）得

$$A=\sqrt{A_1^2+A_2^2+2A_1A_2}=A_1+A_2$$

即当分振动的相位差为 π 的偶数倍时，合振动的振幅达到最大值，等于两个分振动的振幅之和。

（2）当相位差 $\varphi_2-\varphi_1=\pm(2k+1)\pi\,(k=0,1,2,\cdots)$，这时 $\cos(\varphi_2-\varphi_1)=-1$，由式（2-15）得

$$A=\sqrt{A_1^2+A_2^2-2A_1A_2}=|A_1-A_2|$$

即当分振动的相位差为 π 的奇数倍时，合振动的振幅达到最小值，等于两个分振动的振幅之差的绝对值。如果 $A_1=A_2$，则 $A=0$，这时两个分振动抵消而使质点处于静止状态。

在一般情况下，相位差 $\varphi_2-\varphi_1$ 可取任意值，而合振动的振幅在 A_1+A_2 和 $|A_1-A_2|$ 之间。

上述结果说明，两个分振动的相位差对合成振动起着重要的作用，其中两种特殊情况将在声波、光的干涉和衍射现象中要时常用到。

2. 两个同方向不同频率简谐振动的合成 如果两个同方向简谐振动的频率不同，那么，它们之间的相位差就会随时间而变化，所以合成时很复杂，合振动不再是简谐振动。这里只讨论两个简谐振动的频率都较大而差值又很小的合成情形。

采用旋转矢量法分析。设在某一时刻两分振动的相位相同，这时它们的振幅矢量重合，合振幅等于分振动振幅之和，即合振动振幅加强。随着时间变化，由于角速度的差异，它们的相位差逐渐拉开。经过一定时间后，当两分振动的相位差为 π 时，这时两分振动的振幅矢量在一条直线上但方向相反，合振幅等于分振动振幅之差，即合振动振幅减弱。再经过同一时间后，两振动的相位差增加到 2π，这时它们的振幅矢量又重合，合振动振幅又得到加强，以后重复这种变化。可见，合振动的振幅时而加强时而减弱地在作周期性变化，这种现象称为拍。如敲击两个频率相差很小的音叉时，就很容易听到声音时而加强时而减弱所形成的悠扬颤音。这时振动合成的曲线如图2-8所示。

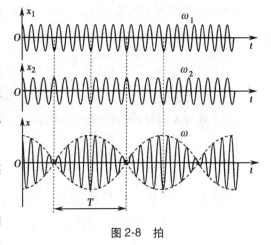

图2-8 拍

单位时间内合振幅加强或减弱的次数称为拍频，用 ν 表示。其值由旋转矢量法也可以直观地求得。设 $\nu_2>\nu_1$，在单位时间内，第二个振动的振幅矢量比第一个振动的振幅矢量多转 $\nu_2-\nu_1$ 周。而每多转一周，两个矢量就重合或反向一次，故单位时间内，两个振幅矢量重合或反向的次数是 $\nu_2-\nu_1$，即合振幅加强或减弱的次数，所以拍频等于两个分振动的频率之差，即

$$\nu=\nu_2-\nu_1 \qquad\qquad\qquad 式（2-17）$$

必须注意，拍频是合振幅变化的频率，不是合振动位移变化的频率，二者应加以区别。

拍现象在声学、光学、无线电技术和医学中都有着广泛应用，如可以用来校准乐器、测量血流的速度和胎心跳动的频率等。

频 谱 分 析

我们知道，两个不同频率的简谐振动合成的结果不再是简谐振动，合成时很复杂。 实验和理论都证明，任何一个频率为 ν 的周期性振动，都可分解为频率为 ν，2ν，$\cdots$，$n\nu$ 的一系列简谐振动，n 为正整数。 其中与原振动频率相同的频率称为基频，其他频率称为倍频，在声学中分别称为基音和泛音（又叫谐音）。 这种将一个周期性的复杂振动分解为一系列简谐振动之和的方法称为频谱分析。 采用的主要仪器称为频谱仪。 在进行频谱分析时，常以角频率 ω 或频率 ν 为横坐标，以相应的振幅 A 为纵坐标，作出振幅与频率的关系图称为频谱图。 图 2-9 为方波周期振动的频谱图

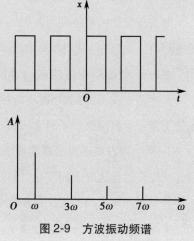

图 2-9 方波振动频谱

频谱分析在现代生活、理论研究、工业卫生和医学领域均有应用。 例如对脑电、心电和脉搏振动曲线进行频谱分析，根据频率成分的振幅大小，在临床上为疾病的诊断提供依据。 又如，利用频谱分析研究噪声中各种振动因素对肌体的影响，便于提前防护。

3. 两个相互垂直的简谐振动的合成 设两个同频率的简谐振动分别在 x 轴和 y 轴上进行，其振动方程分别为

$$x = A_1\cos(\omega t + \varphi_1)$$

$$y = A_2\cos(\omega t + \varphi_2)$$

消去上面两式中的 t 可得到合振动的轨迹方程

$$\frac{x^2}{A_1^2} + \frac{y^2}{A_2^2} - \frac{2xy}{A_1 A_2}\cos(\varphi_2 - \varphi_1) = \sin^2(\varphi_2 - \varphi_1) \qquad \text{式}(2\text{-}18)$$

一般来说，式（2-18）是个椭圆方程。椭圆的形状由两个分振动振幅的大小和相位差 $\varphi_2 - \varphi_1$ 决定。当相位差为某些值时合振动的轨迹可为一直线、椭圆或圆。如图 2-10 所示。

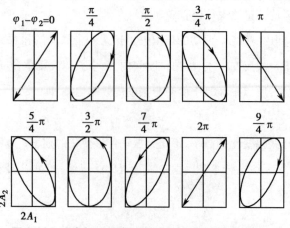

图 2-10 两个相互垂直的同频率的简谐振动的合成

如果上述两个分振动相互垂直，它们的频率相差较大，且具有简单的整数比，则合成运动的轨迹是某种形状稳定的封闭曲线，曲线的形状与分振动的频率比和相位差有关，这种封闭曲线称为李萨如图，图 2-11 表示两个分振动的频率比分别为 1∶2、1∶3、2∶3 时几种不同相位差的李萨如图。李萨如图可以通过示波器显示出来，人们常用这种方法测量交流电的未知频率和相位差。

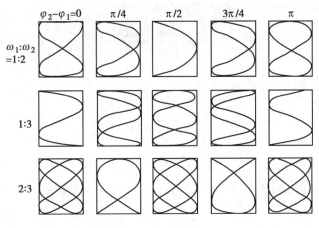

图 2-11　李萨如图

点滴积累 ∨

1. 简谐振动（定义、振动方程）、简谐振动的特征物理量（振幅、周期、频率）。

2. 简谐振动曲线（用图线直观描述振动规律）、简谐振动矢量表示法（用一个旋转矢量描述振动规律）。

3. 简谐振动能量（系统动能、势能随时间交替变化，总机械能守恒）。

4. 简谐振动合成：两个同方向同频率、两个同方向不同频率和两个相互垂直的振动合成。

第二节　阻尼振动、受迫振动和共振

一、阻尼振动

前面讨论的简谐振动是一种忽略阻力作用的理想情况。在实际中，振动物体在振动过程中总会受到各种阻力的作用，使得其机械能逐渐减少而转化为其他形式的能量。如果损失的机械能得不到及时的补充，那么物体的振幅将逐渐减小，最后停止下来。这种振幅逐渐减小的振动称为阻尼振动。然而，造成振动系统机械能因阻力损失的原因有两种：一种是摩擦阻力的作用，使振动系统的机械能转化为热能；另一种是辐射阻尼，即由于振动系统不断引起邻近介质质点振动，使振动系统的机械能逐渐向四周辐射出去，转变为波的能量。如空间振动的音叉，除空气阻力消耗能量外，因辐射声波也要损失能量。下面只讨论振动系统受摩擦阻力的情况。

实验指出，当物体振动的速率不大时，物体受到介质的阻力 F_r 与其振动的速率呈正比，方向相反，即

$$F_r = -\gamma v = -\gamma \frac{\mathrm{d}x}{\mathrm{d}t} \qquad \text{式}(2\text{-}19)$$

式中 γ 称为阻力系数,它由物体的大小、形状及介质的性质决定,负号表示阻力与速度的方向相反。

考虑阻力的作用,根据牛顿第二定律,物体的振动方程为

$$-kx - \gamma \frac{\mathrm{d}x}{\mathrm{d}t} = m \frac{\mathrm{d}^2 x}{\mathrm{d}t^2}$$

令 $\dfrac{k}{m} = \omega_0^2, \dfrac{\gamma}{m} = 2\beta$,上式可改写为

$$\frac{\mathrm{d}^2 x}{\mathrm{d}t^2} + 2\beta \frac{\mathrm{d}x}{\mathrm{d}t} + \omega_0^2 x = 0 \qquad \text{式}(2\text{-}20)$$

式中 β 称为阻尼系数,它与振动系统和介质有关。ω_0 是无阻尼时振动系统的固有角频率,它由系统本身性质决定。式(2-20)称为阻尼振动的微分方程,当阻尼系数大小不同时,有不同的解,即表示物体的不同振动状态。

1. 弱阻尼 当阻尼系数较小,即 $\beta < \omega_0$,微分方程(2-20)的解为

$$x = A\mathrm{e}^{-\beta t}\cos(\omega t + \varphi) \qquad \text{式}(2\text{-}21)$$

式中角频率 $\omega = \sqrt{\omega_0^2 - \beta^2}$,$A$ 和 φ 为积分常数,由初始条件确定。振幅 $A\mathrm{e}^{-\beta t}$ 随时间按指数规律衰减,其振动曲线如图 2-12 所示,阻尼越大,其振幅衰减就越快,它不是简谐振动,但它具有周期性和重复性。如果把相位变化 2π 所经历的时间作为周期 T,则阻尼振动的周期为

$$T = \frac{2\pi}{\omega} = \frac{2\pi}{\sqrt{\omega_0^2 - \beta^2}} \qquad \text{式}(2\text{-}22)$$

上式看出,阻尼振动的周期比振动系统的固有周期长,即其振动变慢了,这种阻尼称为弱阻尼。

2. 过阻尼 当阻尼系数很大,即 $\beta > \omega_0$,解微分方程可知,处于该状态下的物体的运动不再具有周期性和重复性,只是随时间的延长缓慢地回到平衡位置,这种阻尼称为过阻尼,如图 2-13 中的曲线 2。

3. 临界阻尼 当阻尼作用适中,即 $\beta = \omega_0$,则 $\omega = 0$,此时物体将以最快速度回到平衡位置,而刚好又不作往复运动,这种阻尼称为临界阻尼,如图 2-13 中的曲线 3。

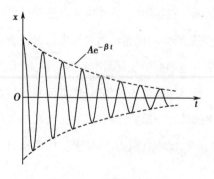

图 2-12 阻尼振动曲线

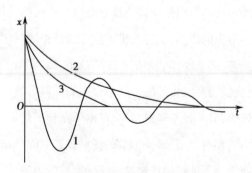

图 2-13 三种阻尼的比较
1. 弱阻尼,2. 过阻尼,3. 临界阻尼

二、受迫振动和共振

由于阻力总是或多或少的存在,振动最终一定会停止下来。所以在实际中,希望振动系统能按照某一频率振动,通常给振动系统施加一周期性外力的作用。例如,声波引起的耳膜的振动,扬声器的纸盆的振动,机器运转时引起机座的振动等。振动系统在周期性外力持续作用下的振动称为受迫振动。周期性外力称为策动力。受迫振动开始时,振动系统的运动非常复杂,但经过一段时间后,受迫振动达到稳定振动状态,这时稳定状态的受迫振动系统的频率等于策动力的频率,其振幅与策动力的角频率之间的关系,如图 2-14 所示。

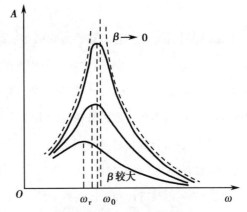

图 2-14　稳定受迫振动振幅与策动力
角频率的关系
β:阻尼系数;ω_r:策动力角频率;
ω_0:振动系统固有角频率

实验和理论证明,当策动力的频率 ω_r 与系统的固有频率 ω_0 相差很多时,振幅较小。当策动力的频率与系统的固有频率很接近或者相等时,受迫振动的振幅达到最大值,发生的这种现象称为共振。此时策动力的频率称为共振频率。

▶▶ **课堂活动**

　　1. 实验室中使用的电流表或者电压表为了能较快、较准的读取数据,它们的偏转系统为上述三种阻尼状态中的哪一种?

　　2. 为什么银行、宾馆等大型建筑物的弹簧门上常装有一个消振油缸?

　　3. 心脏起搏器是利用哪种振动帮助心脏跳动?

　　4. 1906 年一队骑兵通过俄国圣彼得堡一座桥时引起大桥坍塌的原因是什么?

共振现象非常普遍,在声、光、无线电、原子物理、工程技术及医学等领域中都有着广泛的应用,如弦乐器的共鸣箱、人的发声器官、听觉器官和核磁共振等都利用了共振,但是共振现象也会给人们的生活和人体造成伤害。

点滴积累 ∨

　　1. 阻尼振动是一种实际振动,有: 弱阻尼、过阻尼、临界阻尼。

　　2. 受迫振动指振动系统在周期性外力作用下的振动。

　　3. 共振: 当策动力的频率与系统的固有频率很接近或者相等时发生的现象。

第三节 机械波

一、机械波的产生

无限多个质点之间通过弹性力联系在一起的连续介质称为弹性介质或弹性媒质。它可以是固体、液体和气体。当弹性介质中的某个质点因外界扰动引起振动时,邻近质点在弹性力作用下将会振动起来,邻近质点又将带动周围其他质点振动,就这样依次带动,使振动以一定速度在弹性介质中由近及远地传播出去就形成机械波。水波是机械波,当一石子投入水中,石子与水撞击部分先振动起来,成为波源,波源振动向周围传播开去,形成水波。由此可见,要形成机械波,必须具有两个条件:一是要有引起波动的波源;二是要有引起波传播的弹性介质,两者缺一不可。

按照质点振动方向和波传播方向的关系,机械波可分为横波和纵波两大类。当质点的振动方向与波的传播方向垂直称为横波;当质点的振动方向与波的传播方向一致称为纵波。纵波可在固体、液体和气体内部传播,而横波只在固体内部传播。尽管这两种波具有不同的性质,但无论哪一种波,在波动过程中,传播的只是振动的状态,介质中各个质点仅在各自的平衡位置附近振动,并不随波前进。也就是说波动过程的本质都是一致的。

二、波的描述

为了描述波在空间传播情况,通常有两种描述方法,一种是波的几何描述;一种是波的物理量描述。

1. 波的几何描述 为了形象地描述波在空间的传播情况,即波的传播方向和介质中各质点的振动相位。常用波线、波面和波前等几何图形来进行描述。把表示波的传播方向的射线,称为波线。把某一时刻振动相位相同的点连成的曲面,称为波面,也称波阵面。最前面的波面称为波前。波前是介质中已振动的质点与未振动的质点的分界面,在任一时刻,波前只有一个,而波面有无数多个。

按波面的形状分,波面呈球面的称为球面波,波面呈平面的称为平面波。它们都是实际波动的理想近似。在各向同性的介质中,波线始终垂直于波面。球面波和平面波的波线与波面,如图 2-15 所示。

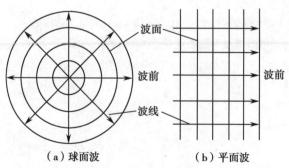

（a）球面波　　　　　　（b）平面波

图 2-15　波线、波前与波面

应当指出:在波传播的空间内并不存在真正的"面"和"线",只是借助于波面和波线等几何图形直观、形象地描述波动的过程。

2. 波的物理量描述　波的传播过程除了可以用几何图形描述波动,还常用波长、周期、频率和波速等物理量定量描述波动。

(1)波长:波传播时,在同一波线上相位差为2π的两个相邻质点之间的距离,称为波长,用λ表示。由于两个相邻质点的振动状态始终保持相同,所以波长反映了波的空间周期性。

(2)周期:波前进一个波长的距离所需要的时间,或一个完整的波通过波线上某点所用的时间,称为波的周期,用T表示。

(3)频率:周期的倒数称为频率,即单位时间内通过波线上某点的完整波的数目,用ν表示,有

$$\nu = \frac{1}{T} \qquad\qquad 式(2\text{-}23)$$

可见,当波源完成一次全振动时,波动恰好传播了一个波长的距离。这表明,波的周期和频率等于波源振动的周期和频率,与介质性质无关。

(4)波速:单位时间内,振动状态的传播距离称为波的传播速度,简称波速,用u表示,即

$$u = \frac{\lambda}{T} = \lambda\nu \qquad\qquad 式(2\text{-}24)$$

波速与多种因素有关,它决定于介质的弹性和惯性,也可以说决定于介质的弹性模量和密度,同时还受温度的影响,与波源的振动频率无关。由于固体中能传播横波和纵波,所以固体中,横波和纵波的波速分别为

$$u = \sqrt{\frac{G}{\rho}}(横波)$$

$$u = \sqrt{\frac{E}{\rho}}(纵波) \qquad\qquad 式(2\text{-}25)$$

式(2-25)中,G和E分别为介质的切变模量和杨氏模量,ρ为介质的密度。而液体和气体只能传播纵波,所以在液体和气体中,纵波的波速为

$$u = \sqrt{\frac{K}{\rho}} \qquad\qquad 式(2\text{-}26)$$

式(2-26)中,K为体变模量。注意不要把波速与质点的振动速度混淆起来。

例题 2-3　能够引起人们听觉的机械波称为声波,其频率范围在20~20 000Hz。已知声波在0℃空气中的波速为331.5m/s,在20℃水中的波速为1483m/s,问相应温度下声波在空气和水中的波长范围分别是多少?

解:在0℃的空气中,频率为20Hz时的波长

$$\lambda = \frac{u}{\nu} = \frac{331.5}{20} = 16.58(m)$$

频率为20 000Hz时的波长

$$\lambda = \frac{u}{\nu} = \frac{331.5}{20\ 000} = 16.58 \times 10^{-3}(m)$$

计算知,在 0℃的空气中,声波波长范围大约为 17mm 至 17m。

在 20℃的水中,频率为 20Hz 时的波长

$$\lambda = \frac{u}{\nu} = \frac{1483}{20} = 74.15(\text{m})$$

频率为 20 000Hz 时的波长

$$\lambda = \frac{u}{\nu} = \frac{1483}{20\ 000} = 74.15 \times 10^{-3}(\text{m})$$

计算知,在 20℃的水中,声波波长范围大约为 74mm 至 74m。

从例题 2-3 看出,同一种波在不同介质中波速不同,还受温度的影响。由于频率或周期不变,所以波长随介质改变。

三、简谐波的波动方程

波在传播过程中,若介质中各质点都做与波源频率相同的简谐振动,所形成的波称为简谐波。可以证明,任何复杂的波都可看成是若干个简谐波的合成。如果波面是平面的简谐波则称为平面简谐波。平面简谐波是一种最简单、最基本的波,下面只讨论平面简谐波的波动情况。

1. 平面简谐波的波动方程　平面简谐波由于波线相互平行,且与波线垂直的任一波面上所有质点的振动状态都相同,所以只要研究任一波线上各质点的振动情况,就可以知道整个平面简谐波在空间的传播情况。

如图 2-16 所示,设一平面简谐波在无吸收、均匀无限大介质中传播,波速为 u。任取一波线作为 x 轴,波线上各质点的平衡位置均沿 x 轴排列,振动沿 y 轴方向,波沿 x 轴正向传播。令原点 O(不一定是波源)处质点振动方程为

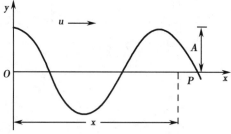

图 2-16　平面简谐波波动方程的推导

$$y_0 = A\cos(\omega t + \varphi)$$

在波线上任取一质点 P,与 O 点相距为 x。当波动从 O 点传到 P 点时,P 点处质点将开始作同方向、同频率、同振幅的振动,其相位要比 O 点落后 $\Delta\varphi$。因为沿波线方向与 O 点相距一个波长 λ 处的质点相位落后 2π,所以 P 点和 O 点间的相位差为

$$\Delta\varphi = \frac{2\pi}{\lambda}x \qquad\qquad 式(2-27)$$

则 P 点处质点的振动方程为

$$y = A\cos\left[\left(\omega t - \frac{2\pi}{\lambda}x\right) + \varphi\right] \qquad\qquad 式(2-28)$$

由于 P 点是波线上任意一点,式(2-28)表示介质中任意质点在任意时刻离开平衡位置的位移,称为平面简谐波的波动方程。

根据 u、λ、T、ω 和 ν 间的关系,上述平面简谐波的波动方程还可改写成

$$y = A\cos\left[\omega\left(t - \frac{x}{u}\right) + \varphi\right]$$　　　　　　式（2-29）

$$y = A\cos\left[2\pi\left(\frac{t}{T} - \frac{x}{\lambda}\right) + \varphi\right]$$　　　　　　式（2-30）

式（2-28）至式（2-30）均为平面简谐波的波动方程的标准形式。

▶▶ **课堂活动**

　　假如平面简谐波沿 x 轴负方向传播，平面简谐波的波动方程会变化？如有变化，波动方程如何变化？

　　2. 波动方程的物理意义　　由上面讨论可以看出，波动方程中质点的振动位移 y 是质点位置 x 和时间 t 的函数（即有两个自变量 x 和 t），这与振动方程是不同的，可从三个方面分析波动方程的物理意义。

　　（1）当 $x = x_0$ 给定，则位移 y 仅为 t 的函数。表示 x_0 处质点的振动位移随时间的变化，即 x_0 处质点的振动方程

$$y = A\cos\left[\left(\omega t - \frac{2\pi}{\lambda}x_0\right) + \varphi\right]$$

式中 $\varphi - \dfrac{2\pi}{\lambda}x_0$ 为 x_0 处质点的初相位。可以看出，对位于不同 x 处的质点，初相位各不相同，且 x 越大，相位落后越多，这正是波动的基本特征。

　　（2）当 $t = t_0$ 给定，则位移 y 仅为 x 的函数。表示在该时刻 x 轴上各质点离开各自平衡位置的位移分布，即波在该时刻的波形。

　　（3）当 x 和 t 都在变化，波动方程表示沿波的传播方向上各个不同质点在不同时刻的位移，反映了波形的传播。

　　例题 2-4　一平面简谐波的波动方程为

$$y = 0.01\cos\left(200\pi t - \frac{\pi}{2}x\right)\,(\mathrm{m})$$

　　求：（1）波的振幅、周期、波长和波速；（2）距原点 O 处和 $x_1 = 2\mathrm{m}$ 处质点的振动方程及 $t = 1\mathrm{s}$ 时的相位；（3）x_1 与 $x_2 = 3\mathrm{m}$ 处两质点的相位差。

　　解：（1）与标准波动方程 $y = A\cos 2\pi\left(\dfrac{t}{T} - \dfrac{x}{\lambda}\right) = A\cos\omega\left(t - \dfrac{x}{u}\right)$ 进行比较，则波动方程可改写为

$$y = 0.01\cos 2\pi\left(\frac{t}{0.01} - \frac{x}{4}\right) = 0.01\cos 200\pi\left(t - \frac{x}{400}\right)$$

比较，得 $A = 0.01\mathrm{m}, T = 0.01\mathrm{s}, \lambda = 4\mathrm{m}, u = 400\mathrm{m/s}$。

　　（2）将 $x_0 = 0$ 及 $x_1 = 2\mathrm{m}$ 分别代入波动方程，得两质点的振动方程分别为

$$y_0 = 0.01\cos 200\pi t\,(\mathrm{m})$$

$$y_1 = 0.01\cos(200\pi t - \pi)\,(\mathrm{m})$$

将 $t = 1\mathrm{s}$ 代入上两式，得出该时刻两质点的振动相位分别为 200π 和 199π。

（3）x_1 与 $x_2 = 3m$ 处两质点的相位差

$$\Delta\varphi = \frac{2\pi}{\lambda}\Delta x = \frac{2\pi}{4}(3-2) = \frac{\pi}{2}$$

说明 x_2 比 x_1 相位落后 $\frac{\pi}{2}$。

例题 2-5 一波源以 $y = 0.02\cos2.5\pi t\,(\text{m})$ 的形式做简谐振动，并以 100m/s 的速度在某种介质中传播。求：（1）波动方程；（2）在波源起振后 1.0s，距波源 20m 处质点的位移和速度。

解：（1）根据题意，波动方程为

$$y = 0.02\cos2.5\pi\left(t - \frac{x}{100}\right)\,(\text{m})$$

（2）将 $x = 20m$ 代入波动方程中，得该处质点的振动方程为

$$y = 0.02\cos2.5\pi(t-0.2)\,(\text{m})$$

在波源起振后 1.0s，该处质点的位移为

$$y = 0.02\cos2.5\pi(1.0-0.2) = 0.02\cos2.0\pi = 0.02\,(\text{m})$$

该处质点的速度为

$$v = \frac{dy}{dt} = -0.02\times2.5\pi\sin2.5\pi(1.0-0.2) = -0.05\pi\sin2.0\pi = 0$$

由此进一步说明，质点的振动速度与波的传播速度是两个完全不同的概念。

四、波的能量和强度

波传播过程中，介质中各质点均在各自平衡位置附近振动，必将引起介质发生形变，因此具有动能和势能，所以波的传播过程也就是能量的传播过程，是波动的一个重要的特征。

1. 波的能量 设一平面简谐波沿 x 轴正方向以速度 u 在密度为 ρ 无吸收、均匀介质中传播，在介质中坐标为 x 处取一体积元 ΔV，其振动方程为

$$y = A\cos\left[\omega\left(t - \frac{x}{u}\right) + \varphi\right]$$

则其振动速度为

$$v = -A\omega\sin\left[\omega\left(t - \frac{x}{u}\right) + \varphi\right]$$

则其动能为

$$E_k = \frac{1}{2}\rho\Delta V A^2\omega^2\sin^2\left[\omega\left(t - \frac{x}{u}\right) + \varphi\right] \qquad \text{式（2-31）}$$

可以证明，体积元在任意时刻产生的势能和动能相等，为

$$E_p = E_k = \frac{1}{2}\rho\Delta V A^2\omega^2\sin^2\left[\omega\left(t - \frac{x}{u}\right) + \varphi\right] \qquad \text{式（2-32）}$$

从式（2-31）和式（2-32）看出，波在传播过程中，介质中体积元 ΔV 的动能和势能都是时间的周期函数，在任何时刻都相等的，且相位相同，即它们同时达到最大，同时为零，这和孤立振动系统的振

动能量是完全不同的。

体积元的总能量为

$$E = E_p + E_k = \rho \Delta V A^2 \omega^2 \sin^2 \left[\omega \left(t - \frac{x}{u} \right) + \varphi \right] \qquad 式(2-33)$$

由式(2-33)看出,体积元的总能量随时间在零和最大值 $\rho \Delta V A^2 \omega^2$ 之间周期性变化。在能量从零增大到最大值过程中,体积元吸收能量;在能量从最大值减小到零过程中,体积元放出能量。所以,波在传播过程中,传播振动的同时也把能量传播出去,这就是波传播能量的机制。

为了描述波动传播的介质中各处能量的分布情况,用介质中单位体积的波动能量,即波的能量密度 w 来表示,有

$$w = \frac{E}{\Delta V} = \rho A^2 \omega^2 \sin^2 \left[\omega \left(t - \frac{x}{u} \right) + \varphi \right] \qquad 式(2-34)$$

可见,波的能量密度是时间和质点位置的函数。对于给定质点(x 一定),波的能量密度随着时间做周期性变化,一个周期内能量密度的平均值,称为平均能量密度,用 $\overline{w}$ 表示。因为正弦函数的平方在一个周期内的平均值为 $1/2$,所以

$$\overline{w} = \frac{1}{T} \int_0^T \rho A^2 \omega^2 \sin^2 \left[\omega \left(t - \frac{x}{u} \right) + \varphi \right] \mathrm{d}t = \frac{1}{2} \rho A^2 \omega^2 \qquad 式(2-35)$$

式(2-35)表明,平面简谐波的平均能量密度与振幅平方、角频率平方及介质密度呈正比,与时间和位置无关。这个结论适用于任何机械波。

2. 波的强度　我们知道,波传播振动的同时也把能量传播出去。为了定量描述波动过程中能量的传播情况,常引入能流密度的概念。把单位时间内通过介质中某一面积的平均能量,称为通过该面积的平均能流。设想在均匀介质中,垂直于波速 u 取一面积为 S 的截面,如图2-17所示。则在单位时间内通过该截面的平均能量等于体积为 uS 中的平均能量。在前面说过,单位体积内的平均能量为 $\overline{w}$,因此,在单位时间内平均通过面积 S 的能量为

$$\overline{P} = \overline{w} u S \qquad 式(2-36)$$

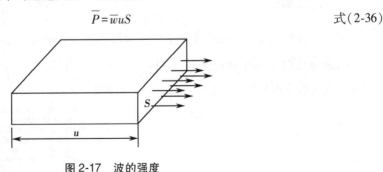

图2-17　波的强度

把在单位时间内通过垂直与波传播方向的单位面积上的平均能量,称为能流密度,又称为波的强度,用 I 表示

$$I = \frac{\overline{P}}{S} = \overline{w} u = \frac{1}{2} \rho u A^2 \omega^2 \qquad 式(2-37)$$

在国际单位制中,其单位是瓦特/米^2(W/m^2),表示波的强度与介质密度、波速、振幅平方和角频率平方呈正比。

知识链接

波 的 衰 减

　　前面讨论的平面简谐波是一种理想情况，波在传播过程中，波的振幅和强度均不变。实际上，波在介质中传播时，它的振幅和强度都将随着传播距离的增加而减小和减弱，这种现象称为波的衰减。导致波衰减的主要原因有：①由于波面的扩大造成单位截面积通过的波的能量减少，称为扩散衰减；②由于散射使沿原方向传播的波的强度减弱，称为散射衰减；③由于介质的黏滞性（内摩擦）等原因，波的能量随传播距离的增加逐渐转化为其他形式的能量，这种现象称为介质对波的吸收。下面只说明介质对波的吸收衰减。

　　设一平面波在均匀介质中沿 x 轴正方向传播，在 $x=0$ 处其强度为 I_0，在 x 处强度为 I，实验表明，当通过厚度为 dx 的介质后，由于介质的吸收，其强度减弱了 $-dI$，有

$$-dI = \mu I dx \qquad\qquad 式（2-38）$$

式中比例常数 μ 称为吸收系数，它与介质的性质（介质的密度、黏度等）和波的频率及波速有关。对式（2-38）求积分可得

$$I = I_0 e^{-\mu x} \qquad\qquad 式（2-39）$$

式（2-39）称为比尔-朗伯定律，它表明平面波在介质中传播时，其强度按指数衰减。因为波的强度与其振幅的平方呈正比，所以式（2-39）可写成

$$A^2 = A_0^2 e^{-\mu x} \quad 或 \quad A = A_0 e^{-\frac{1}{2}\mu x} \qquad\qquad 式（2-40）$$

　　因此，实际上的平面简谐波在介质中的波动方程为

$$x = A_0 e^{-\frac{1}{2}\mu x} \cos\left[\omega\left(t-\frac{x}{u}\right)+\varphi\right]$$

五、惠更斯原理

　　经验告诉我们水面波传播时，如果没有遇到障碍物，不会改变水面波的形状。但是，如果遇到有一个小孔的障碍物，只要小孔足够小，就可以看到穿过小孔的波是圆形的波，与原来的波形无关，这圆形的波就好像是以小孔为波源产生的一样。如图 2-18(a) 和 2-18(b) 所示。

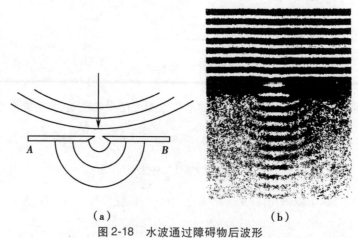

（a）　　　　　　　　　　（b）

图 2-18　水波通过障碍物后波形

荷兰物理学家惠更斯根据大量实验事实,于1690年总结出了重要原理:介质中波动传到的各点,都可看作是发射子波的波源,在其后的任一时刻,这些子波的包迹(指与所有子波的波前相切的曲面)决定了新的波前,这就是惠更斯原理。

惠更斯原理对任何波动过程都适用。不论机械波还是电磁波,不论这些波在均匀介质中或在非均匀介质中传播。只要已知某一时刻的波前,就可根据该原理用几何的方法求出下一时刻的波前,因而在很广泛的范围内解决了波的传播问题。

下面举例说明惠更斯原理的应用。设一球面波从波源 O 以速度 u 在各向同性的均匀介质中传播,已知在 t 时刻的波前是半径为 R_1 的球面 S_1,求在 $t+\Delta t$ 时刻的波前 S_2。根据惠更斯原理,这时 S_1 面上各点都可看作是子波波源,先以 S_1 上各子波源为中心,以 $r=u\Delta t$ 为半径,画出许多半球面形的子波,再作这些子波的包迹面,就是新波前 S_2,如图 2-19 所示。

当波在不均匀的介质或各向异性的介质中传播时,同样可用上述方法求出波前。但因波速与传播方向有关,在相同的时间间隔里,不同的方向传播的距离就不相同,波前的几何形状和波的传播方向都将发生变化。

应用惠更斯原理还可定性地解释波的衍射现象。当波在传播过程中遇到障碍物时,其传播方向发生改变,并能绕过障碍物的边缘继续向前传播,这种现象称为波的衍射现象,衍射现象是波的重要特征之一。如图 2-20 所示,当一平面波到达障碍物 AB 上的一条狭缝时,根据惠更斯原理,缝上各点都可看作发射子波波源,作出这些子波的包迹面,得到新的波前,这个新波前除中央部分仍为平面外,靠近狭缝边缘部分发生弯曲。在各向同性的介质中,因为波线垂直波面,所以边缘的波线改变了原来的方向,也就是波的传播方向发生了变化,波绕过障碍物向前传播。如果障碍物的缝更窄,衍射现象更明显一些。

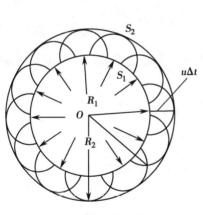

图 2-19 用惠更斯原理求波前

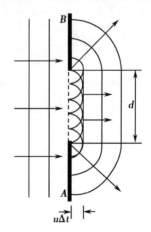

图 2-20 波的衍射

另外,应用惠更斯原理还可以解释波的反射和折射现象,本书不作讨论。

六、波的干涉

现在讨论几列波在同一介质中传播时所发生的现象。

1. 波的叠加原理 大家都有这样的经验,在听乐队演奏时,我们能清楚地辨别出每种乐器发出的声音；几个人同时说话，我们可以分辨出每个人的声音……这些事实说明波在传播过程中遵循着的一个重要规律：当几列波在同一介质中传播时，每一列波都保持其独立的传播特性（振幅、频率、振动方向、传播方向、传播速度等），就好像其他波都不存在一样。在相遇的区域内，任一质点的振动位移为各列波单独存在时，在该点所引起的振动位移的矢量和，称为波的叠加原理。

2. 波的干涉　一般来说，几列波在空间相遇而叠加的情况是很复杂的。这里仅讨论一种最简单也是最重要的叠加情况。也就是两个振动方向相同、频率相同、相位差恒定的波源发出的波在空间传播时，在它们相遇的区域会出现一种特殊现象——各点振动强弱具有稳定的分布：某些地方振动始终加强，某些地方振动始终减弱，这种现象称为波的干涉。满足上述三个条件，能产生干涉现象的波称为相干波，相应的波源称为相干波源。振动方向相同、频率相同、相位差恒定的条件，称为相干条件。

下面我们从波的叠加原理出发，应用同方向、同频率的简谐振动合成的结论，分析干涉现象的物理本质以及干涉加强和减弱的条件。

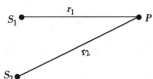

图 2-21　两相干波在空间相遇

设两个相干波源 S_1 和 S_2，角频率均为 ω，则振动方程分别为

$$y_{10} = A_1\cos(\omega t + \varphi_1)$$

$$y_{20} = A_2\cos(\omega t + \varphi_2)$$

若介质是均匀无吸收的，当波源 S_1 和 S_2 发出的波走过 r_1 与 r_2 的路程后在 P 点相遇，如图 2-21 所示。则这两列波在 P 点引起的分振动方程分别为

$$y_1 = A_1\cos\left(\omega t + \varphi_1 - \frac{2\pi}{\lambda}r_1\right)$$

$$y_2 = A_2\cos\left(\omega t + \varphi_2 - \frac{2\pi}{\lambda}r_2\right)$$

由于 P 点同时参与两个同方向、同频率的简谐振动，所以振动合成的结果，P 点的振动仍为简谐振动，合振动方程为

$$y = y_1 + y_2 = A\cos(\omega t + \varphi)$$

合振动的振幅

$$A = \sqrt{A_1^2 + A_2^2 + 2A_1A_2\cos\Delta\varphi} \tag{式(2-41)}$$

因波的强度与振幅的平方呈正比，所以合振动的强度

$$I = I_1 + I_2 + 2\sqrt{I_1I_2}\cos\Delta\varphi \tag{式(2-42)}$$

上两式中 $\Delta\varphi$ 为 P 点处两分振动的相位差

$$\Delta\varphi = (\varphi_2 - \varphi_1) - 2\pi\frac{r_2 - r_1}{\lambda} \tag{式(2-43)}$$

式中 $\varphi_2 - \varphi_1$ 是两相干波源的初相差，$r_2 - r_1$ 是两波在传播过程中的路程差，称为波程差，用 δ 表示。对空间给定的 P 点，由式(2-43)可知 $\Delta\varphi$ 是常量，所以合振动的振幅和强度也是常量。当 P 点在空间改变位置，$\Delta\varphi$ 只因空间位置 r_1、r_2 不同而不同，而不随时间变化，因此在相遇区域内振动的强

弱是稳定分布的。这就是干涉现象的物理本质。由式(2-41)和式(2-42)看出：

(1)当相位差满足

$$\Delta\varphi=(\varphi_2-\varphi_1)-2\pi\frac{r_2-r_1}{\lambda}=\pm2k\pi\quad(k=0,1,2,\cdots)\qquad\text{式}(2\text{-}44)$$

时，振幅和强度最大，为

$$A_{\max}=A_1+A_2,I_{\max}=I_1+I_2+2\sqrt{I_1I_2}$$

表明两个分振动的相位差为零或 π 的偶数倍的那些地方，振动始终加强，称为干涉加强或干涉相长。

(2)当相位差满足

$$\Delta\varphi=(\varphi_2-\varphi_1)-2\pi\frac{r_2-r_1}{\lambda}=\pm(2k+1)\pi\quad(k=0,1,2,\cdots)\qquad\text{式}(2\text{-}45)$$

时，振幅和强度最小，为

$$A_{\min}=|A_1-A_2|,I_{\min}=I_1+I_2-2\sqrt{I_1I_2}$$

表明两个分振动的相位差为 π 的奇数倍的那些地方，振动始终减弱，称为干涉减弱或干涉相消。

在 $\varphi_2-\varphi_1=0$，即两波源初相差为零的情况下，上述干涉加强和干涉减弱的条件可简化为

$$\text{当}\ \delta=r_1-r_2=\pm k\lambda\quad(k=0,1,2,\cdots)\qquad\text{干涉加强}\qquad\text{式}(2\text{-}46)$$

$$\text{当}\ \delta=r_1-r_2=\pm(2k+1)\frac{\lambda}{2}\quad(k=0,1,2,\cdots)\quad\text{干涉减弱}\qquad\text{式}(2\text{-}47)$$

上两式表明，两个初相位相同的相干波在空间叠加时，在叠加区域，波程差为波长的整数倍的各点干涉加强，合振幅和强度最大；波程差为半波长的奇数倍的各点干涉减弱，合振幅和强度最小。

由上面分析可知，干涉现象也是波动的重要特征之一，对于光学、声学及近代物理学的发展都具有重大的作用。

▶▶ **课堂活动**

1. 单独一列波在空间传播时能产生干涉现象？　如果遇到障碍物反射回来相遇会产生干涉现象？

2. 两列平面简谐波叠加时，如果它们的频率相同，振动方向相同，相位也相同，但是振幅不同，它们能不能发生干涉？

例题 2-6　如图 2-22 所示，两相干波源 S_1 与 S_2 相距 5m，作振幅相同的同步简谐振动。已知频率 $\nu=100\text{Hz}$，波速 $u=200\text{m/s}$。求 S_1、S_2 连线上因干涉而静止的各点的位置。

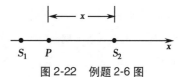

图 2-22　例题 2-6 图

解：在 S_1、S_2 连线上任取一点 P。设 P 点距 S_2 为 x，则两列波到达 P 点的波程差

$$\delta=r_2-r_1=x-(5-x)=2x-5$$

因干涉而静止不动的点满足干涉减弱条件，有

$$\delta=2x-5=\pm(2k+1)\frac{\lambda}{2}\quad(k=0,1,2,\cdots)$$

化简后得

$$x = \frac{5}{2} \pm (2k+1)\frac{\lambda}{4} \quad (k=0,1,2,\cdots)$$

因 $\lambda = \frac{u}{\nu} = \frac{200}{100} = 2(\mathrm{m})$，代入上式

$$x = \frac{5}{2} \pm \left(k + \frac{1}{2}\right) \quad (k=0,1,2,\cdots)$$

由题意，$0<x<5$，故 k 只能取 0 和 1。从而解出 S_1、S_2 连线上因干涉而静止的各点位置有

$$x = 1,2,3,4(\mathrm{m})$$

3. 驻波　驻波是一种特殊的干涉现象。两列振幅相同在同一直线上且传播方向相反的相干波叠加形成的波，称为驻波。在声学和光学中都有着重要应用。

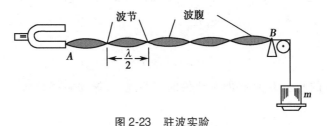

图 2-23　驻波实验

驻波可用实验演示，如图 2-23 所示。左边固定一个音叉，音叉末端系一水平的细绳 AB，B 处有一尖劈，可以左右移动，调节 AB 间的距离。细绳经滑轮后，末端悬一重物 m，使绳中产生一定张力。音叉振动时，绳中产生波动，向右传播，达到 B 点时，在 B 点反射，产生反射波，向左传播。这样，入射波和反射波在同一绳子上沿相反方向进行，当 AB 间的距离和重物 m 的重量大小调配适当时，在绳上就可以产生驻波。

知识链接

弦乐器发声的物理原理

弦乐器是乐器家族内的一个重要分支，在古典音乐乃至现代轻音乐中，几乎所有的抒情旋律都由弦乐声部来演奏。它是利用振动琴弦形成不同的声波而发音的乐器，有吉他、琵琶、小提琴、二胡等。这些乐器上琴弦的两端是固定的，如图 2-24 所示。当拨动琴弦时，波沿琴弦在两端固定点（即反射点）之间来回传播，在弦上形成驻波，使弦线按固有的振动方式而振动。这些振动在周围介质中传播，就形成了声波，而这种处于驻波振动状态的弦即为声源。由于琴弦的两端是固定的，这时两端必是波节，因此，弦长 L 为半波长 $\lambda/2$ 的整数倍，即

$$L = n\frac{\lambda}{2} \quad (n=1,2,\cdots)$$

根据 $u = \lambda\nu$ 和弦线上横波的波速公式 $u = \sqrt{T/\rho}$，可得弦振动的频率

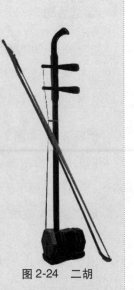

图 2-24　二胡

$$\nu = n\frac{u}{2L} = \frac{n}{2L}\sqrt{\frac{T}{\rho}} \quad (n = 1, 2, \cdots) \qquad \text{式（2-48）}$$

这些频率称为弦的固有频率。其值除决定于弦长 L、弦的张力 T 和密度 ρ 外，还与 n 取一系列不连续的值有关。当 $n=1$ 时，频率最低，称为基频，其对应的波称为基波。当 $n=2$，3，…时，频率均为基频的整数倍，称为谐频，它们对应的波称为谐波。由此看出，声源发出的声波，都是由基频和若干个谐频叠加而成。基频决定声音的音调，而出现的谐频个数以及各自的强度则决定声音的音品或音色。弦乐器通常利用不同的弦演奏不同的音，有时则须运用手指按弦来改变弦长，从而达到改变音高的目的。

通过观察驻波实验，可清楚地看出驻波具有如下特征。

（1）波形不移动：从外形上看，很像波，而实际波形并不传播，所以称为驻波。而前面讨论的波有波形传播，故称为行波。可见，驻波实际上不是波动而是一种特殊的干涉现象。

（2）分段振动，存在波节和波腹：绳上每段各点的振幅各不相同，每段两端的点始终静止不动，即振幅为零，称为波节；每段中间的点振幅最大，称为波腹。所以整个驻波按波节分段振动。可以证明，两相邻波节（或波腹）的间距等于半个波长，为我们提供了一种测定波长的方法。

（3）相位不传播：驻波中，每段上各点的相位相同，而相邻段中各点的相位反相。因此叠加区域各点没有相位的逐点传播，只有段与段之间的相位突变。

驻波除了具有上述特征外，还具有能量不传播特征，本书不进行讨论。

4. 半波损失　驻波实验中，还清楚地看到，反射点 B 处是一个波节，这说明反射波和入射波的相位在反射点正好相反，也就是说，入射波在反射点反射时相位有 π 的突变。根据相位差 $\Delta\varphi$ 和波程差 δ 的关系，相位差为 π 就相当于半个波长 $\lambda/2$ 的波程差。因此，这种相位突变 π 通常称为半波损失。

点滴积累 ∨

1. 机械波的产生（波源、弹性介质）；分为横波和纵波。

2. 波的描述：几何描述（波线、波面、波前）、物理量描述（波长、波速、周期、频率）。

3. 平面简谐波的波动方程（建立、三种标准形式）及波动方程物理意义。

4. 波的能量、波的强度、惠更斯原理。

5. 波的干涉：相干波、相干波源、相干条件、波程差、干涉加强和减弱条件。

第四节　声波

频率在 $20 \sim 20\,000\text{Hz}$ 之间，能引起人耳听觉的机械振动称为声振动。声振动在介质中传播形成的机械波，称为声波。频率低于 20Hz 的机械波称为次声波，频率高于 $20\,000\text{Hz}$ 的机械波称为超声波。声波、次声波和超声波仅频率不同，在本质上是相同的。因此，广义的声波应包括次声波和超声波。

知识链接

次声波杀人之谜

1948 年初，一艘荷兰货船在通过马六甲海峡时，一场风暴过后，全船海员莫明其妙地都死了……，从检验结果和法医解剖报告知：死者生前个个都很健壮，所有遇难者身上，都没有找到任何伤痕和中毒迹象。经过反复调查，终于弄清了制造上述惨案的"凶手"，是一种为人们所不很了解的次声波。次声波是一种频率低于 20Hz，人耳听不到的声波。它的频率很低，波长很长，其传播距离比一般的声波、光波和无线电波都要远得多。次声波具有极强的穿透力，不仅可以穿透大气、海水、土壤，而且还能穿透坚固的钢筋水泥构成的建筑物。次声波穿透人体时，不仅能使人产生头晕、烦躁、耳鸣、恶心、视物模糊、吞咽困难、胃痛、肝功能失调和四肢麻木等症状，而且还可能破坏大脑神经系统，造成大脑组织的重大损伤。次声波对心脏影响最为严重，最终可导致死亡。

为什么次声波能置人于死地呢？原来，人体内脏固有的振动频率和次声频率相近或相同时，就会引起人体内脏的"共振"，从而使人产生上面提到的头晕、烦躁、耳鸣、恶心等一系列症状。特别是当人的腹腔、胸腔等固有的振动频率与外来次声频率一致时，更易引起人体内脏的共振，使人体内脏受损而丧命。发生在马六甲海峡那桩惨案，就是因为这艘货船在驶近该海峡时，恰遇海上起了风暴。风暴与海浪摩擦，产生了次声波。次声波使人的心脏及其他内脏剧烈抖动、狂跳，以致血管破裂，最后导致死亡。

声波在音乐、建筑、军事和医学中有着广泛地应用，特别是超声波在对人体和心血管脏器进行无损伤探测以及对一些疾病的治疗方面表现显著，如超声波体外碎石、超声检测等。按照声源振动的形式，声音分为三类。若声源的振动是单一频率的简谐振动，发出的声音就称为纯音。若声源的振动是由一基频和若干个谐频的简谐振动的合振动，则声源发出的声音称为乐音。若声源是杂乱无章的非周期性的振动，则发出的声音称为噪音，如爆破声、尖叫声等。本节主要讨论声波的一些基本性质。

一、声速、声压和声阻抗

1. **声速** 声波在弹性介质中传播的速度，即单位时间内声波在弹性介质中传播的距离，称为声速，用符号 u 表示。根据声学理论知，声波传播的速度与介质的性质（弹性和惯性）和温度有关，而与声波的频率和波长无关。声波在固体中传播速度最大，在气体中最小，而液体中声速比气体快，表 2-1 给出温度 20℃时几种介质中的声速。

实验证明，空气中的声速在 0℃和 1 个标准大气压下为 331m/s，且温度每升高 1℃，声速约增加 0.6m/s。因此在空气中声速 u 与温度 t 间满足以下经验公式

$$u = 331 + 0.6t \qquad \text{式 (2-49)}$$

2. 声压 当声波以纵波形式在介质中传播时,在声波传播方向上介质中各质点的分布将时而密集,时而稀疏,从而使各点处原有的压强发生变化,在质点密集处的压强比无声波传播时的静压强大,在质点稀疏处的压强比无声波传播时的静压强小。因此,我们把介质中有声波传播时和无声波传播时各点处的压强之差称为声压。常用 p 表示,单位为帕(Pa)。若声源做周期性振动,那么各点的声压也做周期性变化。由平面简谐波波动方程可得,介质中某点声压随时间变化的规律为

$$p = \rho u \omega A \cos\left[\omega\left(t - \frac{x}{u}\right) + \varphi + \frac{\pi}{2}\right] = \rho u v \qquad \text{式}(2\text{-}50)$$

式(2-50)称为声压方程。可见,声波既是位移波,又是压强波,两者之间的相位差为 $\pi/2$,声压的幅值(简称声幅)为

$$p_{\mathrm{m}} = \rho u \omega A = \rho u v_{\mathrm{m}} \qquad \text{式}(2\text{-}51)$$

式中,ρ 为介质密度,u 为声速,ω 为声波的角频率,A 为声波振动的振幅,v_{m} 为质点最大的振动速度。由于声压是周期性变化的物理量,又常用声压的有效值 p_{e} 表示,即

$$p_{\mathrm{e}} = \frac{p_{\mathrm{m}}}{\sqrt{2}} = \frac{\rho u \omega A}{\sqrt{2}} \qquad \text{式}(2\text{-}52)$$

3. 声阻抗 它是用来表征介质传播声波能力的一个重要物理量。在同一声压下,ρu 越大,介质中质点获得的振动速度就越小,反之越大。因此,把密度和声速的乘积 ρu 称为介质的声阻抗或声阻,用 Z 表示,即

$$Z = \rho u = \frac{p_{\mathrm{m}}}{v_{\mathrm{m}}} \qquad \text{式}(2\text{-}53)$$

可见,声阻抗决定于介质的特性,与声波的频率无关,其单位为千克/(米^2·秒)$[\mathrm{kg}/(\mathrm{m}^2 \cdot \mathrm{s})]$ 或牛·秒/米^3($\mathrm{N} \cdot \mathrm{s}/\mathrm{m}^3$)。表 2-1 列出了 20℃时几种介质中的声速、密度和声阻抗。

表 2-1 几种介质中的声速、密度和声阻抗(20℃时)

介质	声速 u(m/s)	密度 ρ(kg/m^3)	声阻抗 Z[kg/(m^2·s)]
空气	344	1.21	4.16×10^2
水	1480	988.2	1.48×10^6
钢	5050	7800	39.36×10^6
脂肪	1400	970	1.36×10^6
脑	1530	1020	1.56×10^6
肌肉	1568	1040	1.63×10^6
密质骨	3600	1700	6.12×10^6

二、声强、声强级和响度级

1. 声强 声波的强度称为声强,就是声波的平均能流密度,即单位时间内通过垂直于传播方向单位面积的声波能量,由波的强度公式可得声强的表达式

$$I = \frac{1}{2}\rho u \omega^2 A^2 = \frac{1}{2}Z v_m^2 = \frac{p_m^2}{2Z} \qquad \text{式(2-54)}$$

上式表明,声强与声压的幅值的平方呈正比,与声阻呈反比。所以声强越大,声幅也就越大,声音就越响。因此声强是描述声音强弱的物理量,其单位为瓦特/米^2(W/m^2)。在实际测量中,由于声压比声强更容易测量,所以常用声压来表示声音的强弱。

2. 声强级 我们知道,引起听觉的声波频率范围为20~20 000Hz,可是听觉的产生不仅与声波频率有关,还与声波的强度有关。准确地讲,频率在20~20 000Hz之间,还要满足声强的上下两个限值的声波,才能被正常听到。能够引起人耳听觉的最低强度(声强下限值),称为听阈;人耳能够承受的最大强度(声强上限值),称为痛阈。低于下限值或高于上限值的声强,均不能引起听觉。不同频率的声波,听阈和痛阈的大小是不同的。如1000Hz的声波,正常人听阈为10^{-12} W/m^2,痛阈为1W/m^2。把不同频率的听阈连接起来的曲线称为听阈曲线,如图2-25中最下面的那条曲线;同样,不同频率的痛阈连接起来的曲线称为痛阈曲线,如图2-25中最上面的那条曲线。从图2-25中看出,正常人耳最敏感的频率约为1000~5000Hz。由听阈曲线、痛阈曲线以及20~20 000Hz之间所包围的区域称为听觉区域。

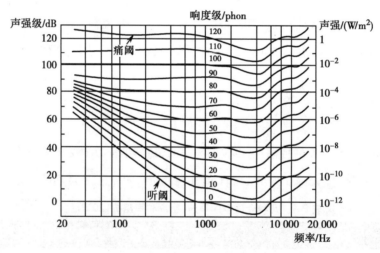

图2-25 听觉区域和等响曲线

从图2-25可见,在听觉区域内,最高声强和最低声强相差10^{12}倍,说明人耳能耐受的声强范围十分宽广。如此大的声强差异与人耳对声音的主观感觉并不一致。人耳主观感觉到的是声音的响度。实际上声强每增大10倍,人耳感觉到的响度大约增加1倍,即响度大致与声强的对数呈正比。因此,声学中常采用对数标度来量度声强等级,称为声强级,用L表示。强度为I的声音,声强级为

$$L = \lg \frac{I}{I_0} \text{(B)} \qquad \text{式(2-55)}$$

或

$$L = 10\lg \frac{I}{I_0} \text{(dB)} \qquad \text{式(2-56)}$$

式中$I_0 = 10^{-12}$ W/m^{2}为标准参考声强,声强级的单位为贝尔(Bel,简称B),更常用的单位为分贝(dB)。表2-2给出了几种常见声音的声强级。

表 2-2　几种常见声音的声强级

声音	声强级（dB）	响度
雷、炮	120	震耳
汽车	100	极响
吵闹	70	很响
谈话	50	正常
耳语	30	轻
树叶微动	10	极轻

人类生活在一个充满各种声音的世界里，声音对人的情绪和健康有着重要影响，快乐的音乐使人愉悦，而长期在 90dB 以上的噪音环境中工作或生活的人，将会损害听力和危害健康，应加以预防和治理。

例题 2-7　生产车间一台机器产生的噪音，声强级为 80dB。再增加一台噪音相同的机器，它们共同产生的噪声的声强级为多少？

解：设一台机器发出噪音的声强为 I_1，根据式（2-56），得

$$10 \lg \frac{I_1}{I_0} = 80$$

则该机器发出的噪音的声强为 $I_1 = 10^8 I_0$，两台机器共同发出噪声的声强为 $I = 2I_1$，它们共同发出噪声的声强级为

$$L = 10 \lg \frac{2I_1}{I_0} = 10 \lg \frac{2 \times 10^8 I_0}{I_0} = 10(\lg 2 + 8) = 83 (\text{dB})$$

此例计算得出：声强可以叠加，但是声强级是不能叠加。因为声强级是取对数标度。

3. 响度级　声强和声强级是描述声音大小的客观性标准，它们并不能完全反映人耳所感觉到的声音的强弱，人耳对声音强弱的主观感觉称为响度，通常情况下，响度随着声强的增加而增加。但是相同声强或声强级的声音，如果频率不同，人耳感觉到的响度并不相同，有时差异很大。因此，响度既与声强有关，又与频率有关。为了区分各种不同声音响度大小，把它分成若干等级，称为响度级，单位是方（phon）。并规定频率为 1000Hz 的纯音的响度级与其声强级的量值相等，如频率为 1000Hz 纯音，声强级为 0dB，对应的响度级为 0phon；声强级为 120dB，对应的响度级为 120phon。这样就把响度也分成了 120 个等级。对其他频率的声音，不管声强或者声强级是多少，只要响度与某一响度级的 1000Hz 声音的响度感觉相同，就是同一个响度级。

将频率不同、响度级相同的各对应点连成一条曲线，称为等响曲线。图 2-25 中画出了不同响度级的等响曲线。从图中可以看出，听阈曲线就是 0phon 的等响曲线，这条曲线上各点对应不同频率和不同声强，但它们引起的响度都是刚能被人们所听到的最低响度。同理，痛阈曲线就是响度级为 120phon 的等响曲线。在 0phon 和 120phon 两条曲线之间，是对大量听觉正常的人统计的结果。测试听力就是测人对不同频率声音的听阈值，根据测试结果可画出听阈曲线，医学中称为听力曲线，据此曲线可判断听力是否正常。

> **实例分析**
>
> 实例 听力计是近代耳病诊治和听力学研究的重要仪器。 临床上常采用听力计来检测患者听力是否有障碍，它是如何诊断的呢？
>
> 分析 通过听力计测量患者对各种频率声音的听阈值与正常人的听阈值进行比较，借以诊断是否患有听力障碍。

三、声波的反射和折射

声波在传播过程中遇到两种声阻不同的介质的界面时，会像光波一样，发生反射和折射现象，把入射波分为两部分。一部分声波返回原介质传播，称为反射波（又称回波）；一部分声波透射进入另一种介质继续传播，称为透射波（又称折射波）。它们不仅有传播方向的改变，同时反射波和透射波的强度较入射波减弱。反射声强 I_r 与入射声强 I_i 之比，称为声强反射系数，简称反射系数，用 α_r 表示。透射声强 I_t 与入射声强 I_i 之比，称为声强透射系数，简称透射系数，用 α_t 表示。这两个系数不仅与界面两侧介质的声阻 Z_1、Z_2 有关，也与入射角有关。理论证明，当声波垂直入射时，声强反射系数

$$\alpha_r = \frac{I_r}{I_i} = \left(\frac{Z_2 - Z_1}{Z_1 + Z_2}\right)^2 \qquad \text{式}(2\text{-}57)$$

声强透射系数

$$\alpha_t = \frac{I_t}{I_i} = \frac{4Z_1 Z_2}{(Z_1 + Z_2)^2} \qquad \text{式}(2\text{-}58)$$

由式（2-57）和式（2-58）知，当两种介质的声阻相差很大，即 $Z_1 \gg Z_2$ 或 $Z_2 \gg Z_1$ 时，则反射系数 $\alpha_r \approx 1$，透射系数 $\alpha_t \approx 0$，即反射强而透射弱；当两种介质的声阻接近，即 $Z_1 \approx Z_2$ 时，则反射系数 $\alpha_r \approx 0$，透射系数 $\alpha_t \approx 1$，即透射强而反射弱。上述结论也适用于超声波。例如，超声波经空气垂直进入人体，由于空气声阻 $Z_气 = 4.16 \times 10^2 \, \text{kg}/(\text{m}^2 \cdot \text{s})$，人体体表脂肪声阻 $Z_脂 = 1.36 \times 10^6 \, \text{kg}/(\text{m}^2 \cdot \text{s})$，满足条件 $Z_1 \gg Z_2$ 或 $Z_2 \gg Z_1$，知反射强而透射弱，所以超声波几乎不进入人体；如果涂有导声耦合剂（要求导声耦合剂声阻与人体脂肪声阻近似相等），这时透射强而反射弱。故涂抹导声耦合剂是为了消除超声探头和人体之间的空气夹层，避免超声波在空气和人体的界面上发生强烈的反射，便于超声波进入人体和体内反射的超声波透出人体。

点滴积累 ∨

1. 描述声波性质的物理量：声速、声压、声阻抗、声强、声强级、响度级。
2. 声波的反射和折射：声强的反射系数、声强的折射系数。

第五节 超声波及其医学应用

超声波是一种频率范围通常为 $2 \times 10^4 \sim 5 \times 10^8 \, \text{Hz}$ 高频的机械波，不能引起人们的听觉，但具有声

波的通性。随着超声技术的发展,超声波已广泛应用于生物、医学、工业、农业、军事等领域。在临床医学诊断和治疗中已成为必不可少的手段之一。

一、超声波的产生和接收

产生超声波的方法有很多,一般是利用某些晶体的压电效应或磁致伸缩效应。在医用超声波仪器中,常采用压电式脉冲超声波发生器获得超声波,如图 2-26 所示。它由高频脉冲发生器和压电晶体(又称换能器,俗称探头)组成。当压电晶体(如石英、酒石酸钾钠、钛酸钡等)在压力或拉力作用下,在受力的两个表面分别出现正负电荷的现象称为压电效应。相反地,如果在压电晶体的两个表面加上电压,则晶体就会发生机械形变(压缩或伸长),称为逆压电效应或称电致伸缩效应。实际中压电晶体一般很薄,如果在晶体相对的两表面镀上薄金属层,焊上导线作为电极,就制成一个探头,可以发射超声波,也可以接收超声波。

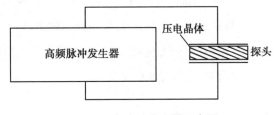

图 2-26　超声波发生器示意图

利用逆压电效应可产生超声波。由高频脉冲发生器产生的交流电压加在压电晶体(换能器)两端,在电场作用下,压电晶体两表面就会产生按电压变化规律的机械振动,从而在介质中产生超声波。利用压电效应可接收超声波。把压电晶体放入有超声波传播的介质中,压电晶体两表面在压力或拉力的作用下,产生与超声波同频率的交变电压,而接收超声波。因电压大小与超声波声压大小呈正比,可利用示波器把晶体上产生的电压显示并测量出来。需要指出,在医学诊断中,常用的超声波的频率为 1~10MHz,而其中最常用的是 2~5MHz。

二、超声波的特性

超声波除了具有声波的一些基本性质外,由于频率高、易获得较大的声强,因此,超声波还具有以下特性:

1. 方向性好　由于超声波频率高、波长短,衍射现象不明显,因而具有类似于光束沿直线传播的性质,容易实现定向发射和聚焦。可用于定位、测距,探测水下障碍物的深度、位置及移动情况。

2. 穿透本领大　超声波在介质中传播时,其强度按式(2-39)的指数规律衰减。若介质的吸收系数 μ 小,说明对超声波吸收就少,衰减就慢,也就是说,超声波对该介质的穿透本领大。实验证明,气体对超声波的吸收很强,液体和固体则吸收很弱,所以超声波在液体和固体中衰减很小。由于这种特性,超声波主要应用于液体和固体中。

实例　骨质疏松症已成为一个社会性的健康问题，备受人们关注。医学界把骨质疏松称为"沉默的健康杀手"，诊断是否患有骨质疏松症，常采用超声骨密度仪，试分析其测量人体骨密度的物理原理。

分析　由于跟骨的小梁骨代谢旺盛，是最能反映骨质量和骨结构变化的部位之一。利用超声波的特性，通过测量跟骨超声波传导速度（SOS）和超声波衰减（BUA）程度等指标对骨密度和骨结构进行评估，其测量结果与全身其他部位测量结果高度相关，可达到临床医学诊断的要求。

3. 强度大　由于波的强度与频率及振幅的平方呈正比。因而超声波的强度比一般声波的强度大得多。例如，通常谈话声的声强约为 $10^{-6}\,\mathrm{W/m^2}$，震耳的炮声的声强达 $1\,\mathrm{W/m^2}$，聚焦超声波声强为 $10^9\,\mathrm{W/m^2}$。因此，工业上常利用超声波进行切割、凿孔等。

4. 反射本领强　波在传播过程中遇到两种介质分界面，只有当反射体的线度比波长大数倍时，才能引起明显的反射效果。由于超声波的波长短，所以较小的反射体，如人体组织中的病变、钢件中的气泡，都能引起明显的反射。在超声诊断中，利用这种反射的回波形成超声图像。利用该特性，还可以用来探测水中的暗礁、敌人的潜艇，测量海水的深度。

三、超声波的生物效应

超声波在介质中传播，除了上述性质外，还会对介质产生一系列特殊效应。

1. 热效应　超声波在介质中传播时，会有一部分能量被介质所吸收而转化为热量，从而引起介质或局部介质温度升高的现象，称为超声波的热效应或热作用。产生热量的大小与介质的吸收系数、超声波的强度和照射时间有关。超声波被人体组织吸收产生的热效应可以使局部温度升高、血管扩张、血液循环加速，因而广泛应用于临床理疗。近年的临床研究表明，癌细胞加热到 $42\sim43\,℃$ 时，其生存率急剧下降。由于超声波作为热源具有对深部组织加热和精确控制加热部位的特点，因而受到医学界的极大关注。

2. 机械效应　当高频超声波通过介质时，介质中粒子做受迫高频振动，其加速度可达重力加速度的几十倍至几百万倍，同时能量也很大，这种强烈的机械振动能破坏介质的力学结构，称为超声波的机械效应。医院常利用超声波的机械效应清洗牙齿上的牙垢；捣碎药物制成药剂；使药液雾化，让患者吸入，增进疗效；还有超声手术刀和超声碎石等。

实例　超声手术刀在国内外被誉为看不见听不见的"手术刀"，它是一种无创伤、无感染的医疗用品，它是如何实现超声外科手术的呢？

分析　主要利用超声波的机械效应。超声刀头振幅很小，一般为几十到几百个微米。进行软组织切割时，手术刀刀头所需最小振幅为 $18\,\mu m$；截骨时，刀头需输出振幅 $50\,\mu m$。然而由于其振动频率极高，每秒几万次，因而可产生相当高的瞬时加速度，一般为重力加速度的几万到几十万倍，从而产生了局部极大的切割力，达到打碎某些软组织的目的，如肝组织、脑组织等，主要用于肝或脑组织内肿瘤的切除、白内障摘除手术等。

3. 空化作用　超声波通过液体时,由于受迫振动使液体随之不断地被压缩和拉伸。液体比较能受压,但承受拉力的能力很差。因此,当液体承受不住拉力时就会断裂(特别是含有杂质或气泡的地方),于是便产生许多气泡状的小空穴(其内部接近真空或含有少量气体)。空穴存在时间极短,在随之而来的压力作用下,使空穴受到迅速冲击而崩溃。在崩溃过程中,空穴内部的压力可达到几万个大气压,同时还会产生高达几千甚至几万度的局部高温,并伴随放电、发光等现象,超声波的这种作用称为空化作用。利用空化作用可以粉碎坚硬物体、焊接、清洗、雾化和乳化等。

4. 声流效应　超声波作用于溶液时,溶液中的一些悬浮粒子在超声波的作用下,会发生转动或平动,这种现象称为声流效应。发生声流效应时,溶液中的细胞处于一种不均匀的声场中,细胞会受到一个切向力的作用,从而导致细胞受损。这个切向力可以使细胞内的物质产生附加的运动(转动),可以引起细胞膜的拉伸、扭曲以致断裂。当这个切向力达到一定程度时,就可以使红细胞发生溶血现象。

此外,超声波在介质中的作用还有化学效应、生物效应等。

四、超声波在医学中的应用

超声波在临床中广泛应用于诊断和治疗两大方面。它们的优点:无辐射、无痛苦、准确性高,可以观察软组织的构造,能对运动脏器进行实时动态观察。超声治疗的超声频率一般在 $10^5 \sim 10^6$ Hz 范围。超声诊断采用的超声频率稍高,一般在 $10^6 \sim 10^7$ Hz 范围。

1. 超声诊断　超声诊断主要用于诊断疾病,其物理基础主要是利用超声波在介质分界面上的反射。由于体内不同组织和脏器的声阻抗不同,超声波在界面上形成不同的反射波,称为回波。当脏器发生形变或有异物时,由于形状、位置和声阻的变化,使回波的位置和强弱也发生变化,临床上就可以根据超声图像进行诊断。然而提取反射波的方法有两种:回波法(即超声成像)和多普勒频移法(下节介绍)。B超成像是回波法在医学诊断中的一个典型应用。下面简单介绍 B 超成像的物理原理。

B 超是 B 型超声诊断仪的简称,是目前临床使用最广泛的超声诊断仪。通过它可以得到脏器或病变的二维断层图像,并可以进行实时的动态观察。B 型超声诊断仪是采用辉度调制,即回波信号加在示波管或显像管的控制栅极或阴极上,深度扫描的时基电压加在垂直偏转板上。于是,当探头置于体表某一位置时,不同深度上的回波按时间先后在荧光屏上出现明暗不同的光点。回波信号强,荧光屏上的光点亮,反之,光点暗。可见,光点携带着沿超声传播方向上人体内部结构特征及其变化信息。由于采用连续方式进行扫描,故可以显示脏器的二维截面图。若成像速度能达到每秒钟24~30 幅,则就能显示脏器的活动状态,即实时显像。目前 B 超主要用于体内异物、肿瘤、早孕等的检查,鉴别胎儿发育是否正常及情况跟踪观察等。

超声诊断对人体的软组织最为有效,但对于含气体的器官(肺、肠)和骨骼部分不能检查。

2. 超声治疗　超声治疗主要是利用超声波能量改变生物组织的结构、状态或功能,达到治疗某些疾病的目的。利用较低强度超声的温和生物效应治疗某些疾病,称为超声理疗;利用较强超声波的剧烈作用切断、破坏某些组织,则称为超声手术。不论是超声理疗还是超声手术,它们都是将一定剂量的超声波作用于人体组织上,产生热效应、机械效应、空化效应、化学效应等达到治疗疾病的目的,像超声药物透疗、超声理疗(超声按摩、超声针灸及超声热疗)、超声体外碎石、治牙、美容、减肥、外科手术以及治癌等。

点滴积累 ∨

1. 超声波的产生和接收:高频发生器、探头、压电效应、逆压电效应。

2. 超声波的特性(方向性好、穿透本领大、强度大、反射本领强);超声波的生物效应(热效应、机械效应、空化作用、声流效应等)。

3. 超声波在医学中的应用:超声诊断、超声治疗。

第六节　多普勒效应及其应用

一、多普勒效应

前面我们讨论的波动问题,是假定波和接收器(或观察者)相对于介质是静止的,所以接收器接收到的频率和波源的频率相同。当波源或接收器或两者相对于介质运动时,则发现接收器(或观察者)接收到的频率和波源的频率不同的现象称为多普勒效应。例如一列疾驰的火车鸣笛驶来时,我们听到汽笛的音调变高;当它鸣笛驶离时,我们听到汽笛的音调变低,这种火车鸣笛的音调未变而人耳接收到的音调(频率)发生变化的现象,就是声波的多普勒效应。下面我们讨论引起上述频率变化的原因及公式,在此基础上介绍多普勒效应的应用。

二、多普勒效应公式

为简单起见,假定波源和接收器(或观察者)在两者连线上运动。设波源 S 相对于介质的运动速度为 v_S,接收器 O 相对于介质的运动速度为 v_0,并规定波源(或接收器)向着接收器(或波源)运动的速度为正,反之为负;波在介质中的传播波速为 u,它只决定于介质的性质,而与波源和接收器的运动无关;波源的频率、波的频率和接收器接收到的频率分别用 ν_S、ν 和 ν_0 表示。下面分三种情况进行讨论。

1. 波源静止,接收器相对于介质运动　在这种情况下,即 $v_S=0,v_0\neq0$。如果接收器以速度 v_0 向着波源运动,相当于波以速度 $u+v_0$ 通过接收器,如图 2-27 所示。由于波源静止,波的频率就等于波源的频率,所以波在介质中的波长

$$\lambda=\frac{u}{\nu}=\frac{u}{\nu_S}$$

因此单位时间内通过接收器的完整波数,即接收器接收到的频率为

$$\nu_0=\frac{u+v_0}{\lambda}=\frac{u+v_0}{u}\nu_S=\left(1+\frac{v_0}{u}\right)\nu_S \qquad\qquad 式(2\text{-}59)$$

同理,如果接收器背离波源运动时,接收器接收到的频率为

$$\nu_0 = \frac{u-v_0}{\lambda} = \frac{u-v_0}{u}\nu_s = \left(1-\frac{v_0}{u}\right)\nu_s \qquad \text{式(2-60)}$$

表明当接收器运动时,接收器接收到的频率发生变化的原因是由于接收器接收到的波数增加或减少所致。

2. 接收器静止,波源相对于介质运动 在这种情况下,即 $v_0=0, v_s \neq 0$。如果波源以 v_s 向着接收器运动。由于波速与波源的运动无关,所以在波源振动一个周期 T 内,波源 S 发出的波向前传播的距离为一个波长 $\lambda = uT$;同时,波源向着接收器移动的距离为 v_sT,如图 2-28 所示。因此从接收器来看,波在一个周期 T 内所走过的距离,即波长 λ' 变短了,为

$$\lambda' = (u-v_s)T = \frac{u-v_s}{\nu_s}$$

故接收器接收到的频率为

$$\nu_0 = \frac{u}{\lambda'} = \frac{u}{u-v_s}\nu_s \qquad \text{式(2-61)}$$

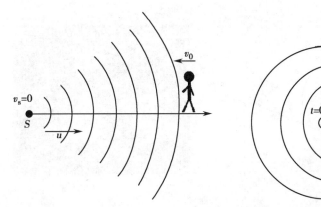

图 2-27 接收器向着静止波源运动　　图 2-28 波源向着静止接收器运动

同理,当波源背离接收器运动时,接收器接收到的频率为

$$\nu_0 = \frac{u}{u+v_s}\nu_s \qquad \text{式(2-62)}$$

可见,当波源运动时,接收器接收到的频率改变是由于波长的缩短或伸长所致。

3. 波源和接收器同时相对于介质运动 综合上述两种情况,容易得出接收器接收到的频率为

$$\nu_0 = \frac{u+v_0}{u-v_s}\nu_s \qquad \text{式(2-63)}$$

在式(2-63)中,当接收器与波源相向运动时,v_s、v_0 均取正值;当接收器与波源相反运动时,v_s、v_0 均取负值;当接收器与波源同向运动时,背离的一方,速度取负值;向着的一方,速度取正值。

如果波源和接收器的运动不在两者的连线上,则只要考虑波源和接收器在连线方向上的分速度即可。

需要指出,上述导出的多普勒效应公式,只适用于低速情况,即 $v_s \ll u$。如果在高速情况下,要考虑相对论时空变换关系,即相对论中的多普勒效应公式。

知识链接

冲　击　波

　　冲击波在日常生活中有所耳闻，像超音速飞行的战斗机、炮弹、核爆炸、雷暴、太阳风等，都会在空气中激起冲击波。 那么冲击波是如何形成的呢？ 通俗地讲，当波源运动速度 v_s 超过其波的传播速度 u 时，在这种情况下，急速运动的波源的前方不可能有任何波动产生，所有的波前将被挤压而聚集在一个圆锥面上，且各波前随时间不断扩展，锥面也不断扩展，这种以波源为顶点的圆锥形的波就称为冲击波，又称为激波，如图 2-29（a）所示。 这个圆锥面称为马赫锥，其半顶角 α 满足

$$\sin\alpha = \frac{ut}{v_s t} = \frac{u}{v_s} = \frac{1}{M} \qquad \text{式（2-64）}$$

　　式（2-64）中的 M 称为马赫数。可见，锥面是受扰动介质与未受扰动介质的分界面，锥面导致介质的压强、温度、密度等物理性质发生突变，能量被高度集中在锥面上，因而造成强大的破坏作用。图2-29（b）为马赫数为 2 的超音速的子弹在空气中形成的激波。冲击波在医学上常用来击碎结石。

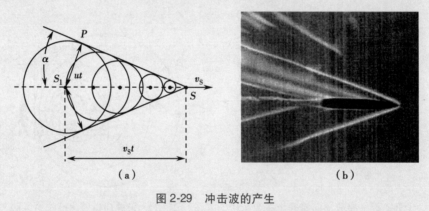

图 2-29　冲击波的产生

　　例题 2-8　沿直线行驶的汽车通过某观测站时，观测到汽车发出的喇叭声频率由 1200Hz 下降到 1000Hz。已知空气中声速为 340m/s，求汽车行驶的速度。

　　解：依题意，观测站观测到汽车发出的频率由 1200Hz 下降到 1000Hz，表明作为波源的汽车驶向观测站和驶离观测站过程。

　　设汽车行驶的速度为 v，当汽车驶向观测站时，根据式（2-61），得观测站接收到的频率为

$$\nu'_0 = \frac{u}{u-v}\nu_s \qquad ①$$

当汽车远离观测站时，根据式（2-62），得观测站接收到的频率为

$$\nu''_0 = \frac{u}{u+v}\nu_s \qquad ②$$

解方程①、②得

$$v = \frac{\nu'_0 - \nu''_0}{\nu'_0 + \nu''_0}u$$

代入数据,得

$$v = \frac{200}{2200} \times 340 = 30.9(\text{m/s})$$

例题 2-9 超声波诊断仪的发射频率为 5MHz,心脏壁向着超声波诊断仪方向运动时的速度为 10cm/s,试求心脏接收到的频率与声源发射的频率之差是多少?(设超声波在人体组织中的速度为 1500m/s)

解: 心脏向着声源运动时,它所接收到的频率为

$$\nu_0 = \frac{u + v_0}{u} \nu_s$$

它与声源的频率之差

$$\nu_0 - \nu_s = \frac{v_0}{u} \nu_s = \frac{10 \times 10^{-2}}{1500} \times 5 \times 10^6 = 333.3(\text{Hz})$$

三、多普勒效应的应用

多普勒效应是波动具有的共同特征,不仅机械波有多普勒效应,电磁波也有多普勒效应,它在工程技术、交通管理、航天技术、天气预报和安全防盗等领域有着广泛的实际应用。例如,跟踪卫星、监控车辆速度、监测导弹运行和测定管道中污水的流速等。它在医学诊断中也有着许多的实际应用,最典型的就是超声多普勒血流仪测量血液的流速和流向,从而获取心脏、血管、血流及胎儿心率等信息。下面简要分析超声多普勒血流仪测量血液的流速和流向的物理原理。

超声多普勒血流仪是一种利用多普勒效应测量血液的流速和流向的医疗仪器。测量原理如图 2-30 所示。探头可发射超声波,也可接收超声波,即探头兼做波源和接收器。

当探头发射超声波时为静止波源,血管中随血液运动的红细胞为接收器。设红细胞的速度为 v,它与超声波传播方向夹角为 θ,超声波的频率为 ν,超声波在人体中传播速度为 u,根据多普勒效应公式得红细胞接收到的频率为

$$\nu' = \frac{u + v\cos\theta}{u} \nu \qquad \text{式}(2\text{-}65)$$

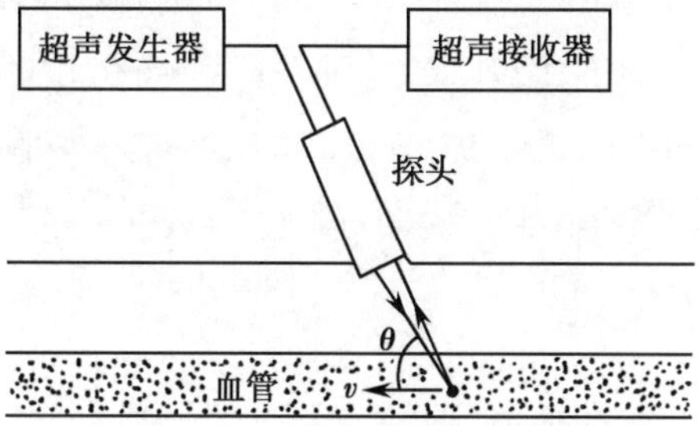

图 2-30 多普勒效应血流仪原理图

反射超声波时,血管中随血液运动的红细胞相当于以速度为 v 运动的波源,其发射频率为前面接收到的频率 ν',探头为静止的接收器接收到的频率为

$$\nu'' = \frac{u}{u - v\cos\theta} \nu' \qquad \text{式}(2\text{-}66)$$

将 ν' 代入式(2-66)中,得

$$\nu'' = \frac{u + v\cos\theta}{u - v\cos\theta} \nu \qquad \text{式}(2\text{-}67)$$

探头接收到的频率与发射的频率之差,称为多普勒频移或拍频,为

$$\Delta\nu = \nu'' - \nu = \frac{2v\cos\theta}{u - v\cos\theta}\nu \qquad \text{式}(2\text{-}68)$$

因为超声波在人体中传播速度 $u = 1500\text{m/s}$，所以 $u \gg v\cos\theta$，则式（2-68）可写为

$$\Delta\nu = \frac{2v\cos\theta}{u}\nu \qquad \text{式}(2\text{-}69)$$

如果知道超声波频率 ν、速度 u 和夹角 θ，测出频移 $\Delta\nu$，就可以计算出血流速度为

$$v = \frac{u}{2\nu\cos\theta}\Delta\nu \qquad \text{式}(2\text{-}70)$$

由速度正负可判断血流的方向。当 v 为正时，血流朝着探头运动；当 v 为负时，血流远离探头运动。

综上所述，超声多普勒血流仪是利用多普勒频移实现测量血流速度的，称为多普勒频移法。这种测速方法具有测量范围广、精确度高、不干扰运动体等特点，在医学研究和临床中有较高的应用价值。

知识链接

彩色超声多普勒血流成像仪

彩色超声多普勒血流成像仪，简称为"彩超"。属于实时二维血流成像技术。仪器设计时用一高速相控阵扫描探头进行平面扫查，以实现解剖结构与血流状态两种显像。探头接收到的信号分为两路：一路经放大处理后按回波强弱形成二维黑白解剖图像；另一路对扫描全程做多点取样，进行多普勒频移检测，信号经自相关技术处理，并用彩色编码。将彩色显像的三个基色，红（R）、绿（G）、蓝（B），分别表示血流流向探头的正向血液流速（R）、离开探头的反向血液流速（B）和方向复杂多变的湍流（G）。其他颜色都是由这三种基本颜色混合而成的。血流速度越大者彩色越鲜亮，速度缓慢者彩色较暗淡，故由彩色的类型、鲜亮程度即可了解血液的状况。这种彩色血流信号显示在相应的二维黑白图像的液性暗区内，既能观察解剖部位、腔室形态大小，又能观察内部血流活动状态，如血流速度、平均速度、加速度、血流量和回波强度等多种指标。利用彩色多普勒血流成像仪可以对心脏、大血管做形态学的定性和血流动力学的定量分析，从而为心血管疾病的诊断提供了一种可靠的先进手段。

例题 2-10 用多普勒效应来研究心脏的运动时，垂直于心脏壁的方向发射 10MHz 的超声波，测量出接收和发射超声波的频率差为 250Hz，已知超声波在人体组织中的速度为 1500m/s，求心脏壁此时运动速度。

解：由题意知，发射的超声波的频率 $\nu = 1 \times 10^7 \text{Hz}$，频率差 $\Delta\nu = 250\text{Hz}$，速度 $u = 1500\text{m/s}$，夹角 $\theta = 0°$。将它们代入式（2-70），得心脏壁此时运动速度

$$v = \frac{u}{2\nu\cos\theta}\Delta\nu = \frac{1500}{2 \times 1 \times 10^7} \times 250 = 1.875 \times 10^{-2} (\text{m/s})$$

点滴积累 $\vee$

1. 多普勒效应："波源、介质、接收器（观察者）"、"波源频率、波的频率、接收器频率（观

察者频率）"、"波源速度、波的速度、接收器速度（观察者速度）"。

2. 多普勒效应公式（三种情况）、多普勒效应的应用。

（梅　滨）

目标检测

一、简答题

1. 简谐振动和阻尼振动的区别？

2. 两列波能产生干涉现象的条件是什么？若两波源发出振动方向相同、频率相同的波，它们在空间相遇时，是否一定能发生干涉？为什么？

3. 机械波从一种介质进入另一种介质，波长、频率、波速各物理量中，哪些要变化？哪些不变化？

4. 超声波有哪些基本特性和生物效应？

5. 什么是多普勒效应？你能举出几个多普勒效应的应用实例？

二、实例分析

1. 小提琴演奏时可以发出悠扬的琴声，请分析小提琴发声的物理原理。

2. 超声波清洗具有速度快、无损伤、杀菌消毒和清洗效果好等特点，广泛用于眼镜片、首饰、牙齿等的清洗，请分析超声波清洗物品时用到了哪些特性？

三、计算题

1. 一质点沿 x 轴作简谐振动，其振动规律为 $x = 0.1\cos(8\pi t + 2\pi/3)$（m）。求此振动的周期、振幅、初相、速度最大值和加速度最大值。

2. 已知平面简谐波的波动方程为 $y = 0.12\cos(10^5 \pi t - 200x)$（m），试求：（1）波长、波速 u、波源的振幅 A 及频率 ν；（2）$x_1 = 8$m，$x_2 = 8.5$m 两点振动的相位差。

3. 火车以 10m/s 的速度离开某人向山洞开去，当火车用 2000Hz 的频率鸣笛时，（1）此人听到鸣笛的频率是多少？（2）从山反射的鸣笛被此人接收时，其频率又是多少？（设空气中的声速为 $u = 340$m/s）

4. 用多普勒效应来研究心脏的运动时，垂直于心脏壁的方向发射 5MHz 的超声波，测量出接收和发射超声波的频率差为 500Hz，已知超声波在人体组织中的速度为 1500m/s，求心脏壁此时的运动速度。

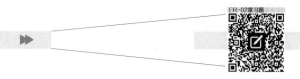

第三章

分子动理论

▲

学习目标 ∨ ....

学习目的

通过本章学习，对理想气体分子动理论、空气的湿度和液体的表面现象有初步认识，为今后进一步学习和工作奠定必要的基础。

知识要求

1. 掌握理想气体的微观模型、状态方程、压强公式、能量公式和道尔顿气体分压定律、弯曲液面的附加压强和毛细现象；

2. 熟悉表面张力、表面能的概念、表面活性物质的作用和表面吸附现象、气体栓塞、饱和汽和饱和汽压及湿度概念；

3. 了解分子运动基本概念、湿度计的用法、湿度对人体健康的影响。

能力要求

能够应用分子动理论的基本观点解释生活中的现象。

分子动理论是从物质的微观结构出发，应用微观粒子运动的力学定律和统计方法，研究微观量和宏观量的内在联系，解释和揭示物体的宏观现象和宏观规律的本质。分子动理论及其研究方法，对于解释和分析生命过程中很多与热运动有关的过程具有重要的意义。本章将介绍分子动理论的一些基本知识，为今后的学习奠定必要的基础。

第一节　理想气体分子动理论

本节从分子热运动的基本观点出发，运用统计的方法，分析理想气体应遵循的宏观规律，介绍理想气体及其宏观物理量，揭示理想气体宏观的微观本质。

一、分子运动论的基本概念

1827 年科学家布朗用高倍显微镜观察悬浮在液体中的微小颗粒（花粉）时发现，这些颗粒处在不停的、无规则的运动中，如图 3-1 所示。

这种悬浮在液体或气体中的微粒的无规则运动被称为布朗运动。布朗运动中所观察的小颗粒运动并不是分子的运动，却是分子运动所引起的结果。由于花粉颗粒较小，在任一瞬间受到来自不同方向的碰撞不能完全彼此抵消,在某一方向受到的碰撞较多,小颗粒就沿这个方向运动,下一时刻在另一方向受到的碰撞多一些,小颗粒又向新的方向运动。布朗运动证明了分子总是在做无规则运动。

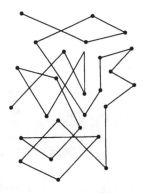

扩散现象也是分子运动的有力证明。在房间里打开香水瓶,整个房间都会有香味;在硫酸铜溶液中缓慢地注入清水,开始时无色的水和蓝色的硫酸铜溶液界面非常清楚,但静放一段时间后界面消失,溶液变为颜色均匀的混合液体;将两块不同的金属紧压在一起,在室温下放置数年后,在两种金属的接触面内均可发现有另一种金属成分。

图 3-1　花粉颗粒运动

布朗运动和扩散现象还间接地证明了分子之间存在着间隙。如果物体的分子是紧密地靠在一起,那么,分子只能转动,而不能自由移动,就不会有布朗运动和扩散现象。

以上物理现象表明,所有物体中的分子或原子都处在不停息、无规则的运动之中,而且物体的温度愈高,运动就愈剧烈,因此,把大量分子的无规则运动称为分子热运动。

分子能够结合成液态和固态的物体,固体还能保持一定的形状,这说明分子间有引力。分子之间虽然存在引力,但它们并不能无限地接近。例如,固体或液体即使在巨大的压力作用下,其体积的改变也十分微小,这又说明分子之间还存在强大的斥力。各分子间的引力和斥力统称为分子力。

根据实验和近代理论分析,物体分子间作用力 F 与分子间距离 r 的关系如图 3-2 所示。

图 3-2 中纵坐标正向表示斥力,负向表示引力。横坐标 r 表示两分子中心间的距离。当 $r=r_0$ 时,$F=0$,即当两分子彼此相距 r_0 时每个分子上所受的斥力与引力恰好平衡。r_0 的数量级约为 10^{-10} m。当 $r<r_0$ 时,F 曲线很陡,这相当于分子紧挨在一起,彼此间的斥力很大。当 $r>r_0$ 时(数量级约为 $10^{-10} \sim 10^{-8}$ m),分子间有一定的引力,随着分子间距离的增大,引力渐趋于零。当分子间距离大于 10^{-9} m 时分子间的作用力变得十分微弱,可认为等于零。所以分子力随着分子间距离的增加而急剧减小,故称为短程力。它只作用于很短距离,超过一定的距离后,可以完全忽略。气体分子之间的距离一般情况下是相当大的,因此,气体分子与分子间的引力极其微小,可以忽略不计。

设想把两个分子拉开或靠拢,就必须相应地施加拉力或压力,以克服两分子间的引力或斥力。为改变分子间的距离而施加的外力所做的功,转变为分子间的相互作用的势能 E_P,它与分子间距离 r 的关系如图 3-3 所示。

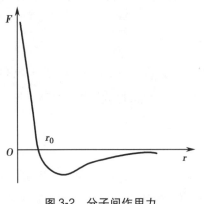

图 3-2　分子间作用力

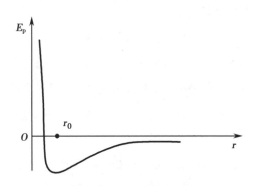

图 3-3　分子间相互作用的势能

由图 3-3 可知,当 $r=r_0$ 时,势能最低,分子处于稳定状态。这一位置正好是图 3-2 中 $F=0$ 的位置。显然当分子的位置偏离了 r_0 时,就会使分子的势能增加,处于不稳定的状态,这时分子就力图回到势能最低的状态。

综上所述,一切物体都是由大量分子所组成;所有分子都处在不停的、无规则的热运动之中;分子间有相互作用的引力和斥力。这些就是分子运动论的基本概念。

二、理想气体的微观模型

要从微观上讨论理想气体,就必须知道其微观结构。人们通过对自然现象的长期观察,在大量实验的基础上,对实际情况作了一些简化,提出理想气体分子的微观模型,如下:

(1)同种气体分子的大小和质量完全相同;

(2)分子本身的大小与分子之间的平均距离比较起来,可以忽略不计;

(3)气体分子间的碰撞和气体分子与容器壁的碰撞都是完全弹性的,即分子碰撞前后总的动能不改变;

(4)分子间的相互作用力是短程力,除气体分子与气体分子或容器壁碰撞的瞬间外,气体分子间以及气体分子与容器壁之间的作用力可忽略不计;

(5)在容器内气体分子的运动是完全随机无序的,气体各部分密度均相同,且任一时刻沿任一方向运动的分子数相等;

(6)气体分子在容器内的动能,远比它们在重力场中的势能大,所以分子所受的重力可以忽略不计。

这些假设虽然只是一个粗略的气体模型,但都是建立在一定的实验基础上,由它们所推导的结果符合理想气体的实际,并且在一定范围内反映真实气体的性质。热学中对理想气体性质的所有讨论都是建立在上述基本假设的基础上,因此理想气体的微观模型可以归纳为:理想气体是大量不停地无规则运动着的无相互作用的弹性质点组成的质点系。

大量实验表明,虽然个别分子的运动是无规则的,但就大量分子的集体表现,却存在一定的统计规律。通常我们只需要研究气体的宏观行为,各个分子的详细运动情况并不重要,所以我们可以运用统计方法,求出大量分子的一些微观量的统计平均值,就可以解释实验中观测到的物体的宏观性质(如气体的温度、压强等)。

理论上认为,所有的热力学变量都能以原子性质的某种平均值来表示。如在无外力场情况下,处于平衡态下的气体密度均匀,对大量分子来说,分子沿各个方向运动的机会是均等的,没有任何一个方向气体分子的运动比其他方向更为显著。从统计的意义上来说,也就是任一时刻沿各个方向运动的分子数相等,分子速度在各个方向的分量的各种平均值也相等,即

$$\overline{v_x^2}=\overline{v_y^2}=\overline{v_z^2} \qquad\qquad 式(3\text{-}1)$$

所以在对气体分子运动的研究中,均贯穿运用统计平均的方法,结合力学定律,以物质的原子分子结构理论和气体分子热运动的基本理论为基础,解释并揭示气体宏观现象和宏观规律的本质,以及宏观量和微观量之间的关系。

1. 理想气体状态方程　对于理想气体来说,大量分子都在做无规则热运动,单个分子的运动遵循牛顿力学定律,而大量气体分子整体却遵循统计规律。

对于一定质量的气体而言,当它各部分的密度、温度和压强达到均匀状态时,我们称之为平衡态。这时可以用体积 V、压强 P、温度 T 三个物理量来描述它的状态,称为状态参量。实验结果表明,在通常温度和压强下,这三个状态参量之间存在以下关系:

$$PV = \frac{M}{\mu}RT \qquad\qquad 式(3-2)$$

式(3-2)称为气体状态方程。式中 $R = 8.314\text{J/(mol·K)}$,称为摩尔气体常数,与气体的性质无关。$\mu$ 为气体摩尔质量,M 是容器中气体的质量,$\frac{M}{\mu}$ 是质量为 M 的气体的物质的量,V 是气体的体积,P 是气体压强,单位为帕(Pa),T 是气体温度,单位为开尔文(K)。

在通常的压强和温度下,各种气体都近似地遵从上述的状态方程,计算值与实验结果只有很小的偏差,且压强越低,近似程度越高。可见,式(3-2)在一定程度上反映了各种气体的共性。为研究气体的共同内在规律,我们引入理想气体的概念,即严格遵从式(3-2)的气体称为理想气体。式(3-2)表示了理想气体在平衡态时,各宏观状态参量之间的关系,称为理想气体的状态方程。

例题 3-1　某氧气瓶的容积为 25L,其中氧气的压强为 80atm,温度为 27℃,求瓶中氧气的质量。

解:由状态方程
$$PV = \frac{M}{\mu}RT$$

其中　　　　$T = (27+273)\text{K} = 300\text{K}, P = 80\text{atm} = 80 \times 1.013 \times 10^5 \text{Pa} \approx 8 \times 10^6 \text{N/m}^2$

可得　　　　$M = \frac{\mu PV}{RT} = \frac{32 \times 10^{-3} \times 8 \times 10^6 \times 2.5 \times 10^{-2}}{8.314 \times 300} = 2.57(\text{kg})$

2. 理想气体的压强公式　容器内气体分子总是不停地作无规则热运动,不断地与容器壁碰撞。就某一个分子而言,它碰在器壁的什么地方,给予器壁多大的冲量,都是随机的,碰撞也是断续的。但就大量分子的整体来说,每一时刻都有大量的分子与器壁碰撞,这样就表现出一恒定而持续的压强。所以容器中气体施于器壁的宏观压强就是大量分子碰撞器壁的结果。

根据分子动理论和一些基本假设,运用统计方法来对大量分子的微观量求平均值,可得到压强与分子运动的联系。

如图 3-4 所示,在一边长为 L 的立方体容器中,有 N 个同类气体分子,分子质量均为 m,单位体积内所含的分子数目为 n(即分子数密度),且气体处于平衡状态。

先考虑一个分子与器壁的碰撞,设与 Oyz 平面平行的前后器壁面分别为 A_1, A_2,假定该分子在碰撞器壁前的速度为 v,它沿坐标轴的分量分别为 v_x, v_y, v_z,因为分子与器壁的碰撞是完全弹性碰撞,所以该分子与 A_1 面碰撞时,它在 x 方向的速度分量由 v_x 改变为 $-v_x$,这样,质量为 m 的分子,每与 A_1 面碰撞一次,其动量的改变为 $-2mv_x$,根据动量定理,$-2mv_x$ 等于器壁对

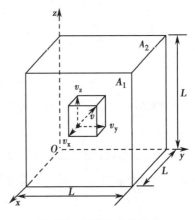

图 3-4　压强公式的推导

分子作用的冲量,则分子与器壁碰撞一次,施于器壁的冲量为 $2mv_x$,分子与 A_1 面连续两次碰撞之间,在 x 方向所经过的距离总是 $2L$,所需要的时间为 $\dfrac{2L}{v_x}$,在单位时间内分子与 A_1 面碰撞的次数为 $\dfrac{v_x}{2L}$,所以一个分子在单位时间内施于 A_1 面的冲量为

$$I = \frac{v_x}{2L} \cdot 2mv_x = \frac{mv_x^2}{L} \qquad 式(3-3)$$

如果考虑 N 个分子,它们在 x 方向上的速度分量分别为 $v_{1x}, v_{2x}, \cdots, v_{Nx}$。那么根据式(3-3)各分子在单位时间内施于 A_1 面的冲量分别为 $\dfrac{mv_{1x}^2}{L}, \dfrac{mv_{2x}^2}{L}, \cdots, \dfrac{mv_{Nx}^2}{L}$。因此在单位时间内 N 个分子施于 A_1 面的总冲量,即施于 A_1 面上的作用力 F 为

$$F = \frac{mv_{1x}^2}{L} + \frac{mv_{2x}^2}{L} + \cdots + \frac{mv_{Nx}^2}{L} = \frac{m}{L}(v_{1x}^2 + v_{2x}^2 + \cdots v_{Nx}^2) \qquad 式(3-4)$$

S 为 A_1 面的面积,$S = L^2$,则由上式可得 A_1 面所受的压强 P 为

$$P = \frac{F}{S} = \frac{m}{L^3}(v_{1x}^2 + v_{2x}^2 + \cdots + v_{Nx}^2) = \frac{Nm}{L^3} \frac{v_{1x}^2 + v_{2x}^2 + \cdots + v_{Nx}^2}{N} \qquad 式(3-5)$$

因为立方体的容积 $V = L^3$,该容器内分子数密度 $n = \dfrac{N}{V} = \dfrac{N}{L^3}$,而 $\dfrac{v_{1x}^2 + v_{2x}^2 + \cdots + v_{Nx}^2}{N}$ 表示容器内 N 个分子沿 x 方向速度分量的平方的平均值,用 $\overline{v_x^2}$ 表示,则上式可改写为

$$P = nm\,\overline{v_x^2} \qquad 式(3-6)$$

大量分子的速度在任一方向的分量的平均值相等,即 $\overline{v_x^2} = \overline{v_y^2} = \overline{v_z^2}$,而 $\overline{v^2} = \overline{v_x^2} + \overline{v_y^2} + \overline{v_z^2}$,所以 $\overline{v_x^2} = \overline{v_y^2} = \overline{v_z^2} = \dfrac{1}{3}\,\overline{v^2}$,代入式(3-6),得

$$P = \frac{1}{3}nm\,\overline{v^2} = \frac{2}{3}n\left(\frac{1}{2}m\,\overline{v^2}\right) \qquad 式(3-7)$$

式中,$\overline{v^2}$ 为大量分子平动速度的平方的平均值,$\dfrac{1}{2}m\,\overline{v^2}$ 表示分子的平均平动动能。式(3-7)就是理想气体的压强公式。

从上式可知,气体的压强 P 与单位体积内的分子数 n 和分子的平均平动动能呈正比,即 n 或 $\dfrac{1}{2}m\,\overline{v^2}$ 越大,压强就越大,式(3-7)把宏观量的压强与微观量的分子平均平动动能联系起来了。压强这一宏观量实际上是一个统计平均值,是大量分子对器壁碰撞产生的。它表示单位面积器壁在单位时间内所获得的平均冲量,是大量分子在足够长的时间内对足够大的面积碰撞所产生的平均效果。因此,离开了"大量分子"和"统计平均",压强就失去了意义。

3. 理想气体能量公式 将理想气体的状态方程和压强公式结合起来,可导出气体温度与分子平均平动动能的关系,从而揭示温度的微观本质。前面讨论的理想气体状态方程和压强公式分别为

$$PV = \frac{M}{\mu}RT$$

$$P = \frac{2}{3} n \left(\frac{1}{2} m \overline{v^2} \right)$$

利用上面两式消除压强 P，整理后得

$$\frac{1}{2} m \overline{v^2} = \frac{3}{2} \frac{1}{n} \frac{M}{\mu} \frac{RT}{V} \qquad 式(3-8)$$

因为 $n = \frac{N}{V}$，而 $N = \frac{M}{\mu} N_A$，N_A 为阿伏伽德罗常量，代入上式，即得分子的平均平动动能为：

$$\frac{1}{2} m \overline{v^2} = \frac{3}{2} \frac{R}{N_A} T = \frac{3}{2} kT \qquad 式(3-9)$$

式中，$k = \frac{R}{N_A}$，叫玻尔兹曼常量，因 $R = 8.314 J/(mol \cdot K)$，$N_A = 6.022 \times 10^{23}/mol$，所以 k 值为

$$k = \frac{R}{N_A} = \frac{8.413}{6.022 \times 10^{23}} = 1.38 \times 10^{-23} J/K$$

式(3-9)称为理想气体的能量公式，又称为温度公式，揭示了理想气体分子的平均平动动能与温度的关系。气体分子的平均平动动能只与温度有关，并与热力学温度 T 呈正比，而与气体的性质无关。即在相同的温度下，一切气体分子的平均平动动能都相等。

理想气体的能量公式从分子动理论的观点揭示了气体温度的本质，温度的高低反映了物体内部分子无规则热运动的程度，温度越高，物体内部分子热运动越剧烈。也就是说，温度是表现大量分子平均平动动能的物理量，它是大量分子热运动的集体表现，如同压强一样，温度也是一个统计量，离开了"大量分子"和"统计平均"，温度也就失去了意义。对于个别分子说它有多高温度是没有意义的，因此温度也是一个具有统计意义的宏观量。

将能量公式(3-9)代入压强公式(3-7)，可得

$$P = \frac{2}{3} n \frac{3}{2} kT = nkT \qquad 式(3-10)$$

此式又叫阿伏伽德罗定律，它表明在相同的温度和压强下，不同气体在相同的体积内所含的分子数相同。

▶▶ **课堂活动**

两瓶不同种类的气体，若分子平均平动动能相同，但气体的分子密度不同，问它们的温度是否相同？压强是否相同？

三、道尔顿分压定律

包含有多种不同成分的气体叫混合气体。设有几种彼此不发生化学作用的气体混合在同一容器中，它们的温度相同，它们的分子数密度（即单位体积中的分子数）分别为 $n_1, n_2, n_3, \cdots$，则总的分子数密度为 $n = n_1 + n_2 + n_3 + \cdots$，因为各气体的温度相同，故由式(3-10)可得

$$P = (n_1 + n_2 + n_3 + \cdots) kT = n_1 kT + n_2 kT + n_3 kT + \cdots \qquad 式(3-11)$$

由式(3-10)可知，n_1kT 是容器内只有第一种气体时的压强，我们把它叫做第一种气体的分压强，即 $P_1=n_1kT$。同理，可用 $P_2=n_2kT,P_3=n_3kT,\cdots$，分别表示第二种，第三种，$\cdots$，气体的分压强，则式(3-11)可写成

$$P=P_1+P_2+P_3+\cdots \qquad\qquad 式(3-12)$$

这就是道尔顿分压定律。它说明，整个混合气体的总压强等于各组成气体的分压强之和，而各组成气体的分压强是独立产生的，其大小与其他气体的存在与否无关。

分压强概念对理解混合气体中某一组分气体流动的方向很重要。对某一组分气体，总是从高分压的地方向低分压的地方扩散，即扩散方向只由该组分气体自己的分压决定，总压强以及其他气体的分压只影响扩散速度，不改变该组分气体扩散的方向。道尔顿气体分压定律的应用很多，这里通过两个与人体生命活动有密切关系的例子进行说明。

(1)气体的扩散方向：实验表明，混合气体中某气体的扩散方向只取决于该气体分压的大小，并由高分压处向低分压处扩散，而与总压强及其他气体的分压强无关。

例如，呼吸过程中，人体内的氧气和二氧化碳不断交换，氧由肺泡到血液再到组织，二氧化碳由组织到血液再到肺泡排出，整个过程它们都是从自己的高分压处向低分压处流动。从表3-1可以看出，肺泡内 O_2 分压(13.6kPa)高于静脉血中 O_2 的分压(5.3kPa)，所以 O_2 由肺泡扩散进入静脉；静脉血中 CO_2 分压(6.1kPa)高于肺泡内 CO_2 的分压(5.3kPa)，CO_2 由静脉向肺泡扩散，在扩散过程中静脉血逐渐转变为动脉血。

表3-1 肺泡、血液及组织内氧和二氧化碳的分压

	O_2（kPa）	CO_2（kPa）		O_2（kPa）	CO_2（kPa）
肺泡	13.6	5.3	动脉血	13.3	5.3
静脉血	5.3	6.1	组织	4.0	6.7

由于组织内细胞的新陈代谢，不断消耗 O_2 产生 CO_2，致使组织内 O_2 分压(4.0kPa)低于动脉血中的 O_2 分压(13.3kPa)，于是动脉血中的 O_2 向组织扩散；同时组织中 CO_2 分压(6.7kPa)高于动脉血中 CO_2 分压(5.3kPa)，CO_2 由组织扩散进入血液，动脉血又变成静脉血。

(2)大气中的氧分压：大气是一种混合气体，它主要由 N_2、O_2、H_2O 和 CO_2 组成。大气压强与各气体的分压强有关，根据道尔顿分压定律，它应等于各气体分压强之和，即

$$P=P_{N_2}+P_{O_2}+P_{H_2O}+P_{CO_2}$$

表3-2列出了大气中各气体的容积百分比和分压强，各气体的分压强与大气压强之比等于各气体的容积与总容积之比。例如，海平面的大气压强为 760mmHg，即 1.013×10^5Pa，大气中 O_2 的容积百分比约为 20.7%，则其分压强为

$$P_{O_2}=760mmHg\times20.7\%=157.4mmHg$$

此氧分压值最适于人体肺部的工作。在海拔较高的地方，氧分压下降，肺泡所含的氧分压也随之降低，如果低于 40mmHg，即 5.3×10^3Pa，人体会出现呼吸困难四肢无力症状，这与大气压的高低没有直接关系，是氧分压低的结果。因此，要缓解缺氧症状，关键在于提高氧分压，而不是提高总气压，

高压氧筒、氧舱的设计就是这个道理。

表 3-2　大气中各气体的容积百分比和分压强（在海平面 0℃）

气体	O_2	N_2	H_2O（气态）	CO_2	合计
容积百分比（%）	20.71	78.0	1.25	0.04	100.0
分压强（mmHg）	157.4	592.8	9.5	0.3	760.0
分压强（Pa）	$2.1×10^4$	$7.9×10^4$	$1.3×10^3$	4.0	$1.013×10^5$

实例分析

　　实例　利用高压氧舱救治一氧化碳中毒患者的物理原理是什么？

　　分析　根据道尔顿分压定律，高压氧舱中的氧分压大，可使人体肺泡中氧分压增加，动脉血中氧饱和度提高，组织内氧分量相应增加，这样就有足够多的氧溶解到血液中，与血红蛋白结合，使一氧化碳从血液中排出，达到治疗一氧化碳中毒的目的。

　　例题 3-2　质量为 33g 的二氧化碳和 16g 的氧气装在容积为 10L 的容器里，此混合气体处于平衡态时的温度为 17℃，求混合气体的压强和分子数密度。

　　解：由理想气体状态方程（3-2）可分别计算出氧气和氮气的分压

$$P_{O_2} = \frac{M_{O_2}}{V \cdot \mu_{O_2}} \cdot RT = \frac{16×10^{-3}×8.314×290}{10×10^{-3}×3.2×10^{-2}} ≈ 1.21×10^5 (\text{Pa})$$

$$P_{CO_2} = \frac{M_{CO_2}}{V \cdot \mu_{CO_2}} \cdot RT = \frac{3.3×10^{-2}×8.314×290}{10×10^{-3}×4.4×10^{-2}} ≈ 1.8×10^5 (\text{Pa})$$

根据道尔顿分压定律，可得两种混合气体的总压强为

$$P = P_{O_2} + P_{CO_2} = 1.21×10^5 + 1.8×10^5 ≈ 3.01×10^5 (\text{Pa})$$

根据阿伏伽德罗定律 $P = nkT$，可得混合气体的分子数密度

$$n = \frac{P}{kT} = \frac{3.01×10^5}{1.38×10^{-23}×290} ≈ 7.52×10^{25} (\text{m}^{-3})$$

点滴积累 ∨

1. 分子动理论的基本概念：布朗运动、扩散现象、分子热运动、分子力、短程力。

2. 理想气体的微观模型：理想气体分子微观模型的基本假设、理想气体的状态方程及应用、理想气体的压强公式及应用、理想气体的能量公式（温度公式）及应用、阿伏伽德罗定律及应用。

3. 道尔顿分压定律：道尔顿分压定律的表述、道尔顿分压定律的应用。

第二节　空气的湿度

　　在夏日雨季，人们会感到空气闷热难受；而冬季长时间待在有暖气的房间里，又会觉得口干舌

燥。这两种不同的感觉都是因为空气潮湿和干燥的差异所致。气象上常用相对湿度（即通常说的湿度）表示空气潮湿或干燥的程度。空气湿度与人体健康关系十分密切，而湿度又与饱和汽压紧密相关。

一、饱和汽和饱和汽压

盛在敞口容器里的水，由于不断蒸发而逐渐减少，但如果把水盛在密闭瓶子里，水就不会减少。

这是因为液体在敞口容器里蒸发时，大部分的水汽分子蒸发到周围空间去了，仅有小部分水汽分子由于相互碰撞而被碰回到液体中来。在单位时间内飞出液面的分子数多于回到液体中的分子数，所以容器中的液体就会逐渐蒸发掉，如图 3-5(a) 所示。如果把液体盛在密闭容器里，情况就不同了。开始时飞出液面的分子数多于回到液体中的分子数，容器上方水汽分子的密度逐渐增大，使水汽分子由于相互碰撞飞回到液体中的分子数逐渐增多，最后，当单位时间内从液面飞出的分子数等于飞回到液体的分子数时，液面上方水汽的密度就不再增加，但蒸发并没有停止，而是汽和液体之间达到了动态平衡，如图 3-5(b) 所示。所以，密闭容器中的液体不会完全蒸发掉。把与液体处于动态平衡时的汽叫做饱和汽，某种液体的饱和汽所具有的压强叫做饱和汽压。饱和汽压的大小与温度和液体的种类有关。

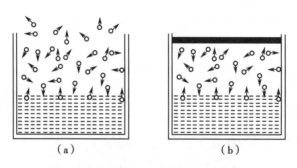

（a）　　　　　　　　（b）

图 3-5　敞口容器、密闭容器中液体的蒸发

（1）在相同温度下，液体的饱和汽压跟液体的种类有关。由表 3-3 可知，越容易挥发的液体饱和汽压越大。

表 3-3　不同液体在 20℃时的饱和汽压

液体	压强（kPa）	液体	压强（kPa）
酒精	5.93	水	2.34
乙醚	5.78	水银	0.000016

（2）同一种液体的饱和汽压与温度有关。从表 3-4 可以看出，温度一定时水的饱和汽压也一定，温度升高时，饱和汽压也增大。

表 3-4 水在不同温度下的饱和汽压

温度（℃）	饱和汽压（kPa）	温度（℃）	饱和汽压（kPa）	温度（℃）	饱和汽压（kPa）
0	0.61	15	1.70	30	4.23
1	0.66	16	1.82	31	4.48
2	0.70	17	1.94	32	4.74
3	0.76	18	2.06	33	5.02
4	0.81	19	2.20	34	5.31
5	0.87	20	2.34	35	5.61
6	0.93	21	2.48	36	5.93
7	1.00	22	2.64	38	6.61
8	1.07	23	2.80	40	7.36
9	1.15	24	2.98	50	12.30
10	1.23	25	3.16	60	19.87
11	1.31	26	3.35	70	31.08
12	1.40	27	3.561	80	47.23
13	1.50	28	3.77	90	69.93
14	1.59	29	4.00	100	101.31

（3）在一定温度，一种液体的饱和汽压与体积无关。温度不变，如果使饱和汽的体积增大，则汽的密度就要变小。因此，单位时间内飞回液面的分子数就要少于飞出液面的分子数，于是液体还要继续蒸发，直到汽达到饱和状态；由于温度没有变化，新的饱和汽的密度没有变，所以压强也不改变。体积减小时，容器中汽的密度增大，飞回液面的分子数多于飞出液面的分子数，直到汽的密度减小到等于该温度下饱和汽的密度为止；由于温度也没变，饱和汽的密度不变，压强也不变。

二、湿度与健康

（一）空气的湿度

自然界中的江、河、湖、海和植物等都在不停地向空中蒸发水汽，动物呼出的气体里也含有大量的水汽，所以空气中含有大量的水蒸气。在一定温度时，一定体积的空气中，含水蒸气越多，空气就越潮湿；含水蒸气越少，空气就越干燥。湿度就是表示大气干燥程度的物理量。在无云的天气，大气的湿度一般自沿海向内陆、自低空向高空逐渐减小。

1. 绝对湿度 P 我们通常用绝对湿度来衡量单位体积空气中所含水蒸气质量的多少，它是反映大气干湿程度的一个物理量。但空气中水分子的密度不易测得，而水汽的压强却容易测得，并且水蒸气的压强随着水蒸气的密度增加而增加，有着对应关系，所以，通常用水蒸气的压强来表示空气的湿度。因此我们把某一温度时，空气中所含水蒸气的压强称为这一温度下的绝对湿度。由于水分的蒸发随温度的升高而加快，所以空气的绝对湿度随温度升高而增大。一天之中，通常中午的绝对湿度比早晨和傍晚要大。

许多与湿度有关的现象，如人体对湿度的感觉、水分蒸发的快慢程度等和空气中含有水汽的多少,即绝对湿度无直接关系,而与空气中所含有的水汽量是否接近饱和程度直接相关。例如,空气的绝对湿度都是 1.5kPa,在温度达 35℃ 的炎热的夏天,人感觉比较干燥,这是因为此时水的饱和汽压为 5.61kPa(表 3-4),绝对湿度离饱和汽压较远,水分还能够继续蒸发;而如果是在 15℃ 的秋天,人会感觉潮湿,这是因为 15℃ 时水的饱和汽压为 1.70kPa,此时空气的绝对湿度(1.5kPa)离饱和汽压较近,水分难以蒸发。

2. 相对湿度 H　为了表示空气中水蒸气离饱和状态的远近,引入相对湿度的概念。即在某一温度时,空气中的绝对湿度跟同一温度下饱和汽压的百分比,称为该温度时空气的相对湿度。相对湿度的大小与人对空气的干湿感觉是一致的。

用 P 表示某一温度下的绝对湿度,$P_饱$ 表示同一温度下的饱和汽压,H 表示相对湿度,则

$$H = \frac{P}{P_饱} \times 100\% \qquad\qquad 式(3-13)$$

相对湿度大时,空气中的水汽含量高,人体排泄的汗液难以蒸发,体内的热量无法畅快地散发,你会感到闷热难受。如气温在 28℃,但相对湿度高达 90% 时,你会有气温达 34℃ 的感觉。

例题 3-3　在室温 32℃ 时,空气的绝对湿度 $P = 2.34$kPa,求此时空气的相对湿度 H_1 是多少?若室温下降到 22℃,空气绝对湿度不变,此时空气的相对湿度 H_2 又是多少?

解:从表 3-4 可知,32℃ 时 $P_{1饱} = 4.74$kPa,22℃ 时 $P_{2饱} = 2.64$kPa

根据相对湿度公式,得 $H_1 = \dfrac{P_1}{P_{1饱}} \times 100\% = \dfrac{2.34}{4.74} \times 100\% = 49.37\%$

$$H_2 = \frac{P_2}{P_{2饱}} \times 100\% = \frac{2.34}{2.64} \times 100\% = 88.64\%$$

所以室温是 32℃ 时的空气相对湿度为 49.37%,室温下降到 22℃ 时空气相对湿度为 88.64%。

从上面例子可以看出,即使绝对湿度相同,但如果温度不同,相对湿度的差别会很大。相对湿度为 49.37% 的空气让人感觉比较干爽,相对湿度为 88.64% 的空气则使人感觉潮湿。

南方梅雨季节的特点是高温高湿,湿度多在 80% 以上,有时甚至接近饱和,墙壁上会挂满水珠。在这样大的湿度下,人体挥发出的汗水散发不了,会出现气闷、烦躁、关节痛等症状。北方的冬季,湿度则太小,大多数的时间在 30% 以下,有些地方甚至低至 5%,人会出现咽喉疼痛、皮肤、头发干裂,鼻子出血等症状。

(二)湿度与健康

空气的湿度是气候变化的一个重要因素,它直接影响人们的情绪和健康。如金秋时节,秋风送爽,湿度适中,使人神清气爽,心旷神怡。在任何气温条件下,潮湿的空气对人体都是不利的。潮湿环境对结核病、肾病、冠心病、慢性腰腿痛等病患者都有不良影响。长时间在湿度较大的深山、海岛工作和生活,还容易患风湿性、类风湿关节炎等疾病。

在炎热的夏季,相对湿度大于 80% 时,人体汗液不易排出,出汗后不易蒸发掉,因而易使人烦躁、疲倦、食欲缺乏,影响人的精神状态。但如果湿度太低,上呼吸道黏膜水分大量散失,造成咽干口燥、皮肤干裂,还使人体抵抗力下降,易引起感冒。

现代医疗气象研究表明,对人比较适宜的相对湿度,夏季室温为25℃时,相对湿度控制在40%~50%比较舒适;冬季室温为18℃时,相对湿度在30%~40%。

空气的湿度与人类的生活、工作和健康有着密切的关系。许多现代化工业生产、工厂车间、实验室等都需要较稳定的温度和相对湿度,过于干燥或过于潮湿均会影响产品的工艺和质量。如在潮湿的环境中,食品药品容易发生霉变,金属设备易氧化生锈。在临床上,不适宜的湿度还会直接影响到一些疾病的治疗与康复。例如,干燥的环境对呼吸道疾病或气管手术患者尤其不利。而烧伤患者对空气湿度的要求更为严格,因为烧伤的皮肤组织在潮湿的环境易感染,不易结痂,但在过于干燥的环境里痂皮又会发生皲裂,伤口疼痛加剧。为了得到适当的空气湿度,可以人工调节。当室内湿度过小,可在地面洒水,也可用加湿器,或在炉子上放水壶烧水等方法,来增加空气的湿度;如果湿度过大,则可利用抽湿机抽走室内空气的水分。

实例分析

实例 根据气象专家统计,当相对湿度达30%时,中暑的气温是38℃,当相对湿度达80%和气温在31℃,体质较弱的人有时也会引起中暑。试分析原因。

分析 人体的身体状态不仅与气温有关,还与空气的湿度紧密相关。气温在31℃而相对湿度达80%时,尽管气温不是很高,但由于相对湿度大,空气中的水汽接近饱和,人体排泄的汗液难以蒸发,体内的热量无法畅快地散发,人会感到闷热难受,容易中暑。当相对湿度为30%时,空气干燥,人体汗液易蒸发,体内的热量可较快散发,所以引起中暑的气温达38℃。

三、湿度计

用来测量空气湿度的仪器称为湿度计,其种类较多,有干湿泡湿度计、毛发湿度计、自动感湿度计和手摇干湿计等。

如图3-6所示,干湿泡湿度计由两支规格完全相同的温度计组成,其中一支是干泡温度计,其温泡暴露在空气中,用以测量环境温度;另一支是湿泡温度计,其水银泡用特制的纱布包裹起来,纱布的下端浸入装有水的容器内,水通过毛细作用而沿着纱布上升,使它总能保持湿润。

干湿泡湿度计测空气湿度是利用干湿泡温度差的大小跟空气的相对湿度之间的直接对应关系测出空气的相对湿度。由于湿泡温度计上的水分在蒸发时需要吸收热量,所以湿泡温度计的读数一般总比干泡温度计的低一些。而水分的蒸发快慢与空气相对湿度有关,当相对湿度越小时,水越容易蒸发,湿泡温度计显示的温度越低,干、湿泡湿度计的温差越大;反之,相对湿度大时,水就不容易蒸发,湿泡温度计显示的温度高,干、湿泡湿度计温差小。所以我们把不同温度时相应于不同干

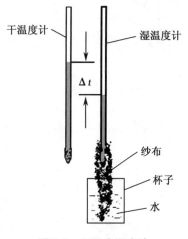

图3-6 干湿泡湿度计

湿泡温度差的相对湿度计算出来,绘制成表3-5,那么,根据干、湿泡湿度计的读数就可以从表中查出空气的相对湿度。例如:干泡温度计所示温度 29℃,湿泡温度计所示温度 25℃,两个温度计的温度差是 4℃。查表 3-5,先从湿泡温度计所示温度中找到 25℃,再从干、湿泡温度计的温度差中找到4℃,它们各自横行和竖列的相交处就是这时的相对湿度 70%。

表 3-5　相对湿度对查表

湿表 湿度℃	干湿泡温度差值（℃）									
	1	1.5	2	2.5	3	3.5	4	5	6	7
30	93	89	86	83	79	76	73	67	61	55
29	93	89	86	82	79	76	72	66	60	54
28	93	89	86	82	79	75	72	65	59	53
27	93	89	85	81	78	75	71	65	59	53
26	92	88	85	81	78	74	71	64	58	51
25	92	88	85	81	77	74	70	63	57	51
24	92	88	84	80	77	73	70	62	56	49
23	92	88	84	80	76	72	69	62	55	48
22	92	88	83	80	75	72	68	61	54	47
21	91	87	83	79	75	71	67	60	52	45
20	91	87	83	78	74	70	66	59	51	44
19	91	86	82	78	74	70	65	58	50	43
18	91	86	82	77	73	69	65	56	49	41
17	90	86	81	77	72	68	63	55	47	39
16	90	85	81	76	71	67	62	54	46	37
15	90	85	80	75	71	66	61	53	44	35
14	90	84	79	74	70	65	60	51	42	33
13	89	84	79	74	69	64	59	49	40	31
12	89	83	78	73	68	62	57	48	38	29
11	88	83	77	72	66	61	56	46	36	26
10	88	82	77	71	65	60	55	44	34	24
9	88	82	76	70	64	58	53	42	31	21
8	87	81	75	69	62	57	51	40	29	18
7	87	80	75	67	61	55	49	37	26	14
6	86	79	73	66	60	53	47	35	23	
5	86	79	72	65	58	51	45	32	19	
4	85	78	70	63	56	49	42	29		
3	84	77	68	62	54	47	40	25		
2	84	76	68	60	52	45	37	22		
1	83	75	66	58	50	42	34	18		
0	82	73	64	56	47	39	31			

现在一般的湿度计上都可直接读出温度和湿度。

点滴积累 ▽

1. 饱和汽和饱和汽压：饱和汽和饱和汽压的定义、影响饱和汽压的因素（温度、液体种类）。

2. 湿度和健康：绝对湿度的定义、相对湿度的定义、湿度对人体健康的影响。

3. 湿度计：湿度计的种类、干湿泡湿度计的工作原理。

第三节　液体的表面现象

液体与气体或固体接触时都有一界面，处于界面的分子同时受到同种分子以及气体或固体分子的作用力，因而将产生一系列不同于液体内部的特殊现象，称之为液体的表面现象。本节主要介绍表面张力、附加压强、润湿现象、毛细现象等液体表面现象的相关内容。

一、表面张力和表面能

经验表明，液体的自由表面，如紧张的薄膜，有收缩成表面积最小的趋势。例如，植物花瓣和荷叶上的小水珠、玻璃板上的水银滴都要收缩成接近球形，因为球面是包围给定体积的最小表面积。这些现象说明液体表面存在一种使其表面收缩的力，称为表面张力。

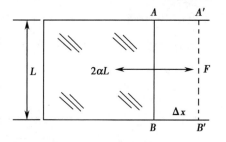

图 3-7 是一个 U 形金属框架，在它的两臂上有一根可以自由滑动的金属丝 AB。把整个框架浸入液体内再拉出来，使它蒙上一层液体薄膜。

图 3-7　液体的表面张力

由于液膜有收缩面积的趋势，金属丝 AB 要往左移动，这时金属丝所受的力就是表面张力，以 F_T 表示。为了使金属丝不移动，需要对它施加一个向右的外力 F 来平衡，即 $F = F_T$，实验表明，F 的大小与金属丝的长度 L 呈正比。因为金属丝受到液膜前后两个表面的张力作用，所以它所受到的总张力为

$$F = F_T = 2\alpha L \qquad\qquad 式(3-14)$$

式中，比例系数 α 称为表面张力系数，它是指液面上单位长度的表面张力，其单位为牛顿/米（N/m）。表 3-6 给出了一些液体的表面张力系数。

表 3-6　不同液体与空气接触时的表面张力系数

液体	温度（℃）	α（N/m）	液体	温度（℃）	α（N/m）
水	0	0.0756	苯	20	0.0288
水	20	0.0728	氯仿	20	0.0271
水	30	0.0712	甘油	20	0.0634
水	100	0.0589	胆汁	20	0.048
肥皂液	20	0.025	尿（正常人）	20	0.066
乙醚	20	0.017	尿（黄疸患者）	20	0.055
甲醇	20	0.0266	全血	37	0.058

从表 3-6 可看出,表面张力系数与液体性质有关,不同液体的 α 值不同;与温度有关,同一种液体的 α 值随温度的升高而减小;另外还与液体中所含杂质的成分及其浓度有关。医学上可以通过测定人体的尿液、血液的表面张力系数与正常值进行比较来诊断疾病。

实例分析

实例 杭州虎跑泉水可以高出杯子 1~3mm 而不淌出,硬币放水面上可漂浮不沉,是什么原因?

分析 虎跑泉水含矿物离子较多,使得水的表面张力增大;地下水的温度还比较低,表面张力也将增加;另外地下水中丰富的矿物质使水的密度变大。所以在玻璃杯中注满泉水,因水的表面张力大、密度大而使水面可凸起不外溢,还能承受硬币的重量。

表面张力产生的原因,可以从微观的角度用分子力进行解释。前面已介绍,物质分子之间存在着引力和斥力,已知分子间的平衡距离的数量级约为 10^{-10}m,当两分子间的距离大于 r_0 而在 $10^{-10}\sim10^{-9}$m 时,分子间的作用力表现为引力,而当分子间距离大于 10^{-9}m 时,引力很快趋于零。如果以 10^{-9}m 为半径做一球面,如图 3-8 所示,则只有在这个球面内的分子才对位于球心的分子有作用力,因此分子引力作用的范围是半径为 10^{-9}m 的球形,称为分子作用球,球的半径称为分子作用半径。

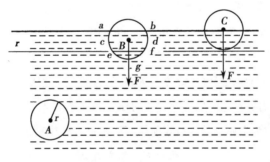

图 3-8 液体分子所受的力

如图 3-8 所示,在液体表面取一厚度等于分子作用半径 r 的一层液体,叫液体的表面层,在表面层以下的液体分子,如 A 分子,它同时受到各个方向上的分子引力的作用,它们互相平衡,合力为零。而在表面层的液体分子,如 B 和 C 它们的作用范围有一部分在液面之外,由于液面上方气体分子的密度远小于液体分子的密度,所以它们受到的所有分子引力的矢量和不等于零。对丁分子 B 来说,虽然 abdc 部分的分子对它的引力被 cdfe 部分的分子引力所抵消,但阴影部分 efg 的分子对 B 的引力作用却没有抵消,其合力 F 垂直液面并指向液体内部,而且越接近液面的分子,受到指向液内的分子引力就越大,其中位于液面上的分子 C 受到的引力最大。因此所有位于液体表面层的液体分子都要受到一个指向液体内的分子引力的作用,在这个力的作用下,它们都有不同程度的挤进液体内部的趋势,使表面层的分子密度下降,分子间的距离相对变大,分子之间的引力大于斥力,各分子力图互相靠近。因而从宏观的角度看,液体表面层存在一种收缩张力,即我们所讨论的表面张力,但这些位于表面层的液体分子所受的分子引力分别被一些靠得很近的分子斥力所平衡,使它们能够停留在液体的表面层。

正如将物体举高需要外力做功一样,要把一个分子从液体内部移至表面层,也必须依靠外力做功,可见表面层内的分子具有较高的势能。我们把整个表面层所有的分子所具有的这种势能的总和,称为液体的表面势能,或称表面能 E。显然,增加液体的表面积的过程,实际上就是把一批分子从液体内部提到表面层使分子势能提高的过程,故表面积越大,表面能越高。液体表面有收缩的趋势,正是系统具有的降低势能自动趋向于更稳定状态的一种方式。

当通过搅拌或振荡等方式消耗外界的能量,把一个大的液滴分解成许多小液滴时,表面积增加了,表面能也随之增加。但系统有趋向稳定而降低势能的趋势,这就是许多乳化物不稳定的原因。

二、表面活性物质和表面吸附

前面我们已提到,液体的表面张力系数,除了与液体本身的性质和温度有关外,还与液体的纯净程度密切相关。当液体中掺入杂质后,液体表面张力系数会发生显著变化。例如,在水中加入少量肥皂液,将使表面张力系数大大减小。能够减小液体表面张力系数的物质,称为该液体的表面活性物质。水的表面活性物质有胆盐、卵磷脂、肥皂及醚、酸、醛等有机物质。另外,还有一类物质,能够增大液体表面张力系数,称为该液体的表面非活性物质。如水的表面非活性物质有氯化钠、糖类、金属氧化物、淀粉等。

表面活性物质能够显著减小液体表面张力系数,这是因为表面活性物质溶入液体后,表面活性物质的分子将主要集中到液体的表面。表面活性物质的分子与液体分子之间的引力小于液体本身分子间的引力,因此位于表面层中液体分子所受到的趋向液体内部的力,大于表面层中活性物质分子所受到的引力,结果液体分子尽可能离开表面层,进入液体内部,使表面层中活性物质分子的浓度增大,表面张力系数减小,这样就减少了液体的表面能,增加了系统的稳定性。

应该注意表面活性物质和表面非活性物质是相对的,对某种液体是表面活性物质,对另一种液体则可能是表面非活性物质。

表面活性物质在溶液的表面层聚集并伸展成薄膜的现象称为表面吸附。水面上的油膜就是常见的表面吸附现象。固体也具有将表面能减少到最小的趋势。但固体的表面积不能像液体一样缩小,只能在其表面吸附一层表面活性物质,以降低表面能。气体或液体附着在固体表面的现象称为固体吸附。

单位体积固体的吸附能力与其表面积呈正比,且随温度的增加而减弱。多孔和粉状物质的表面积大,吸附能力就强。在医药上常利用粉状的白陶土或多孔活性炭来吸附胃肠道中的细菌、色素及食物分解出来的毒素等。为减少污染,保护环境,工业废水也应经多层多孔物质吸附后变成洁净水。

在人类生命活动过程中,表面活性物质和表面吸附起着重要作用。

三、弯曲液面的附加压强

1. 任意弯曲液面内外压强差　静止液体的自由表面一般为平面,但是液滴、水中的气泡、肥皂泡及固体与液体接触处,液面常呈弯曲的球面。有的液面呈凸形,如液滴、毛细管中的水银面;有的液面则呈凹形,如水中的气泡、毛细管中的水面。由于表面张力的存在,弯曲液面的内外两侧压强不相等,存在着压强差,称为附加压强,用 P_S 表示。

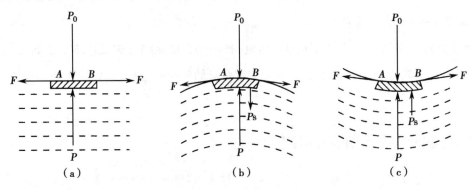

图 3-9　弯曲液面的压强

如图 3-9 所示,考虑液体表面上一小面积元 AB,沿 AB 周围在 AB 以外的液体对 AB 都有表面张力作用,力的方向与周界垂直,并沿周界处与液面相切。如果液面是水平的,如图 3-9(a)所示,则表面张力 F 的方向也是水平的,沿 AB 周界作用于 AB 的表面张力恰好互相抵消,这时液体表面内外的压强相等,且等于表面上的外加压强 P_0。

如果液面是弯曲的,如图 3-9(b)和 3-9(c)所示,沿 AB 周界均匀作用的表面张力不再是水平的。在凸液面的情况下,如图 3-9(b),表面张力的合力 F 指向内部,AB 面积元将紧压在液体上,使液体受到一个向下指向液面曲率中心的附加压强 P_S。平衡时液面内的压强 P 必大于液面外的压强 P_0,它们的关系为

$$P_0+P_S = P \qquad\qquad 式(3-15)$$

在凹液面的情况下,如图 3-9(c),表面张力的合力指向液体外部,AB 面积元好像要被拉出液面,平衡时液面内的压强 P 将小于液面外的压强 P_0,它们的关系为

$$P_0 = P+P_S \qquad\qquad 式(3-16)$$

知识链接

附加压强与表面张力系数、液面曲率半径的关系

如图 3-10 所示,考虑球形液面的一部分,其曲率半径为 R,球心为 O,θ 为这部分球面所张的圆锥角,这部分球面的投影周界为圆,其圆心为 O',半径为 r,投影面积为 $\Delta S = \pi r^2$。若取图中一小段周界弧 dl,则它所受的表面张力为 $dF = \alpha dl$。dF 可以分解成平行于轴线 OC 和垂直于轴线 OC 的两个分量 dF_1 和 dF_2。

其大小分别为：

$$dF_1 = dF\sin\theta = \alpha dl\sin\theta$$

$$dF_2 = dF\cos\theta = \alpha dl\cos\theta$$

因为 dF_2 具有轴对称性，故垂直于轴线 OC 方向上各分力 dF_2 的合力为零。 而平行于轴线 OC 方向各个分力 dF_1 方向相同，其合力为

$$F_1 = \oint dF_1 = \oint \alpha\sin\theta dl = \alpha\sin\theta\oint dl = 2\pi r\alpha\sin\theta$$

从图 3-10 可知，$\sin\theta = r/R$，代入上式得

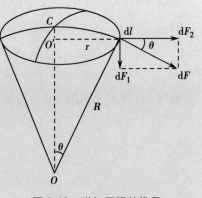

图 3-10 附加压强的推导

$$F_1 = \frac{2\pi\alpha r^2}{R} \qquad 式（3-17）$$

将 F_1 除以投影面积 $\Delta S = \pi r^2$，即得球形液面附加压强 P_s 的大小为

$$P_S = \frac{F_1}{\Delta S} = \frac{2\pi\alpha r^2}{R\cdot\pi r^2} = \frac{2\alpha}{R} \qquad 式（3-18）$$

式 （3-18）表明，球形液面下的附加压强与液体的表面张力系数呈正比，与曲率半径呈反比，其方向总是指向曲面的曲率中心。 因此对于任意弯曲液面来说，总是凹面一侧的压强大，凸面一侧的压强小。

2. 球形液面的附加压强 图 3-11 是一个球形液膜，如肥皂泡，具有内外两个表面。图中 A、B、C 点分别位于膜外、膜中和膜内，P_A、P_B、P_C 分别代表各点的压强，R_1、R_2 分别为液膜内外表面的半径。因液膜的外表面是一凸面，所以 B 点比 A 点压强高，有

$$P_S = P_B - P_A = \frac{2\alpha}{R_2}$$

而液膜的内表面是一凹面，C 点比 B 点压强高，有

$$P'_S = P_C - P_B = \frac{2\alpha}{R_1}$$

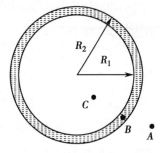

图 3-11 球形液膜附加压强

液膜很薄，内外表面的半径可看作相等，即 $R_1 = R_2 = R$，所以在这种情况下，液膜内外的压强差为

$$P_C - P_A = \frac{4\alpha}{R} \qquad 式（3-19）$$

所以肥皂泡处于平衡时，泡内压强比泡外压强大 $\frac{4\alpha}{R}$。

图 3-12 所示的实验装置，可以证明附加压强与球形液膜半径之间的关系。一根玻璃管的两端吹两个大小不等的肥皂泡。打开中间的阀门使两泡连通，我们会看到小泡体积逐渐变小，大泡体积逐渐变大。此现象说明小泡因半径小而附加压强大，大泡半径大而附加压强小，因此气体逐渐由小泡流入到大泡，直到小泡收缩到管口处其曲率半径与大泡的曲率半径相等为止。学习球形液膜内附

加压强,对于理解肺泡的正常功能有一定的帮助。

例题 3-4　水沸腾时,半径为 10^{-2}mm 的蒸汽泡恰好在水面下,求该泡内的压强 P。

解:已知水在 100℃时的表面张力系数 $\alpha = 0.0589$N/m,根据式(3-18),可算出泡内的附加压强为

$$P_S = \frac{2\alpha}{R} = \frac{2 \times 0.0589}{1 \times 10^{-5}} = 11\ 780(\text{Pa}) = 0.12 \times 10^5(\text{Pa})$$

泡内的压强 P 等于泡外的大气压强 P_0 加上附加压强 P_S,即

$$P = P_0 + P_S = 1.0 \times 10^5 + 0.12 \times 10^5 = 1.12 \times 10^5(\text{Pa})$$

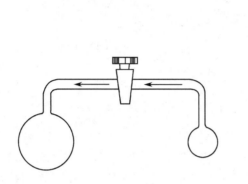

图 3-12　连通泡附加压强实验

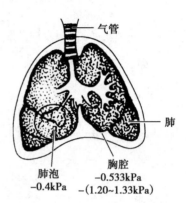

气管

肺

肺泡
−0.4kPa

胸腔
−0.533kPa
−(1.20~1.33kPa)

图 3-13　肺泡及胸膜腔内压强

3. 肺泡的附加压强和表面活性物质　人体的肺是由大小不同的肺泡组成的,肺泡总数约有 3 亿个,半径约为 0.5×10^{-4}m,是呼吸时氧气和二氧化碳交换的场所,肺泡模型如图 3-13 所示。

它的物理性质与小液泡相似,其组织的表面张力系数约为 0.05N/m,若忽略肺泡壁组织的张力,肺泡的附加压强约为

$$P_S = \frac{2\alpha}{R} = \frac{2 \times 0.05}{0.5 \times 10^{-4}} = 2000(\text{Pa})$$

这表明,肺泡内的压强大约比肺泡外的胸腔内压高 2000Pa。此外,实验证明,人体吸气时,肺泡内压须比大气压低 400Pa,这就是说,肺泡如要正常吸气,胸腔内压应比大气压低(2000+400)Pa = 2400Pa。而实际上胸腔内压一般仅比大气压低 670Pa 左右。显然,按上述的计算结果,肺泡内的压强高于大气压,无法进行正常的吸气。

实际上人的肺泡能正常呼吸,上述情况并不会发生。这是因为肺泡内壁能分泌出一种磷脂类的表面活性物质,降低了肺泡的表面张力系数,使肺泡内的附加压强实际上不到上述计算值的 1/7,这种表面活性物质还有另外一个重要作用,即维持各大小不同的肺泡容量的稳定性,使肺泡的回缩趋势不会因肺泡的大小而有显著性差异。当肺泡扩张时,其半径变大,内表面积随之增大,单位面积上的表面活性物质的分子数减少,肺泡内液体表面张力系数升高,虽然肺泡的半径变大了,但泡内的附加压强却不会降低。与较大的肺泡相比,小肺泡中由于表面活性物质分子的分布较密,肺泡的半径虽小,但表面张力系数也在变小,所以泡内的附加压强并不会增大。因此,大小肺泡内的气压基本维持相对稳定,再加上肺泡壁的张力会随肺泡半径的增大而增大,使得大小肺泡的容量相对稳定,大肺泡不会膨胀,而小肺泡不会萎缩。

母体内胎儿的肺泡是萎缩的,并为黏液所覆盖。临产时虽然肺泡壁能分泌表面活性物质,降低黏液的表面张力系数,但新生儿仍需大声啼哭以增大胸腔内的负压,克服肺泡的表面张力,撑开数量众多的肺泡,从而获得呼吸和生存。

实例分析

实例 为什么在人体呼吸过程中大小肺泡的容量相对稳定,而不会出现连通泡附加压强实验那样的现象?

分析 在肺泡内壁的表面活性物质是定量的,当肺泡扩张时,其半径和内表面积随之增大,使单位面积上的表面活性物质的浓度下降,液体表面张力系数升高,所以肺泡的半径变大了,但泡内的附加压强却不会降低。 与较大的肺泡相比,小肺泡中由于表面活性物质分子的浓度高,表面张力系数变小,所以泡内的附加压强并不会增大。 因此,大小肺泡内的气压基本维持相对稳定,大肺泡不会膨胀,而小肺泡不会萎缩。

四、毛细现象

1. 润湿现象 当液体与固体接触时,有两种情况:一种是液体与固体的接触面有扩大的趋势,液体易附着于固体,称为润湿现象,如水对清洁的玻璃;另一种是液体与固体的接触面有收缩的趋势,称为不润湿现象,如水银对玻璃、水对石蜡等。这种差别是由液体分子间相互吸引的内聚力小于或大于液体与固体分子间相互吸引的附着力所决定的。

图 3-14(a)是润湿时的情况,此时附着力大于内聚力而使接触界面有尽量扩大的趋势,增加润湿固体的表面。在接触界面处作液体表面的切线和固体表面的切线,这两切线通过液体内部所夹的角度 θ(图 3-14),叫做接触角,其值介于 0° 和 180° 之间。附着力越大,θ 越小,液体就越能润湿固体。润湿时 $\theta<90°$,当 $\theta=0°$ 时,液体完全润湿固体。图 3-14(b)是不润湿时情况,此时内聚力大于附着力

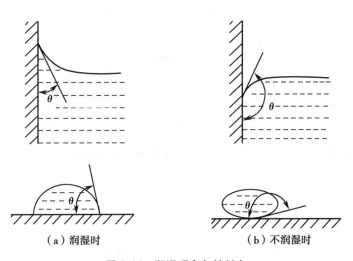

（a）润湿时　　　　　　　　　　（b）不润湿时

图 3-14　润湿现象与接触角

而使接触界面有尽量缩小的趋势,液体对固体不发生润湿现象,这时接触角 $\theta>90°$,当 $\theta=180°$ 时,液体完全不润湿固体。接触角 θ 只与液体和固体本身的性质以及固体表面的光滑和清洁程度有关,而与容器的大小或管子的半径无关。

2. 毛细现象　如图 3-15 所示,将管径很小的管子插入液体内,当液体润湿管壁时,细管内液面(如水)将上升;当液体不润湿管壁时,细管内液面(如水银)将下降。润湿液体在细管中上升或不润湿液体在细管中下降的现象称为毛细现象。能产生毛细现象的细管叫做毛细管。毛细现象是表面张力现象产生的另一个重要效应。

下面以液体润湿管壁的情况为例讨论毛细管内液面变化的高度。如图 3-16 所示,毛细管的管径很小,当插入液体时,管内的液面上升并形成一曲面。

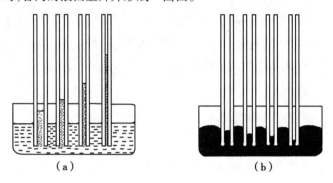

图 3-15　液体在毛细管中上升或下降

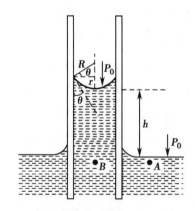

图 3-16　液体在毛细管中上升的高度

由于液面是凹面,所以液面内的附加压强指向上方的曲率中心,使管内液面上升。设 h 为平衡时管内与管外的液面高度差,ρ 是液体密度,g 是重力加速度,液面的曲率半径为 R。根据液体静力学原理,达到平衡时管内液面下的 B 点和同一水平面的 A 点压强相同。

因为 $P_A=P_0$,$P_B=P_0-P_S+\rho gh$,所以 $P_0-P_S+\rho gh=P_0$,得

$$\rho gh=P_S=\frac{2\alpha}{R} \qquad\qquad 式(3\text{-}20)$$

设接触角为 θ,管的内半径为 r,$r=R\cos\theta$,可得毛细管内液面上升的高度为

$$h=\frac{2\alpha\cos\theta}{\rho gr} \qquad\qquad 式(3\text{-}21)$$

式(3-21)表明,毛细管中液面上升的高度与表面张力系数呈正比,与毛细管的半径和液体密度呈反比,管径越细,液面上升越高。当液体完全润湿管壁时,$\theta=0°$,式(3-21)中的$\cos\theta=1$。对于液体不润湿管壁的情况,例如水银、毛细管内的液面为凸面,液面内的附加压强指向下方的曲率中心,这时管内液面将低于管外液面,它下降的高度也可用式(3-21)计算,因为接触角$\theta>90°$,所得的h为负值,表示管中液面下降。

在自然界和日常生活中有许多毛细现象的例子。植物茎内的导管就是植物体内的极细的毛细管,它能把土壤里的水分吸上来。砖块吸水、毛巾吸汗、灯芯吸油、粉笔吸墨水、吸管采血都是常见的毛细现象。在这些物体中有许多细小的孔道,起着毛细管的作用。在人体血管系统的末端,血压非常低且毛细管又特别细,血液的流动正是通过毛细作用完成的。实际上生物体的大部分组织都以各种导管相互连通,依靠其毛细作用吸收营养物质和水分。但在临床治疗中有时也要防止毛细现象的发生,如外科手术用的缝合线都要用蜡处理,以免缝线中无数毛细管将体内外连通,引起细菌感染。

例题 3-5 有两根玻璃管均竖直插入水中,两管水面的高度差为 2.0cm,一管的直径为 1.0mm,另一管的直径为 3.0mm,若水与玻璃的接触角为零,求水的表面张力系数。

解:由式(3-21)可得两管液面的高度分别为

$$h_1=\frac{2\alpha}{\rho g r_1}\cos\theta,h_2=\frac{2\alpha}{\rho g r_2}\cos\theta$$

由上面两式可得 $\Delta h=h_1-h_2=\frac{2\alpha}{\rho g}\cos\theta\left(\frac{1}{r_1}-\frac{1}{r_2}\right)$

$$\alpha=\frac{\Delta h\rho g}{2\cos\theta\left(\dfrac{1}{r_1}-\dfrac{1}{r_2}\right)}$$

代入已知条件得 $\alpha=\dfrac{2\times10^{-2}\times10^3\times9.8}{2\times\left(\dfrac{1}{0.5\times10^{-3}}-\dfrac{1}{1.5\times10^{-3}}\right)}=7.35\times10^{-2}(\text{N/m})$

▶ **课堂活动**

1. 液体在毛细管中的接触角为锐角时,液体在毛细管中是上升还是下降? 如果在毛细管中的接触角为钝角,情况又如何? 为什么?

2. 利用煤油灯照明时,为什么可以用棉绳作为灯芯?

五、气体栓塞

在润湿情况下,当液体在细管中流动时,如果管中出现气泡,液体的流动将受到阻碍,气泡多时可发生阻塞,这种现象叫做气体栓塞。气体栓塞现象可以用表面张力所引起的附加压强来解释。

在图 3-17(a)中,细管中有一气泡,当左右两侧压强相等时,气泡两侧的曲率半径相等,附加压强大小相等方向相反,液体不流动。如果左侧的液柱压强增加一个不大的值 ΔP,如图 3-17(b),这时气泡左边的曲率半径变大,右边的曲率半径变小,使得左侧弯曲液面的附加压强 $P_\text{左}$ 比右边的附加

压强 $P_右$ 小，即 $P_左 < P_右$。如果 $P_左$ 与 $P_右$ 的差值正好等于 ΔP，则气泡仍处于平衡状态，液柱不会向右移动。只有气泡两侧的压强差 ΔP 超过某一临界值（可使液柱开始移动的值），气泡才能移动，这个临界值用 δ 表示，如果管中有几个气泡，则只有当 $\Delta P \geqslant n\delta$ 时，液体才能带着气泡移动，如图 3-17（c）。

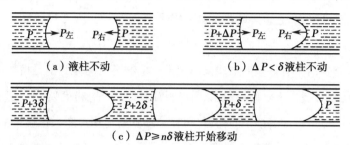

图 3-17　气体栓塞

人体血管中若有气泡，当气泡很小时，可以通过血液循环从肺部排出，但若气泡很大或多到一定量，则将造成血液循环障碍。所以在静脉注射或输液中应特别注意防止空气输入到血管中，以免在微血管中发生气体栓塞。另外，人体的血液中溶有一定量的气体，其溶解量与压强呈正比。当人体从高压处突然进入低压环境时，例如潜水员从深海上升到海面，或患者和医务人员从高压氧舱中出来，都必须有适当的缓冲时间，否则在高压时溶于血液中的过量气体，会因压强突然降低而迅速释放出来，若微血管中血液析出的气泡过多，在血管中就会造成气体栓塞而危及生命。

点滴积累 ∨ ∙∙

1. 表面张力和表面能：表面张力的定义、影响表面张力系数的因素（液体性质、温度、杂质、接触物质）、表面能的定义。

2. 表面活性物质：表面活性物质与表面非活性物质的定义、表面吸附现象的定义。

3. 弯曲液面的附加压强：任意弯曲液面内外压强差的计算、球形液面的附加压强的计算、表面活性物质对肺泡附加压强的影响。

4. 毛细现象：润湿与不润湿现象的定义、毛细现象的定义、毛细现象的产生原因、毛细现象的应用。

5. 气体栓塞：气体栓塞的定义、气体栓塞的产生原因。

（朱　璇）

目标检测

一、简答题

1. 气温相同的情况下，夏天北方的气候感觉比南方要舒适宜人些，这是为什么？

2. 在海拔较高的地方，人会感觉呼吸困难四肢无力，利用携带的高压氧筒、氧气袋吸氧就可缓解症状，试分析原因。

3. 什么是液体的表面张力？表面张力系数与哪些因素有关？

4. 表面活性物质对肺泡容量大小的相对稳定起了什么作用？

二、实例分析

1. 冬天在有暖气的房子里,人会感到口渴,如果有加湿机工作,就会感觉好些,试分析原因?

2. 纯净的水不能吹泡泡,但在水中加上肥皂液后就可以吹泡泡了,试分析原因?

3. 潜水人员从深水中上来时必须控制上升速度,有一定的缓冲时间,为什么?

三、计算题

1. 在容积为40L的贮气筒内有192g氧气,当贮气筒的温度为27℃时,筒内氧气的压强为多少个大气压?分子数密度是多少?

2. 某氧气瓶的容积是35L,瓶内氧气的压强为$1.5×10^7Pa$,给患者输氧气一段时间后,氧气的压强降为$1.2×10^7Pa$,设温度为27℃,求这段时间内用去氧气的质量是多少?

3. 某气体的温度为27℃,压强为2atm,求1L该气体中有多少个分子?

4. 设空气中含有23.6%的氧气和76.4%的氮气,求在压强为10^5Pa和温度为13℃时氧气和氮气的分压强。

5. 容积为$2500cm^3$的烧瓶内有$1.0×10^{22}$个氧分子、$1.5×10^{22}$个氮分子和$2.5×10^{22}$个二氧化碳分子。设混合气体的温度为150℃,求混合气体的压强。

6. 形成一半径为2cm的球形肥皂泡膜,需要$16×10^{-3}Pa$的压强,求该皂液的表面张力系数。

7. 表面张力系数为$\alpha=72.7×10^{-3}N/m$的水,在一毛细管中上升2.5cm,丙酮($\rho=792kg/m^3$)在同样的毛细管中上升1.4cm。设两者均完全浸润毛细管,求丙酮的表面张力系数。

8. 用一半径为0.2mm的毛细管采血,如果接触角为零,求在毛细管中血液上升的高度(血液的密度为$1.05g/cm^3$,$\alpha=5.8×10^{-2}N/m$)。

9. 吹一个半径为3cm的肥皂泡,设肥皂液的表面张力系数为0.04N/m,试求泡内外的压强差。

10. 一U形玻璃管的两竖直管的直径分别为1mm和3mm。试求两管内水面的高度差(水的表面张力系数$\alpha=73×10^{-3}N/m$)。

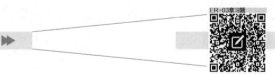

第四章

————

静电场

ER-04章PPT

▲

学习目标 ∨

学习目的

通过对电场强度、电势、电介质、电容等基础知识和静电场的基本规律的学习，对静电场的基本性质和基本规律有初步认识，为学习电磁学及专业课奠定理论基础，也为深入了解生命现象和有效地使用现代医学仪器奠定基础。

知识要求

1. 掌握电场强度、电场线、电通量、电势能、电势、电容等基本概念；掌握库仑定律、电场强度叠加原理、电场强度、静电场的环路定理、电势叠加原理、电势的简单计算；

2. 熟悉电荷守恒定律、电偶极子、生物膜电位、电介质的极化、电容率的基本内容；

3. 了解电荷的量子化、带电电容器的能量、静电场的能量的基本含义和静电的危害及其防护。

能力要求

熟练掌握本章的基本概念、基本规律和基本定理的含义，清楚其适用范围和适用条件，能应用这些规律简单计算，熟悉其在实际中的应用，初步具有解决实际问题的技能。

在电荷周围存在着一种特殊的物质，叫做电场，相对于观察者静止的电荷产生的电场叫做静电场。本章将从真空中的静电场着手，定义描述静电场的两个重要物理量：电场强度和电势；介绍反映静电场性质的基本规律：库仑定律、静电场的环路定理等。在此基础上讨论生物膜电位、电介质的极化以及静电场的能量等内容。

第一节　电场强度

一、电荷及其性质

1. 电荷的量子化　大量的实验表明，自然界只存在两种电荷：正电荷和负电荷，并且任意两个电荷之间都存在着相互作用，同种电荷相互排斥，异种电荷相互吸引，我们把静止电荷间的作用力叫做静电力。

物体所带电荷数量的多少，称为电量，电量符号常用 Q 或 q 表示。在国际单位制中，电量的单位是库仑（C）。自然界中，实验表明，元电荷是一切带电体所带电量的最小单位，用 e 表示（$e = 1.602\ 177 \times 10^{-19}$C）。通常任何带电体所带的电量为 $q = \pm ne$（$n = 1, 2, \cdots\cdots$），即任何带电体所带的电量都是元电

荷 e 的整数倍,电量的这种只能取分立的、不连续值的性质,称为电荷的量子化。

2. 电荷守恒定律 大量实验证明在一个与外界没有电荷交换的系统内,无论经过任何物理、化学变化过程,当一个物体失去电荷时,必然有另外一个物体得到相同数目的电荷,也就是说:电荷既不会凭空产生,也不会凭空消失,它只会在物体之间或物体内部相互转移,这个规律称为电荷守恒定律,电荷守恒定律是物理的基本定律之一。

二、库仑定律

在研究两个带电体间的相互作用时,若带电体本身的几何线度和它们之间的距离相比可以忽略,则可忽略带电体的大小和形状,这样的带电体称为点电荷。注意点电荷是一个理想模型,任何带电体都可以看作是点电荷的集合体。

1785 年,法国物理学家库仑根据扭秤实验结果,总结出了真空中点电荷之间相互作用的静电力所服从的基本规律——库仑定律,其表述为:在真空中两个静止的点电荷之间的相互作用力(或称静电力),其大小与它们电荷量的乘积成正比,与它们之间距离的平方成反比,作用力的方向在两个点电荷的连线上,同种电荷相斥,异种电荷相吸。

如图 4-1 所示,q_1 和 q_2 分别是两点电荷的电荷量,r 是两点电荷之间的距离,则点电荷 q_2 受到点电荷 q_1 的作用力 F 为

$$F = k\frac{q_1 q_2}{r^2}e_r \qquad 式(4\text{-}1)$$

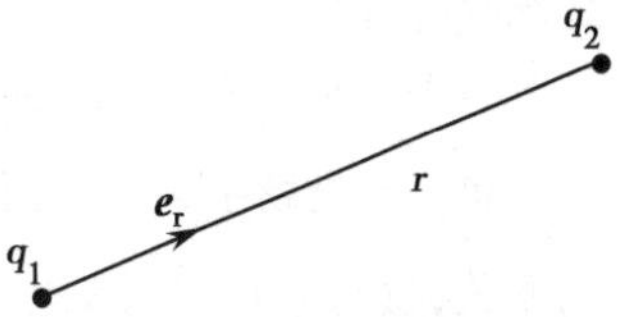

式中 e_r 是从点电荷 q_1 指向 q_2 的单位矢量。

图 4-1 库仑定律

通常用常量 ε_0 来代替比例系数 k,即 $k = \dfrac{1}{4\pi\varepsilon_0}$,于是式(4-1)可写成

$$F = \frac{1}{4\pi\varepsilon_0}\frac{q_1 q_2}{r^2}e_r \qquad 式(4\text{-}2)$$

式中 ε_0 称为真空电容率,是电磁学中的一个基本常量,其值为

$$\varepsilon_0 = 8.8542\times10^{-12}\,C^2/(N\cdot m^2)$$

例题 4-1 已知氢原子核的质量 $M = 1.67\times10^{-27}$kg,电子的质量 $m = 9.11\times10^{-31}$kg,电子与原子核之间的距离约为 $r = 5.3\times10^{-11}$m,求它们之间的静电力与万有引力,并比较二者的大小。

解: 由于电子与原子核本身大小与它们之间的距离相比小很多,因此,可将电子和原子核都看作点电荷。由库仑定律,它们之间的静电力的大小为

$$F = \frac{1}{4\pi\varepsilon_0}\frac{q_1 q_2}{r^2} = \frac{1}{4\times3.14\times8.85\times10^{-12}}\frac{1.6\times10^{-19}\times1.6\times10^{-19}}{(5.3\times10^{-11})^2}$$

$$= 8.2\times10^{-8}\,(N)$$

由万有引力定律,它们之间的万有引力的大小为

$$f = G\frac{mM}{r^2} = 6.67\times10^{-11}\times\frac{9.11\times10^{-31}\times1.67\times10^{-27}}{(5.3\times10^{-11})^2}$$

$$= 3.6\times10^{-47}\,(N)$$

故静电力与万有引力的比值为

$$\frac{F}{f}=\frac{8.2\times10^{-8}}{3.6\times10^{-47}}=2.3\times10^{39}$$

由此可见静电力远大于万有引力。所以,在原子中作用在电子上的力主要是静电力,而万有引力则可以忽略。

三、电场强度

电场是存在于电荷周围的一种特殊物质,电场的基本性质是对其中的电荷有力的作用,称为电场力,电荷间的相互作用是通过电场对电荷的作用来实现的。本章所讨论的电场是静电场,电荷在静电场中会受到力的作用,电荷在电场中运动时电场力要对它做功,于是引入了描述静电场的两个物理量:电场强度和电势。

(一) 电场强度

1. 电场强度 设空间有一场源电荷$+q$,它在周围产生静电场,把一个检验电荷 q_0 放到电场中不同的位置。检验电荷必须满足如下条件:①必须是点电荷;②所带的电荷量必须足够小,以至于把它放进电场中对原有的电场几乎没有什么影响。在下面的讨论中均用正电荷作为检验电荷。

如图 4-2 所示,把一检验电荷 q_0 放入电场中不同位置,由库仑定律可知 q_0 所受力的大小和方向均不相同。就电场中某一点而言,q_0 在该处所受的电场力 $\boldsymbol{F}$ 与 q_0 的大小有关。但 $\boldsymbol{F}$ 与 q_0 的比值,则与 q_0 无关,仅与 q_0 所在处的电场性质有关。把检验电荷在电场中某一点所受的电场力 $\boldsymbol{F}$ 与检验电荷的电荷量 q_0 之比,称为该点的电场强度,用符号 $\boldsymbol{E}$ 表示,即

$$\boldsymbol{E}=\frac{\boldsymbol{F}}{q_0} \tag{式(4-3)}$$

式(4-3)表明,电场中某点的电场强度的大小等于单位电荷在该点所受力的大小。电场强度是矢量,其方向为正电荷在该点所受力的方向。

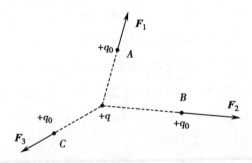

图 4-2 检验电荷在电场中不同位置受力情况

在国际单位制中,电场强度的单位是牛顿/库仑(N/C),电场强度的单位还可用伏特/米(V/m)来表示,在电工计算中常用后一种表示法。

若已知电场强度,便可求得电荷 q 在电场中所受的力为

$$\boldsymbol{F}=q\boldsymbol{E} \tag{式(4-4)}$$

例题 4-2 在水平放置的两块金属板间,有一电场强度为 $9\times10^4\,\mathrm{N/C}$ 的匀强电场,方向竖直向

下。现有一质量为 $1.47×10^{-15}kg$ 的带电油滴在电场中处于平衡状态,求油滴带的是何种电荷? 所带电荷量是多少?

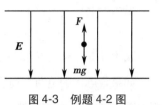

图 4-3 例题 4-2 图

解:油滴受到重力 $G=mg$ 和电场力 F 的作用,处于平衡状态,分析可知电场力的方向竖直向上,如图 4-3 所示。由于电场强度的方向向下,可知油滴带负电。由题意知 $F=G$,有

$$qE = mg$$

$$q = \frac{mg}{E}$$

$$q = \frac{1.47×10^{-15}×9.8}{9×10^4}$$

$$q = 1.60×10^{-19}(C)$$

2. 点电荷的电场强度 设真空中,有一个静止的点电荷 q,则距 q 为 r 的 P 点的电场强度,可由电场强度公式和库仑定律求得。若把检验电荷 q_0 放在 P 点,则 q_0 受到的电场力为

$$F = \frac{1}{4\pi\varepsilon_0} \frac{qq_0}{r^2}e_r$$

式中 e_r 是从 q 指向 P 点的单位矢量。据式(4-3)可求得 P 点的电场强度,即

$$E = \frac{1}{4\pi\varepsilon_0} \frac{q}{r^2}e_r \qquad\qquad 式(4-5)$$

如图 4-4 所示,如果 q 为正电荷,E 的方向则与 e_r 相同;如果 q 为负电荷,E 的方向则与 e_r 相反。

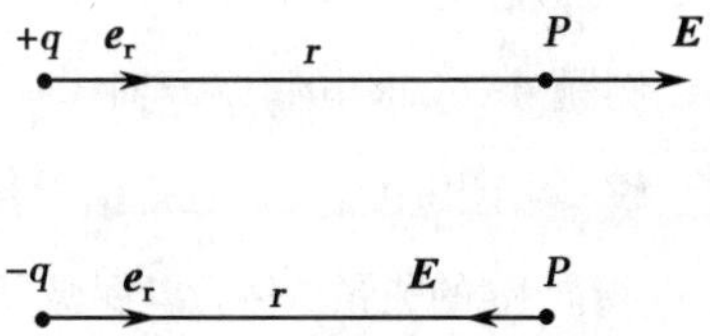

图 4-4 点电荷的电场强度

(二) 电场强度叠加原理

设真空中许多点电荷 $q_1,q_2,\cdots,q_n$ 组成的点电荷系,检验电荷 q_0 在点电荷系的电场中某点处,所受的力等于各个点电荷单独存在时对 q_0 作用力的矢量和,即

$$F = F_1 + F_2 + \cdots + F_n$$

等式两边同时除以 q_0 得

$$\frac{F}{q_0} = \frac{F_1}{q_0} + \frac{F_2}{q_0} + \cdots + \frac{F_n}{q_0}$$

由电场强度定义可知上式等式右边各项表示了各个点电荷在场中某点激发的电场强度,等式左边表示了该点的总电场强度,即

$$E = E_1 + E_2 + \cdots + E_n \qquad\qquad 式(4-6)$$

式(4-6)表明,点电荷系所激发的电场中某点的电场强度,等于各点电荷单独存在时在该点所激发的电场强度的矢量和,这一结论称为电场强度的叠加原理。利用这一原理,理论上可计算任意带电体所激发的电场强度。

对于点电荷系激发的电场中某点的电场强度,根据电场强度的叠加原理,得

$$E = \frac{1}{4\pi\varepsilon_0}\frac{q_1}{r_1^2}e_{r1} + \frac{1}{4\pi\varepsilon_0}\frac{q_2}{r_2^2}e_{r2} + \cdots + \frac{1}{4\pi\varepsilon_0}\frac{q_n}{r_n^2}e_{rn} = \sum_{i=1}^{n}\frac{1}{4\pi\varepsilon_0}\frac{q_i}{r_i^2}e_{ri} \qquad 式(4\text{-}7)$$

式中,r_i是第 i 个点电荷 q_i到该场点的距离,e_{ri}是由 q_i指向该点的单位矢量。

如果带电体的电荷是连续的,可把带电体看成是由许多极小的连续分布的电荷元 dq 组成,每一个电荷元 dq 都当作点电荷来处理,那么,电荷元 dq 在电场中的某一点激发的电场强度为

$$\mathrm{d}E = \frac{1}{4\pi\varepsilon_0}\frac{\mathrm{d}q}{r^2}e_r$$

式中 r 是电荷元 dq 到该场点的距离,e_r是 dq 指向该点的单位矢量。由电场强度叠加原理,可得带电体的全部电荷在该点激发的电场强度为

$$E = \int \mathrm{d}E = \int \frac{1}{4\pi\varepsilon_0}\frac{\mathrm{d}q}{r^2}e_r \qquad 式(4\text{-}8)$$

如果电荷连续分布在细长的线带电体上,则定义单位长度所带的电荷为电荷线密度 λ ,在线带电体上取一线元 dl,它所带电荷量为 dq,则 $\lambda = \dfrac{\mathrm{d}q}{\mathrm{d}l}$,于是线带电体在该点的电场强度为

$$E = \frac{1}{4\pi\varepsilon_0}\int_L \frac{\lambda\,\mathrm{d}l}{r^2}e_r \qquad 式(4\text{-}9)$$

(三) 电场强度的计算

1. 点电荷系电场强度的计算　如果已知点电荷系的分布情况,应用点电荷电场强度的公式,根据电场强度的叠加原理,可求得点电荷系所激发的电场强度。

例题 4-3　求电偶极子轴线延长线上和中垂线上一点的电场强度。

解:两个相距很近而且等值异号的点电荷构成的电荷系称为电偶极子。两点电荷之间的距离为 l,从 $-q$ 指向 $+q$ 的矢量 l 称为电偶极子的轴,ql 称为电偶极矩,简称电矩,电矩是矢量,用 p 表示,即 $p=ql$。

(1)电偶极子轴线延长线上一点的电场强度:如图 4-5 所示,取电偶极子轴线的中点为坐标原点 O,沿轴线的延长线为 Ox 轴,延长线上某点 A 距原点 O 的距离为 x,则点电荷 $-q$ 和 $+q$ 在 A 点激发的电场强度分别为

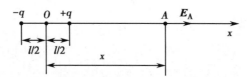

图 4-5　电偶极子轴线延长线上一点的电场强度

$$E_- = -\frac{1}{4\pi\varepsilon_0}\frac{q}{\left(x+\dfrac{l}{2}\right)^2}i, \quad E_+ = \frac{1}{4\pi\varepsilon_0}\frac{q}{\left(x-\dfrac{l}{2}\right)^2}i$$

因为 E_- 与 E_+ 方向相反,所以电偶极子在 A 点激发的电场强度 E_A 为

$$E_A = E_+ + E_- = \frac{q}{4\pi\varepsilon_0}\left(\frac{1}{\left(x-\dfrac{l}{2}\right)^2} - \frac{1}{\left(x+\dfrac{l}{2}\right)^2}\right)i = \frac{q}{4\pi\varepsilon_0}\frac{2xl}{\left(x^2-\dfrac{l^2}{4}\right)^2}i$$

由于 $x \gg l$，则 $(x^2 - \frac{l^2}{4}) \approx x^2$，于是上式为：

$$E_A = \frac{1}{4\pi\varepsilon_0} \frac{2ql}{x^3} i = \frac{p}{2\pi\varepsilon_0 x^3} \qquad 式(4\text{-}10)$$

E_A 的方向与 p 的方向相同。

（2）电偶极子轴线的中垂线上一点的电场强度：如图4-6所示，取电偶极子轴线的中点为坐标原点 O，沿轴线的延长线为 Ox 轴，轴线的中垂线为 Oy 轴，中垂线上某点 B 距原点 O 的距离为 y，设 $y \gg l$，则点电荷 $-q$ 和 $+q$ 在 B 点激发的电场强度大小为

$$E_+ = E_- = \frac{1}{4\pi\varepsilon_0} \cdot \frac{q}{y^2 + \frac{l^2}{4}}$$

电偶极子在 B 点激发的电场强度 E_B 的大小为：

$$E_B = 2E_+ \cos\alpha$$

其中 α 是 B 点和 $+q$ 的联线与 E_B 的夹角，有

$$\cos\alpha = \frac{l/2}{\sqrt{y^2 + l^2/4}}$$

所以

$$E_B = \frac{1}{4\pi\varepsilon_0} \cdot \frac{ql}{\left(y^2 + \frac{l^2}{4}\right)^{3/2}} \approx \frac{ql}{4\pi\varepsilon_0 y^3} = \frac{p}{4\pi\varepsilon_0 y^3} \qquad 式(4\text{-}11)$$

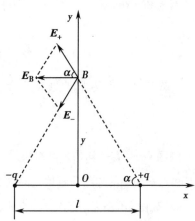

图 4-6 电偶极子轴线的中垂线上
一点的电场强度

其矢量式为

$$E_B = -\frac{p}{4\pi\varepsilon_0 y^3} \qquad 式(4\text{-}12)$$

E_B 的方向与 p 的方向相反。

电偶极子是一个重要的物理模型，在研究电介质的极化等问题时都要用到这个模型。电偶极子的电场对于人体生物电有着重要意义，例如，心肌细胞等的电性质都可等效为电偶极子来描述。

2. 连续分布电荷的电场强度的计算　求连续分布电荷的电场强度步骤是：在带电体上任取一电荷元 dq；然后写出该电荷元 dq 在所求场点的电场强度 dE，最后应用电场强度叠加原理，得到所求点的电场强度 E。

例题 4-4　一均匀带正电半圆环，半径为 R，总的带电量为 Q，求环心 O 处的电场强度 E 的大小和方向。

解： 如图4-7所示，在带电半圆环上任取一线元 dl，其所带电荷量为 $dq = \lambda dl$，其中 λ 为电荷线密度，$\lambda = \frac{Q}{\pi R}$，电荷元 dq 在半圆环心 O 处的电场强度 dE 的大小为

$$dE = \frac{1}{4\pi\varepsilon_0} \frac{dq}{R^2} = \frac{\lambda}{4\pi\varepsilon_0 R^2} dl$$

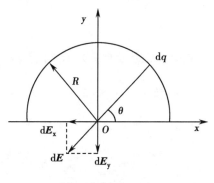

图 4-7 例题 4-4 图

dE 方向如图 4-7 所示，dE 在 Ox 和 Oy 轴的分量分别为

$$dE_x = -dE\cos\theta$$

$$dE_y = -dE\sin\theta$$

根据对称分析，有

$$E_x = \int_L dE_x = 0$$

$$E_y = \int_L dE_y = \int_L \frac{-\lambda}{4\pi\varepsilon_0 R^2}\sin\theta dl$$

因为 $dl = Rd\theta, \lambda = \dfrac{Q}{\pi R}$，代入上式得

$$E_y = \int_0^\pi \frac{-Q}{4\pi^2\varepsilon_0 R^2}\sin\theta d\theta = -\frac{Q}{2\pi^2\varepsilon_0 R^2}$$

E 的方向为沿 Oy 轴的负方向，于是

$$E = -\frac{Q}{2\pi^2\varepsilon_0 R^2}j$$

例题 4-5 有一均匀带电直棒，长度为 l，总的带电量为 q，棒外一点 P 离开直棒的垂直距离为 a，P 点和直棒两端的连线与直棒之间的夹角分别为 θ_1 和 θ_2，求 P 点的电场强度。

解： 如图 4-8 所示，设 P 点到直棒的垂足 O 为坐标原点，坐标轴 Ox 沿带电直棒，Oy 通过 P 点，电荷线密度为 $\lambda = \dfrac{q}{L}$，在棒上距离原点 O 为 x 处取一长度为 dx 的电荷元，其电荷量为 $dq = \lambda dx$，在 P 点激发的电场强度为

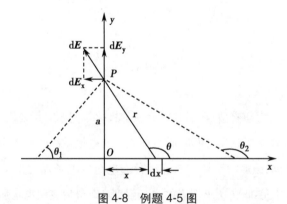

图 4-8 例题 4-5 图

$$d\boldsymbol{E} = \frac{1}{4\pi\varepsilon_0}\frac{dq}{r^2}\boldsymbol{e}_r$$

式中 $\boldsymbol{e}_r$ 是 dx 指向 P 点的单位矢量。设 $d\boldsymbol{E}$ 与 x 轴之间的夹角为 θ，则 $d\boldsymbol{E}$ 沿 Ox 轴和 Oy 轴的分量分别为 $dE_x = dE\cos\theta, dE_y = dE\sin\theta$。从图中可得到下列几何关系，$x = a\tan\left(\theta - \dfrac{\pi}{2}\right) = -a\cot\theta, r^2 = x^2 + a^2 = a^2\csc^2\theta$，于是 $dx = a\csc^2\theta d\theta$，则

$$dE_x = \frac{\lambda}{4\pi\varepsilon_0 a}\cos\theta d\theta, \quad dE_y = \frac{\lambda}{4\pi\varepsilon_0 a}\sin\theta d\theta$$

将上两式积分，得

$$E_x = \int dE_x = \int_{\theta_1}^{\theta_2} \frac{\lambda}{4\pi\varepsilon_0 a}\cos\theta d\theta = \frac{\lambda}{4\pi\varepsilon_0 a}(\sin\theta_2 - \sin\theta_1)$$

$$E_y = \int dE_y = \int_{\theta_1}^{\theta_2} \frac{\lambda}{4\pi\varepsilon_0 a}\sin\theta d\theta = \frac{\lambda}{4\pi\varepsilon_0 a}(\cos\theta_1 - \cos\theta_2)$$

电场强度的大小为

$$E = \sqrt{E_x^2 + E_y^2} = \frac{\lambda}{4\pi\varepsilon_0 a}\sqrt{2 - 2\cos(\theta_1 - \theta_2)}$$

设 φ 为 E 的方向与 Ox 轴的夹角

$$\varphi = \arctan\frac{E_x}{E_y} = \arctan\frac{\sin\theta_2 - \sin\theta_1}{\cos\theta_1 - \cos\theta_2}$$

如果均匀带电直棒是无限长,即 $\theta_1 = 0, \theta_2 = \pi$ 那么

$$E = \frac{\lambda}{2\pi\varepsilon_0 a}$$

若棒带正电,电场强度方向垂直于棒指向外;若棒带负电,电场强度方向垂直于棒指向棒。

如图4-9所示,如果带电平面是无限大均匀带电平面,则平面外一点的电场强度为

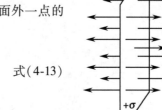

$$E = \frac{\sigma}{2\varepsilon_0} \qquad\qquad 式(4\text{-}13)$$

式中,σ 是电荷的面密度,即,$\sigma = \dfrac{dq}{ds}$。

图4-9　无限大均匀带电平面外的电场强度

从式(4-13)可看出,无限大均匀带电平面外的电场强度的大小处处相等,可看作是匀强电场,与距离无关。如平面带正电荷,其方向垂直于平面指向外;如平面带负电荷,其方向垂直于平面指向平面。对于式(4-13)的计算过程:把均匀带电圆盘,分成一系列同心的细圆环,每个细圆环可看作是电荷元,圆盘轴上各点处的电场强度就是这些半径不同的细圆环激发的电场强度的叠加,如均匀带电圆盘可看作无限大时,即可求得。

点滴积累 $\bigvee$ ··

1. 电荷及其性质:电荷的量子化、电荷守恒定律。

2. 库仑定律: $F = \dfrac{1}{4\pi\varepsilon_0}\dfrac{q_1 q_2}{r^2}e_r$。

3. 电场强度:电场强度的定义、电场强度叠加原理、电场强度的计算。

第二节　电场的几何描述

一、电场线

为了形象地描述电场强度在空间的分布情况,在电场中画出许多曲线,使曲线上任一点的切线

方向和该点的电场强度 E 的方向一致,这些曲线被称为电场线,如图 4-10 所示。

电场线不仅可表示电场强度的方向,而且还能表示电场强度的大小,电场线的疏密程度可反映电场中电场强度的大小分布:在电场线密集的区域电场强度大,在电场线稀疏的区域电场强度小。图 4-11(a~f)是几种电场的电场线的分布图。

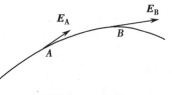

图 4-10　电场线

静电场的电场线有如下特点:①电场线起始于正电荷而终止于负电荷;②电场线不能形成闭合曲线;③任何两条电场线不会相交;④电场线的疏密程度反映了电场的强弱。

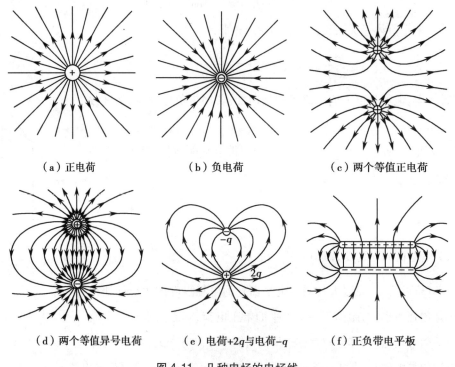

（a）正电荷　　　　　　（b）负电荷　　　　　　（c）两个等值正电荷

（d）两个等值异号电荷　　（e）电荷+2q 与电荷-q　　（f）正负带电平板

图 4-11　几种电场的电场线

应当注意,虽然在电场中每一点正电荷所受力的方向和通过该点的电场线的切线方向相同,但在通常情况下,电场线并不是一个正电荷在电场中运动的轨迹。

二、电通量

把垂直通过电场中某一个面的电场线条数称为通过这个面的电通量(E 通量)。设匀强电场中取一个平面 S,并使它和电场强度方向垂直,如图 4-12(a)所示,则通过平面 S 的电通量为

$$\Phi_E = ES \tag{式（4-14）}$$

如果平面 S 与匀强电场的 E 不垂直,那么平面 S 在电场空间可取许多方位,于是引入面积矢量 S,规定其大小为 S,其方向用它的法线单位矢量 e_n 表示,有 $S = Se_n$。在图 4-12(b)中,e_n 与 E 之间的夹角为 θ,则通过平面 S 的电通量为

$$\Phi_E = ES\cos\theta = E \cdot S \tag{式（4-15）}$$

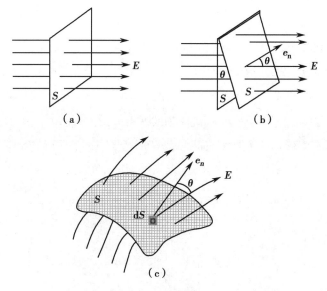

图 4-12 E 通量的计算

如果电场是非匀强电场,并且面 S 是任意曲面,则可把曲面分成许多面积元,如图 4-12(c) 所示,求出面积元的电通量,则通过曲面 S 的电通量就等于通过曲面 S 上所有面积元电通量的总和。

知识链接

高 斯 定 理

电荷在周围空间激发电场,那么,通过电场空间某一给定闭合曲面的电通量与激发电场的场源电荷有确定的关系。 设真空中有一正点电荷 q,被置于半径为 r 的球面中心 o,于是通过整个球面的电通量为 $\Phi_E = \oint_S \boldsymbol{E} \cdot \mathrm{d}\boldsymbol{S} = q/\varepsilon_0$,即通过球面的电通量等于球面所包围的电荷 q 除以 ε_0。 虽然讨论的是一种特殊情况,但如果包围点电荷的闭合曲面形状是任意的,上式仍然成立。

如果在闭合曲面内有 n 个电荷时,如图 4-13 所示,穿过闭合曲面的电通量与闭合曲面内的电荷关系为

$$\oint_S \boldsymbol{E} \cdot \mathrm{d}S = \frac{1}{\varepsilon_0} \sum_{i=1}^{n} q_i \qquad\qquad 式(4\text{-}16)$$

式(4-16)表明,在真空静电场中,穿过任意闭合曲面的电通量等于该闭合曲面所包围的所有电荷的代数和除以 ε_0,这一结论称为真空中静电场的高斯定理,所选取的闭合曲面称为高斯面。 高斯定理说明了静电场是有源场。 高斯定理不仅适用于静电场,而且对变化电场也是适用的,是电磁场理论的基本方程之一。

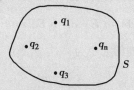

图 4-13 闭合曲面内有 n 个电荷的 E 通量

例：利用高斯定理求无限长均匀带电直导线的电场的电场强度。

解：根据电荷分布的对称性可知在空间中每一点，场强必定垂直于带电直导线且背离带电直导线。在空间中作一个长为 l，半径为 r，以带电直导线为轴的圆柱面，即高斯面。此高斯面包围了长为 l 的一段带电直导线，设单位长度上的正电荷为 λ，则高斯面所包围的电荷 $q = \lambda l$。因为场强在空间各点都是沿径向的，在圆柱面的顶面和底面上的场强都和法线垂直，所以这两个面上的电通量为零。在圆柱面的侧面 r 为常数，则 E 为常数，且方向垂直于侧面，故通过高斯面的电通量为

$$\Phi_E = \oint_S \boldsymbol{E} \cdot d\boldsymbol{S} = \int E \cdot dS = E \int_S dS = E \cdot 2\pi r l$$

根据高斯定理得

$$\oint_S \boldsymbol{E} \cdot d\boldsymbol{S} = \frac{1}{\varepsilon_0} \sum_{i=1}^{n} q_i = \frac{\lambda l}{\varepsilon_0}$$

由上两式得

$$E \cdot 2\pi r l = \frac{\lambda l}{\varepsilon_0}$$

简化得

$$E = \frac{\lambda}{2\pi \varepsilon_0 r}$$

必须指出，对非闭合曲面，曲面法线单位矢量的方向可以取曲面的任一侧。对闭合曲面来说，通常规定自内向外的方向为面积元法线单位矢量的方向。

点滴积累 $\vee$

1. 电场线：电场线的定义、电场线的特点。

2. 电通量：$\Phi_E = E \cdot S$。

第三节 电势

一、静电场力做功

如图 4-14 所示，有一正点电荷 q 于原点 O，检验电荷 q_0 从 M 点（位矢为 $\boldsymbol{r}_M$）沿任意路径 MN 到 N 点（位矢为 $\boldsymbol{r}_N$），把路径分割成无限个位移元，任取一位移元，则电场力做的元功为

$$dA = q_0 \boldsymbol{E} \cdot d\boldsymbol{l} = q_0 E dl \cos\theta$$

由于 $dl\cos\theta = dr$，点电荷的电场强度的大小为

$$E = \frac{1}{4\pi\varepsilon_0} \frac{q}{r^2}$$

则 q_0 从 M 点移到 N 点时，电场力所做的功为

$$A = \int_{r_M}^{r_N} \frac{q_0 q}{4\pi\varepsilon_0} \frac{dr}{r^2} = \frac{q_0 q}{4\pi\varepsilon_0}\left(\frac{1}{r_M} - \frac{1}{r_N}\right) \qquad 式(4\text{-}17)$$

式中，r_M 和 r_N 分别是检验电荷 q_0 移动时起点和终点距点电荷 q 的距离。

式(4-17)表明，在点电荷 q 的电场中，电场力对检验电荷 q_0 所做的功与路径无关，只与其移动时的起点和终点位置有关。

由于任何静电场都可看作是点电荷系中各点电荷的电场的叠加，因而得出结论：电荷在任何静电场中移动时，电场力所做的功只与检验电荷的大小以及路径的起点和终点的位置有关，而与路径无关。

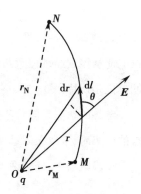

图 4-14　电场力做的功

二、静电场的环路定理

由于静电场力所做的功与路径无关，因此静电场力是保守力。当检验电荷 q_0 从电场某一点出发，经闭合路径又回到原来位置时，电场力所做的功为零，即

$$A = q_0 \oint_L \boldsymbol{E} \cdot d\boldsymbol{l} = 0$$

由于 q_0 不为零，可得

$$\oint_L \boldsymbol{E} \cdot d\boldsymbol{l} = 0 \qquad 式(4\text{-}18)$$

式(4-18)表明，电场强度沿闭合路径的线积分（也称为电场强度的环流）等于零。这一规律称为静电场的环路定理。由静电场的环路定理可知，静电场是保守力场。

三、电势

（一）电势能

静电场是保守力场，因此电荷在静电场中的一定位置具有一定的电势能。如果以 W_M 和 W_N 分别表示检验电荷 q_0 在电场中 M 点和 N 点处的电势能，则检验电荷 q_0 从 M 点移到 N 点，静电场力所做的功为

$$A_{MN} = q_0 \int_M^N \boldsymbol{E} \cdot d\boldsymbol{l} = W_M - W_N \qquad 式(4\text{-}19)$$

电势能是个相对量，必须选定一个作为参考的电势能零点，才能确定电荷在电场中某一点电势能的大小。通常情况下，选定无限远的电势能为零，即 $W_\infty = 0$，则有

$$W_M = A_{M\infty} = q_0 \int_M^\infty \boldsymbol{E} \cdot d\boldsymbol{l} \qquad 式(4\text{-}20)$$

式(4-20)表明，电荷在电场中某一点的电势能，在数值上等于把它从该点移到无限远处电场力所做的功。

（二）电势

从式(4-20)可看出，电势能 W_M 和电荷 q_0 的比值，与电荷 q_0 无关，只取决于电场中给定点 M 处电场的性质，所以用这一比值作为表征静电场中给定点电场性质的物理量，称为电势，用 V_M 表示 M 点

的电势,即

$$V_M = \frac{W_M}{q_0} = \int_M^\infty \boldsymbol{E} \cdot \mathrm{d}\boldsymbol{l} \qquad \text{式}(4\text{-}21)$$

式(4-21)表明,静电场中某一点的电势在数值上等于单位正电荷在该点的电势能,也等于单位正电荷从该点经过任意路径移到无限远处时电场力所做的功。电势是标量,在国际单位制中,电势的单位是伏特(V)。

电势的量值与电势零点的选择有关。在理论上,计算一个有限大小的带电体所激发的电场中各点的电势时,常取无限远处一点的电势为零,在实际应用中,常取大地为电势零点。

在静电场中,任意两点 M 和 N 的电势差,常称为电压,用符号 U 表示。由式(4-21)得

$$U_{MN} = V_M - V_N = \frac{W_M}{q_0} - \frac{W_N}{q_0} = \int_M^N \boldsymbol{E} \cdot \mathrm{d}\boldsymbol{l} \qquad \text{式}(4\text{-}22)$$

当任一电荷 q_0 在电场中从 M 点移到 N 点时,电场力做的功为

$$A_{MN} = q_0 U_{MN} \qquad \text{式}(4\text{-}23)$$

一个电子通过电压 1V 的区间,电场力对它做的功为

$$A = eU = 1.6 \times 10^{-19} \mathrm{C} \times 1\mathrm{V} = 1.6 \times 10^{-19} \mathrm{J}$$

即电子获得了 $1.6 \times 10^{-19} \mathrm{J}$ 的能量。在近代物理中,常把这个能量值作为一种能量单位,称为电子伏特,符号为 eV,$1\mathrm{eV} = 1.6 \times 10^{-19} \mathrm{J}$。

(三) 电势叠加原理

1. 点电荷的电势　在点电荷 q 的电场中,某点 P 距点电荷 q 的距离为 r,由式(4-5)和式(4-21)得 P 点的电势为

$$V_P = \int_P^\infty \boldsymbol{E} \cdot \mathrm{d}\boldsymbol{l} = \frac{q}{4\pi\varepsilon_0} \int_r^\infty \frac{\mathrm{d}r}{r^2} = \frac{q}{4\pi\varepsilon_0 r} \qquad \text{式}(4\text{-}24)$$

式(4-24)表明,如果 q 是正电荷,各点的电势均为正,离点电荷 q 越远处电势越低,在无限远处电势为零;如果 q 是负电荷,各点的电势均为负,离电荷越远处电势越高,在无限远处电势为零,为最大值。

2. 电势叠加原理　在点电荷系 $q_1, q_2, \cdots, q_n$ 所激发的电场中,某点 P 的电势由电场强度叠加原理和电势的定义可得,即

$$V = V_1 + V_2 + \cdots + V_n = \int_P^\infty \boldsymbol{E}_1 \cdot \mathrm{d}\boldsymbol{l} + \int_P^\infty \boldsymbol{E}_2 \cdot \mathrm{d}\boldsymbol{l} + \cdots + \int_P^\infty \boldsymbol{E}_n \cdot \mathrm{d}\boldsymbol{l} = \sum_{i=1}^n \frac{q_i}{4\pi\varepsilon_0 r_i} \quad \text{式}(4\text{-}25)$$

式中,r_i 是 P 点到点电荷 q_i 的距离。式(4-25)表明,点电荷系所激发的静电场中的某点的电势,等于各点电荷单独存在时在该点所激发的电势的代数和,这一结论称为静电场的电势叠加原理。

3. 连续分布电荷电场中的电势　若电场是连续分布的电荷产生的,则上式中的求和可以用积分来代替,$\mathrm{d}q$ 表示带电体上任一电荷元,电荷元 $\mathrm{d}q$ 在电场中一点的电势为

$$\mathrm{d}V = \frac{\mathrm{d}q}{4\pi\varepsilon_0 r}$$

根据电势叠加原理,整个带电体在该点的电势为

$$V = \int \mathrm{d}V = \int \frac{1}{4\pi\varepsilon_0} \frac{\mathrm{d}q}{r} \qquad \text{式}(4\text{-}26)$$

由于带电体电荷分布情况不同，采用的积分也不同，我们只要求对线分布的带电体计算。

例题 4-6 求电偶极子电场中任一点的电势。

解：电偶极子如图 4-15 所示，电偶极子的电场中任一点 P 的电势为

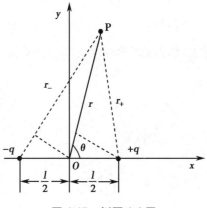

$$V_P = \frac{q}{4\pi\varepsilon_0 r_+} - \frac{q}{4\pi\varepsilon_0 r_-}$$

式中 r_+ 与 r_- 分别表示 $+q$ 和 $-q$ 到 P 点距离。由图 4-15 可知

$$r_+ \approx r - \frac{l}{2}\cos\theta \quad , r_- \approx r + \frac{l}{2}\cos\theta$$

则

图 4-15 例题 4-6 图

$$V_P = \frac{1}{4\pi\varepsilon_0}\left(\frac{q}{r - \frac{l}{2}\cos\theta} - \frac{q}{r + \frac{l}{2}\cos\theta}\right) = \frac{1}{4\pi\varepsilon_0} \cdot \frac{ql\cos\theta}{r^2 - \left(\frac{l}{2}\cos\theta\right)^2}$$

由于 $r \gg l$，于是

$$V_P \approx \frac{ql\cos\theta}{4\pi\varepsilon_0 r^2}$$

从上式可知，当 $\theta = 90°$ 或 $\theta = 270°$ 时，$\cos\theta = 0$，说明在电偶极子轴线的中垂面上各点的电势均为零。由于余弦函数在一、四象限为正值，在二、三象限为负值，则中垂面将电场分成两个对称的区域：$+q$ 所在一侧为正电势区；$-q$ 所在一侧为负电势区。了解电偶极子电场的电势分布对理解心电图是有帮助的。

例题 4-7 正电荷 q 均匀地分布在半径为 R 的细圆环上，求在环的轴线上与环心 O 相距为 x 处 P 点的电势。

解：如图 4-16 所示，在圆环上任取一线元 $\mathrm{d}l$ 所带电荷元为 $\mathrm{d}q = \lambda\,\mathrm{d}l = \frac{q}{2\pi R}\mathrm{d}l$，该电荷元在 P 点的电势为

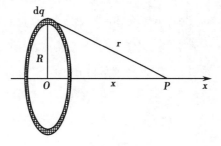

$$\mathrm{d}V = \frac{\mathrm{d}q}{4\pi\varepsilon_0 r} = \frac{1}{4\pi\varepsilon_0 r} \cdot \frac{q\mathrm{d}l}{2\pi R} = \frac{q\mathrm{d}l}{8\pi^2\varepsilon_0 R\sqrt{R^2 + x^2}}$$

图 4-16 例题 4-7 图

整个圆环在 P 点的电势为

$$V = \int_L \mathrm{d}V = \int_0^{2\pi R} \frac{q\mathrm{d}l}{8\pi^2\varepsilon_0 R\sqrt{R^2 + x^2}} = \frac{q}{4\pi\varepsilon_0\sqrt{R^2 + x^2}}$$

下面对几个特殊点处的情况作一些讨论：

（1）若 $x = 0$，则 $V = \frac{q}{4\pi\varepsilon_0 R}$；

（2）若 $x \gg R$，则 $\sqrt{R^2+x^2} \approx x$，这时有 $V=\dfrac{q}{4\pi\varepsilon_0 x}$，表明远离圆环的地方，可把带电圆环看成点电荷。

（四）等势面

我们用电场线形象地描绘电场中电场强度的分布，现在用等势面来描绘电场中电势的分布。电场中电势相等的点构成的面，称为等势面。图 4-17 是一些电场的等势面和电场线的图形（a、b、c），图中实线表示电场线，虚线表示等势面。

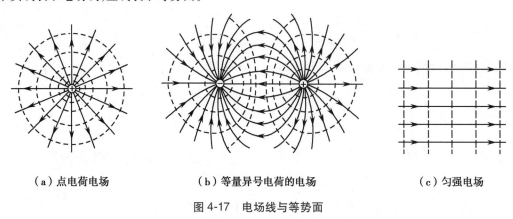

（a）点电荷电场　　　　（b）等量异号电荷的电场　　　　（c）匀强电场

图 4-17　电场线与等势面

等势面有如下特点：①在等势面上任意两点间移动电荷时，电场力所做的功为零；②电场线与等势面处处正交；③电场线总是从电势高的等势面指向电势低的等势面；④若规定相邻等势面的电势差相等，则等势面越密的地方，电场强度越大。

在实际应用中，由于电势差易于测量，通常先测出电场中等势面的各点，画出等势面，再根据等势面与电场线的正交关系画出电场线，进而了解电场线的分布情况。

实例分析

实例　电子显微镜中电子透镜的聚焦作用。

分析　电子透镜是用来加速和聚焦电子的，是电子显微镜镜筒中最重要的部件。电子显微镜中用的透镜（电子透镜）有两种：静电透镜和电磁透镜。静电透镜是利用静电场对电荷的作用力，使电子射线会聚，这种静电透镜用于放大倍数较小的小型电子显微镜。

运动中的电子束穿过静电场的等势面时，其速度会发生改变，受到电场加速的电子偏向法线（电场线），而受到电场减速的电子则偏离法线，与光的折射现象十分相似。如在两圆筒之间加电压，当电子束连续通过一系列等势面时，电子束将沿圆筒的轴线聚集在一点，形成了静电场聚焦，与玻璃的凸透镜可以使光线聚焦成像相似。现代的电子显微镜，能将最小分辨距离提高到 0.2nm。在医学领域中，可以用来观察病毒、蛋白质等物质的分子结构，在其他领域也有应用。

（五）生物膜电位

生物电是生物体内普遍存在的生理现象，一切有生命的细胞和组织在安静或受到刺激时都伴有电现象，称为生物电现象。生物电现象与细胞的兴奋性、神经冲动的产生及传导等都有密切的关系。医学上所使用的心电图、脑电图等检查都是运用生物电现象对机体进行健康评估和疾病诊断的。

知识链接

安 全 用 电

随着各种医用设备在医学领域中的应用，安全用电问题就变得很重要了。电流对人体造成的伤害取决于电流的大小、电流在体内流经的途径、电流的持续时间和电流的频率。一般来说，电流越大，造成的伤害越严重，通过人体的电流在50mA以上会造成死亡。

同样大小的电流流经不同部位所造成的损伤也是不同的。例如从手掌流到同一侧肘部的电流就不像从左手经胸腔流到右手的电流那样危险。对电流最敏感的部位是心脏和脑部。

在使用医用仪器时，使患者同所有接地物体隔离，避免人体成为电路的一部分，能有效地防止电击。应特别注意身体接有导管的患者，要注意防止通过导管从体外引入任何杂散电压，因为小到20mV左右的电压就可以引起微电击。实际工作中，有些电击是由于人体接触正常不带电部分造成的，如仪器的外壳，使用医用仪器时常采用外壳保护接地的防护措施。

研究表明各种生物电现象都发生于细胞膜的两侧，故称为跨膜电位或膜电位，主要表现为安静时所具有的静息电位和受到刺激时所产生的动作电位。

1. 静息电位及其形成原理 细胞在安静时存在于细胞膜两侧的电位差称为静息电位，不同细胞静息电位不同，大多在$-100 \sim -10$mV之间。在正常的新陈代谢下，同种细胞的静息电位都稳定在某一相对恒定的水平。

当细胞内外的离子分布不均匀且细胞膜对各种离子的通透性不同时就会形成静息电位。大量的实验告诉我们，细胞膜是一个半透膜，细胞膜内外存在着如K^+、Na^+、Cl^-及大蛋白质离子，并且在膜内外存在着明显的浓度差。当细胞处于静息状态时，K^+、Na^+、Cl^-都可以不同程度地透过细胞膜，其他则不能透过，这样能透过膜的离子在膜两侧形成了电位差，这就是静息电位。

在静息状态下，细胞膜内的K^+浓度比细胞外的高，细胞膜外的Na^+和Cl^-浓度比细胞膜内高，又因为细胞膜对离子具有不同的通透性，Cl^-和K^+容易通过细胞膜，Na^+很难通过细胞膜，所以大量的K^+扩散到细胞膜外表面，这样在细胞膜内外分别聚集了极性不同的Cl^-和K^+，膜内带负电，膜外带正电，形成电位差，此电位差随着K^+外流而逐渐增大，形成的电场力便会阻止K^+继续外流，当促使K^+外流的化学驱动力和阻碍K^+外流的电驱动力平衡时，K^+的净外流停止，膜两侧的电位差稳定在某一数值。

2. 动作电位及其形成原理 当神经或肌肉细胞静息时，保持膜外带正电、膜内带负电的这种状态称为极化。当受到外来刺激时，细胞膜会发生局部去极化，即膜内电位向负值减小的方向变化。随着刺激强度的增大，细胞膜去极化的程度不断扩大。当刺激强度达到阈值甚至更大时，受刺激的细胞膜对Na^+的通透性会突然增大，大量的Na^+由细胞外涌入细胞膜内，这样细胞膜内电位迅速提高，当膜内、外Na^+的浓度差和电位差的作用相互平衡时，细胞膜的极化发生变化，结果细胞膜内带正电，细胞膜外带负电，这一过程叫作除极。除极之后，细胞膜又使Na^+不能通透，K^+的通透性又突然增大，这样大量的K^+由膜内向膜外扩散，这样细胞膜内又带负电，膜外带正电，这一过程称为复极。

由上述讨论可知,当细胞受到刺激时会经历除极和复极过程,此过程伴随着膜电位波动的过程,我们把这种电位波动称为动作电位,如图 4-18 给出了一个动作电位的形成过程。细胞恢复到静息状态后,当接受另一次刺激时又可产生另一个动作电位,这样在不断的刺激下,一秒钟内可产生几百个动作电位。

3. 神经传导 就是动作电位沿神经纤维的顺序发生传播。当神经纤维某一处受到刺激时,就会发生局部除极,这就使它和它的左右邻之间出现了电位差,于是左右邻的膜也都发生通透性变化,也都和上述过程一样发生动作电位,如此出现了动作电位的由近及远顺序传播,这就是神经冲动的传导。下面以神经细胞为例说明动作电位的传播。

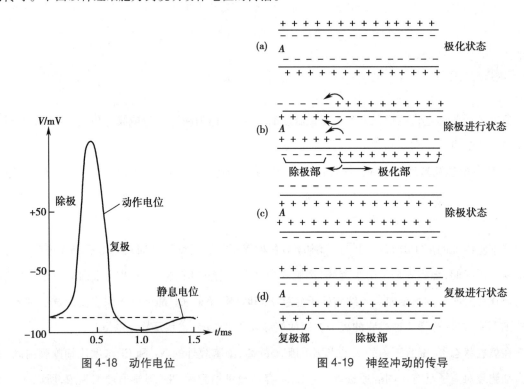

图 4-18　动作电位　　　　　　　图 4-19　神经冲动的传导

图 4-19(a)表示处于极化状态的神经轴突,当 A 端受到刺激时,它发生局部除极如图 4-19(b)所示,膜外的正电荷被吸引到膜内,膜内的负电荷则移到膜外,结果邻近区域的膜电位发生变化,这样对 N_a^+ 的通透性会突然增大,进而触发了动作电位的出现,动作电位还会由近及远地沿轴突向外传播,这就是神经冲动的传导。图 4-19(c)表示整个区域处于除极状态。图 4-19(d)表示被刺激部分开始复极。

神经冲动就是以这样的方式把来自感受器官的信息传给大脑,并把大脑的指令传给运动器官的。

点滴积累 ▽ ∙∙

1. 静电场力做功: $A = \dfrac{q_0 q}{4\pi\varepsilon_0}\left(\dfrac{1}{r_M} - \dfrac{1}{r_N}\right)$。

2. 静电场的环路定理: $\oint_L E \cdot \mathrm{d}l = 0$。

3. 电势:电势能、电势、电势叠加原理、等势面、生物膜电位。

第四节　电介质的极化

一、电介质的极化

电介质就是我们熟知的绝缘体,例如橡胶、云母、有机玻璃、纸、纯水、变压器油、氢、氮等都是电介质。电介质的主要特征是原子核与电子之间的结合力很强,电子处于束缚状态,电介质内部几乎没有可以自由移动的电荷,在不是很强的外电场的作用下不能导电。

1. 两类电介质　电介质的每个分子都是由带负电的电子和带正电的原子核组成。有一类电介质,如氢、甲烷等,它们的分子正、负电荷中心在没有外电场时是重合的,这种称为无极分子电介质;还有一类电介质,如水、氨等,即使没有外电场时,它们的分子正、负电荷中心也是不重合的,这种称为有极分子电介质。

2. 电介质的极化　无极分子电介质在受到外电场作用时,正、负电荷中心将产生相对位移,位移距离与电场强度的大小成正比。从整块电介质来看,在外电场作用下,由于每个分子都变成了电偶极子,因此,在电介质跟外电场垂直的两个表面上就出现了等量的正负电荷,这种电荷不能离开电介质,称为极化电荷或束缚电荷,如图 4-20(b)所示。当外电场撤去后,正、负电荷中心又重合,电介质表面的极化电荷也随之消失,如图 4-20(a)所示。

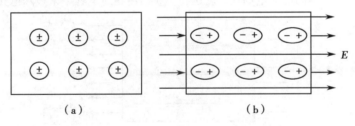

图 4-20　无极分子的极化

有极分子电介质在没有外电场时就是电偶极子,但由于分子的无规则热运动,电偶极子的排列是无序的,所以电介质对外是不呈现电性的,如图 4-21(a)所示。在有外电场时,电偶极子要受到力矩的作用,使它转向外电场的方向。外电场越强,电偶极子的排列就越整齐。从整块电介质来看,在电介质跟外电场垂直的两个表面上出现极化电荷,如图 4-21(b)所示。若撤去外电场,由于分子热运动的原因,电偶极子的排列又变成无序状态,表面的极化电荷也随之消失。

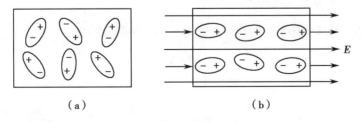

图 4-21　有极分子的极化

在外电场的作用下,电介质表面产生极化电荷的现象,称为电介质的极化。从微观的分子角度看,两种电介质极化的微观机理不尽相同,但宏观效果却是一样的。

知识链接

压电效应

某些离子型晶体的电介质,如石英、电气石、钛酸钡等,在外力作用下被压缩或拉长而产生机械形变时,它相对的两个表面会产生异号电荷,这种极化现象称为压电效应。这种电介质称为压电体。压电体还有逆现象,即在晶体带电时或在电场中,晶体会出现伸长或缩短形变,这种现象称为电致伸缩,也称逆压电效应。

在医用仪器里,就有采用压电效应或逆压电效应原理设计的。例如,医用超声仪器里产生和接收超声波的换能器,就是利用了逆压电效应和压电效应;医用监护仪上获得生理参数的压力传感器、电子血压计都是利用压电效应原理制成的。

二、电介质中的静电场

电介质在外电场的作用下极化,产生极化电荷,极化电荷也要产生电场,并且与外电场的方向相反。因此,在电介质内部电场强度要减弱,减弱的程度随电介质而不同。容易极化的电介质,极化后产生的极化电荷多,电介质内部的电场强度就越弱。我们用相对电容率来表示电介质的这一特性。

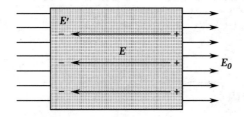

图 4-22 电介质中的电场强度

在真空中,电场强度为 E_0 的区域内充满电介质后,电场强度减小到 E,如图 4-22,那么

$$\varepsilon_r = \frac{E_0}{E} \qquad\qquad 式(4-27)$$

比值 ε_r 称为电介质的相对电容率,其值由电介质的性质决定,它是一个纯数。其值越大,表明电介质的极化越强,对原电场削弱越厉害。

相对电容率 ε_r 与真空电容率 ε_0 的乘积 ε 称为电介质的电容率,即

$$\varepsilon = \varepsilon_r \varepsilon_0 \qquad\qquad 式(4-28)$$

点滴积累 ∨

1. 电介质的极化:两类电介质(无极分子电介质、有极分子电介质)、电介质的极化。

2. 电介质中的静电场: $\varepsilon_r = \dfrac{E_0}{E}$、$\varepsilon = \varepsilon_r \varepsilon_0$。

第五节　电容和静电场的能量

一、电容

把两个带有等量异号电荷靠得很近的导体组成的系统,称为电容器。电容器可以储存电荷,因而也可以储存能量。电容器是一种常用的电工电子元件,图 4-23 画出了一些常见的电容器。

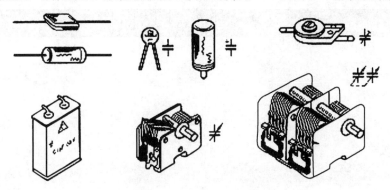

图 4-23　几种常见的电容器

电容器的两个导体称为电容器的两个电极或极板。设电容器中两导体的相对表面上带等量异号电荷$+q$ 和$-q$,两导体的电势差为U,则两导体中任何一个导体所带的电荷与两导体间的电势差的比值,称为电容器的电容,即

$$C=\frac{q}{U}$$
式(4-29)

电容是导体的重要性质之一。电容决定于电容器本身的结构,与电容器两极板的大小、形状、相对位置及板间电介质有关,与极板是否带有电荷无关。它反映了电容器本身的性质。在国际单位制中,电容的单位是法拉(F)。常用的较小的单位有微法(μF)和皮法(pF),换算关系是:$1F = 10^{6}\mu F = 10^{12}pF$。

最简单的电容器是由靠得很近、相互平行、同样大小的两片金属板组成的平行板电容器。设平行板电容器两极板相对的表面积为S,两极板内表面间的距离为d,则平行板电容器的电容为

$$C_0=\frac{\varepsilon_0 S}{d}$$
式(4-30)

当电容器两极板间充满某种均匀电介质时,电容的量值将增大。用C 表示有电介质时的电容,即

$$C=\varepsilon_r C_0$$
式(4-31)

将式(4-30)代入式(4-31),得

$$C=\frac{\varepsilon_r\varepsilon_0 S}{d}=\frac{\varepsilon S}{d}$$
式(4-32)

式(4-32)为平行板电容器充满电介质时的电容。式中ε 为电介质的电容率。

一般电容器有两个重要的性能指标:电容和击穿电压。例如电容器上标有 $100\mu F/25V$,其中 $100\mu F$ 表示电容器的电容,25V 表示电容器的击穿电压(也称耐压)。击穿电压是指电容器工作时两极板上所能承受的电压值,如果外加的电压超过电容器所规定的耐压值,极板间的电介质就有被击穿的危险(电介质是不导电的,当电介质的电场强度超过某一值时,电介质失去绝缘性能而转化为导体,这种情况称为电介质的击穿)。这时的电场强度称为电介质的击穿场强。在使用电容器时,必须注意电容器的两个指标。表 4-1 列出了一些电介质的相对电容率及其击穿场强。

表 4-1　电介质的相对电容率和击穿场强

电介质	相对电容率 ε_r	击穿场强（V/m）
真空	1	∞
空气	1.000 59	3×10^6
纯水	80	—
云母	3.7~7.5	$(80\sim200)\times10^6$
玻璃	5~10	$(5\sim13)\times10^6$
电木	7.6	16×10^6
尼龙	3.4	14×10^6

二、静电场的能量

1. 带电电容器的能量　电容器放电时常伴有热、光、声等现象发生,这是电容储存的电场能转换为其他形式能量的结果。电容器充电过程是其他形式能转换为电场的能量,储存在电容器里。

有一电容器的电容为 C,在充电过程中,设在某时刻两极板间的电势差为 U,若此时继续把 $+\mathrm{d}q$ 电荷从负极板移到正极板时,外力克服静电力所做的功为

$$\mathrm{d}A = U\mathrm{d}q = \frac{1}{C}q\mathrm{d}q$$

电容器从 $q=0$ 开始充电,当带有电荷量 $q=Q$ 时,外力做的总功为

$$A = \int \mathrm{d}A = \int_0^Q \frac{q}{C}\mathrm{d}q = \frac{Q^2}{2C}$$

这个功等于带电电容器的静电能,则电容器储存的能量为

$$W_e = \frac{Q^2}{2C} = \frac{1}{2}CU^2 = \frac{1}{2}QU \qquad\qquad 式(4\text{-}33)$$

2. 静电场的能量　设平行板电容器的极板面积为 S,极板间距离为 d,若不计边缘效应,则电场所占有的空间体积为 $V=Sd$,则电容器储存的能量为

$$W_e = \frac{1}{2}CU^2 = \frac{1}{2}\frac{\varepsilon S}{d}(Ed)^2 = \frac{1}{2}\varepsilon E^2 V \qquad\qquad 式(4\text{-}34)$$

式(4-34)表明,电容器充电过程是两极板间建立电场的过程,电容器的能量储存在电场中。单位体积电场内所具有的能量为

$$\omega_e = \frac{W_e}{V} = \frac{1}{2}\varepsilon E^2 \qquad\qquad 式（4-35）$$

式中，ω_e 称为电场能量密度。可以证明，对任意电场，式（4-35）也是正确的。如要计算任一带电系统整个电场所储存的总能量，只要把电场中许多单位体积内的能量加起来，即可求得。在国际单位制中，能量密度的单位是焦耳/米³（J/m³）。

式（4-35）表明，静电能是储存于电场中，电场是电能的携带者，而式（4-33）中静电能是由电荷量来表示的，电荷是能量的携带者。这是由于静电能总是伴随着静止电荷而产生，所以在静电学范围内，上述两种观点是等效的，没有区别。但在交变电磁场的实验中，已经证明了变化的场可以脱离电荷独立存在，而且场的能量是能够以电磁波的形式在空间传播的，这就直接证实了能量储存在场中的观点。能量是物质的固有属性之一，静电场具有能量的结论，证明静电场是一种特殊形态的物质。

三、静电的危害及其防护

1. 静电的产生 静电是一种客观存在的自然现象，在日常生活和生产中，我们经常碰到，其产生的原因有许多种，我们仅列出常见的产生原因：①接触与分离起电：紧密接触和迅速分离物体的表面有许多相互接触点，当接触距离很小时，电子就有转移，物体即可带电。摩擦过程是许多接触点连续接触分离的过程，从而促进了静电的产生，如人在地毯上行走时产生静电。此外还有如撕裂、剥离、拉伸、撞击、挤压、过滤及粉碎等，都有接触与分离产生的静电。②感应起电：带静电的物体能使附近不相连的物体带有电荷的现象。如金属管道、零件表面的不同部位出现带有电荷的现象。此外还有其他方式带上静电，例如物体附着带电的离子或带电的粉尘，都能使该物体带上静电。

2. 静电的危害及其防护 静电既有用途也有危害。静电的用途：例如在发电厂的烟道中采用静电除尘方法除去煤尘，净化气流，同时能够回收有用的物质。又如在矿山的选矿厂采用静电分离的方法，选出所需要的矿物。另外还有静电喷涂、静电植绒、静电复印等应用。静电的危害：例如由于老年人的皮肤相对比年轻人干燥以及老年人心血管系统的老化等因素，导致老年人容易受静电的影响而身体不适。又如在制药厂和面粉加工厂，由静电可引起粉尘爆炸和火灾事故。还有半导体生产车间、印刷厂、纺织厂、石化厂等许多行业，静电都会引起危害，因此更主要的是怎样防护静电引起的危害。

实例分析

实例 2000 年 3 月 24 日，陕西省户县医院高压氧舱操作人员严重违反操作规程，允许患者身穿化纤衣物、携带手提包入舱治疗而引发着火，造成 2 人死亡。

分析 高压氧舱内氧气浓度较高，患者身穿化纤衣物、携带手提包入舱，会产生静电，引起火花放电现象，导致舱内起火燃烧。

为减少静电引起的危害，我们应加强防静电，防静电的目的是防止电荷积累，预防静电放电。常用的防静电方法有：①屏蔽法：采用等电势外壳将被防护的物体包围起来，使内部的物体也具有相同

的电势,不受外部静电放电的影响,即使屏蔽壳带有电荷,放电现象也只发生在壳外,内部物体不受影响。如防静电包装袋等。②泄放法:通过接地连接将防静电物体的表面与大地等电势,使电荷泄放到大地中。如仪器或工作台等。③中和法:利用带电离子中和物体表面的静电电荷的方法。如离子风机能够有效地中和物体表面的静电电荷,湿度较高的空气也有中和静电的作用。④抑制起电法:减小物体起电可能性的方法。如用不易摩擦起电的防静电材料、隔离防护、环境防护等。在医院的高压氧舱治疗时,患者进入高压氧舱必须换上纯棉衣服,打湿头发,以防产生静电引起着火。在储存或运输物体过程中,采用隔离的办法防护静电。不同的气候环境抗静电能力是不一样的,干燥的大陆性气候抗静电能力弱,潮湿的海洋性气候抗静电能力强,在防护静电时应考虑到周围环境的影响。

应当指出,产生静电的原因不是孤立单一的,有多种情况,有时是几种原因交织在一起产生的静电。不同的行业、不同的环境静电防护要求有差异,防护的方法也多种多样,应根据具体情况采取相应的措施,消除静电的危害。

点滴积累 ∨

1. 电容:电容器、电容器的电容、电容器的两个性能指标。

2. 静电场的能量:带电电容器的能量、静电场的能量。

3. 静电的危害及其防护:静电的产生、静电的危害及其防护。

(李 燕)

目标检测

一、简答题

1. 请说出 $E=\dfrac{F}{q_0}$ 与 $E=\dfrac{1}{4\pi\varepsilon_0}\dfrac{q}{r^2}e_r$ 两式的区别和联系。

2. 点电荷 q 如只受电场力的作用而运动,电场线是否就是点电荷 q 在电场中的运动轨迹?

3. 根据点电荷的电场强度公式 $E=\dfrac{1}{4\pi\varepsilon_0}\dfrac{q}{r^2}e_r$,当所考察的场点和点电荷的距离 $r\to0$ 时,$E\to\infty$,这是没有物理意义的,对这个问题应如何解释?

二、计算题

1. 真空中点电荷 $q_1=2\times10^{-6}C$ 与 $q_2=4\times10^{-6}C$ 相距 10cm,求两点电荷连线上电场强度为零的位置。

2. 两平行无限大均匀带电平面上的面电荷密度分别为 $+\sigma$ 和 -2σ,如图 4-24 所示,求:(1)图中三个区域的场强 E_1、E_2、E_3 的表达式;(2)若 $\sigma=4.43\times10^{-6}C/m^2$,那么 E_1、E_2、E_3 各是多大?

3. 已知三个点电荷 $q_1=8.0\times10^{-9}C$,$q_2=6.0\times10^{-9}C$,$q_3=-2.0\times10^{-9}C$。分别放在正三角形的三个顶点上,各顶点到三角形中心 O 的距离 $r=4.0cm$,如图 4-25 所示,求:(1)O 点的电势;(2)把 $q_0=1.0\times10^{-9}C$ 的检验电荷从无穷远处移到 O 点电场力所做的功;(3)在这一过程中电势能的改变。

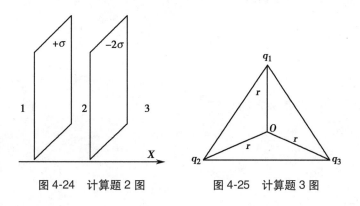

图 4-24　计算题 2 图　　　　图 4-25　计算题 3 图

4. 若电荷 Q 均匀分布在长为 L 的细棒上,求证:在棒的延长线上,且距离棒的中心为 r 处的电场强度的大小为 $E=\dfrac{1}{\pi\varepsilon_0}\dfrac{Q}{4r^2-L^2}$。

5. 将 $q=1.7\times10^{-8}C$ 的点电荷从电场中的 A 点移到 B 点,外力需要做功 $5.0\times10^{-6}J$,问 A、B 两点间的电势差是多少? 哪点电势高? 若选 B 点电势为零,则 A 点的电势为多大?

6. 如图 4-26 所示,A 点有电荷 $+q$,B 点有电荷 $-q$,$AB=2R$,OCD 是以 B 为圆心,R 为半径的半圆,取无限远处电势为零,求:(1)将 $+q_0$ 由 O 点沿 OCD 弧移到 D 点,电场力做的功? (2)将 $-q_0$ 从 D 点沿 AB 的延长线移到无限远处,电场力做的功?

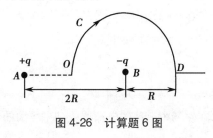

图 4-26　计算题 6 图

7. 一平行板电容器,圆形极板的半径为 8.0cm,极板间距为 1.0mm,中间充满相对电容率为 5.5 的均匀电介质,若对它充电到 100V 时,则电容器储存多少电能?

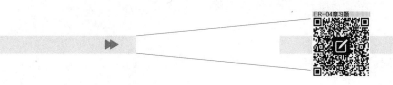

第五章

电磁现象与电磁波

学习目标 V

学习目的

　　通过本章的学习，初步掌握电磁现象的基本概念和基本规律，了解电磁现象在实际生产生活中的应用，为医用传感器、医疗器械概论、医学影像物理等相关课程打下基础。

知识要求

　　1. 掌握磁场的基本性质，磁介质的分类，磁场对电流的作用，电磁感应定律和自感现象；

　　2. 熟悉利用毕奥-萨伐尔定律分析载流直导线的磁场的方法，磁介质中的磁场和外磁场的关系，生物磁场和磁场的生物效应，动生电动势、感生电动势和涡旋电场；

　　3. 了解磁介质的应用，电磁波的性质及其在医学中的应用。

能力要求

　　1. 熟练掌握霍尔效应、自感现象、涡旋电场的基本内容；

　　2. 学会分析传感器及相关实例的物理原理。

　　磁现象起源于电荷的运动，在磁场中运动的电荷要受到磁场力的作用。电现象和磁现象本质上是紧密联系的，电相互作用和磁相互作用统称为电磁相互作用。本章首先引入磁感应强度的概念，介绍毕奥-萨伐尔定律及应用；然后讨论磁介质和外磁场之间的相互作用，介绍磁场对电流的作用、电磁感应现象、感应电动势的类型，以自感为例引出磁场的能量；最后简单介绍电磁波的性质及其在医学中的应用。

第一节　稳恒电流的磁场

一、磁场和磁感应强度

　　如第四章所述，静止电荷之间的相互作用力是通过电场来传递的。当电荷出现时，就会在它周围空间产生电场，电场对置于其中的其他电荷会施加作用力。磁极或电流（运动电荷）之间的相互作用也是这样，不过它是通过另外一种场——磁场来传递的。

　　需要明确的是：静止电荷之间只存在库仑作用，而运动电荷之间不仅存在库仑作用还存在磁相互作用。一个运动电荷在它的周围除产生电场外还产生磁场，另一个在它附近运动的电荷受到的磁力就是该磁场对它的作用。

实验证明:将一个带电量 q,速度为 $\boldsymbol{v}$ 的粒子放入磁感应强度为 $\boldsymbol{B}$ 的均匀磁场中时,作用在此带电粒子上的磁场力 $\boldsymbol{F}$ 的大小为

$$F = qvB\sin\theta \qquad\qquad 式(5-1)$$

其中,θ 是 $\boldsymbol{v}$ 和 $\boldsymbol{B}$ 之间的夹角。$\boldsymbol{F}$ 的方向与 $\boldsymbol{v}$ 和 $\boldsymbol{B}$ 满足右手螺旋定则,即当四指由 $\boldsymbol{v}$ 沿小于 $180°$ 的夹角转向 $\boldsymbol{B}$ 时大拇指的指向。

当 $\theta = 90°$ 时,磁场力 $\boldsymbol{F}$ 最大值为 $F_{max} = qvB$,按右手螺旋定则,F_{max} 的方向如图 5-1 所示;当 $\theta = 0$ 时,$F = 0$。

为了将大小和方向在一个公式中同时表示出来,可用矢积表示运动电荷在磁场中所受的力,则

$$\boldsymbol{F} = q\boldsymbol{v}\times\boldsymbol{B} \qquad\qquad 式(5-2)$$

式(5-2)可作为磁感应强度的定义式。由式(5-1)可得磁感应强度大小的定义为

$$B = \frac{F_{max}}{qv} \qquad\qquad 式(5-3)$$

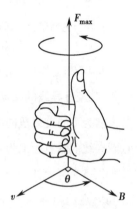

图 5-1　作用在带电粒子上的磁场力

在国际单位制中,$\boldsymbol{B}$ 的单位是特斯拉(T),由上式可知 $1T = 1N/(A\cdot m)$。磁感应强度的一种非国际单位制(但目前还常见)单位称为高斯(G),它和 T 在数值上有下述关系:$1T = 10^4 G$。

产生磁场的运动电荷或电流称为磁场源。实验表明,在有若干个磁场源的情况下,它们产生的磁场服从叠加原理。以 $\boldsymbol{B}_i$ 表示第 i 个磁场源在某处产生的磁场,则在该处的总磁场 $\boldsymbol{B}$ 为

$$\boldsymbol{B} = \sum\boldsymbol{B}_i \qquad\qquad 式(5-4)$$

二、载流直导线的磁场

奥斯特发现了电流的磁效应后,只作了定性的陈述和解释,并没有做进一步的定量研究,为了得到任意形状的电流所产生的磁场的分布规律,法国科学家毕奥和萨伐尔由实验总结出电流元在周围空间产生的磁感应强度的定量规律,即毕奥-萨伐尔定律。

1. **毕奥-萨伐尔定律**　毕奥-萨伐尔定律描述了电流元的磁场,确定了运动电荷或电流与磁场间的定量关系。由这一定律和磁场叠加原理,原则上可以通过积分运算求出任意电流分布的磁场。

如图 5-2 所示,Idl 表示恒定电流的一电流元(电流元为矢量,大小为 Idl,方向为该处电流元的电流流向),以 $\boldsymbol{r}$ 表示从此电流元指向某一场点 P 的位矢,实验证明,此电流元在 P 点产生的磁场 $d\boldsymbol{B}$ 由下式决定:

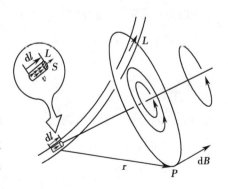

图 5-2　电流元的磁场

$$\mathrm{d}\boldsymbol{B} = \frac{\mu_0 I \mathrm{d}\boldsymbol{l} \times \boldsymbol{e}_\mathrm{r}}{4\pi\ r^2} \qquad\qquad 式(5\text{-}5)$$

式中 $$\mu_0 = \frac{1}{\varepsilon_0 c^2} = 4\pi\times10^{-7}\mathrm{N/A^2} \qquad\qquad 式(5\text{-}6)$$

μ_0 称为真空磁导率。由于电流元不能孤立地存在,所以式(5-5)不是直接对实验数据的总结,它是 1820 年首先由毕奥和萨伐尔根据对电流磁作用的实验结果分析得出的。

▶▶ 课堂活动

电流元(运动电荷)在空间某点产生的磁感应强度与哪些因素有关? 其方向如何确定? 从此处可以看出,磁场和电场之间有什么关系?

下面以载流直导线为例,说明如何运用毕奥-萨伐尔定律计算电流的磁场分布。

2. 载流直导线的磁场 如图 5-3 所示,导电回路中通有电流 I,求长度为 L 的直线段的电流在它周围某点 P 处的磁感应强度,P 点到导线的垂直距离为 a。

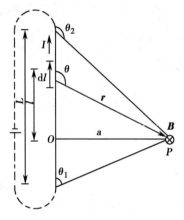

如图 5-3 所示,以 P 点在直导线上的垂足为原点 O,选定的电流元与 P 点的距离为 r,位矢 r 与电流元方向的夹角为 θ。由毕奥-萨伐尔定律可知,L 段上任意电流元 $I\mathrm{d}l$ 在 P 点所产生的磁场为

$$\mathrm{d}\boldsymbol{B} = \frac{\mu_0 I \mathrm{d}\boldsymbol{l} \times \boldsymbol{e}_\mathrm{r}}{4\pi\ r^2}$$

图 5-3 载流直导线的磁场

其大小为 $$\mathrm{d}B = \frac{\mu_0 I \mathrm{d}l \sin\theta}{4\pi\ r^2}$$

由于直导线上各个电流元在 P 点的磁感应强度的方向相同,都垂直于纸面向里,所以合磁感应强度也在这个方向,它的大小等于上式 $\mathrm{d}B$ 的标量积分,即

$$B = \int \mathrm{d}B = \int \frac{\mu_0 I \mathrm{d}l \sin\theta}{4\pi\ r^2}$$

如图 5-3 所示,角度参数 θ 可以通过相应关系将 r 和 l 用三角函数的形式表示出来,即 $r = a/\sin\theta$,$l = -a\cot\theta$,$\mathrm{d}l = a\mathrm{d}\theta/\sin^2\theta$。把 r 和 $\mathrm{d}l$ 代入上式,可得

$$B = \frac{\mu_0 I}{4\pi a}\int_{\theta_1}^{\theta_2} \sin\theta \mathrm{d}\theta$$

式中,θ_1 和 θ_2 分别是直导线两端的电流元和它们到 P 点之夹角。

由上式可得

$$B = \frac{\mu_0 I}{4\pi a}(\cos\theta_1 - \cos\theta_2) \qquad\qquad 式(5\text{-}7)$$

对于无限长载流直导线来说,上式中 $\theta_1 = 0$,$\theta_2 = \pi$,于是有

$$B = \frac{\mu_0 I}{2\pi a} \qquad\qquad 式(5-8)$$

此式表明,无线长载流直导线周围的磁感应强度 B 与导线到场点的距离呈反比,与电流呈正比。在实际问题中,当然不存在无线长直导线,但当 a 相对导线长度 l 很小时,式(5-8)可认为近似成立。

例题 5-1　如图 5-4 所示,设圆形线圈的半径为 R,圆心为 O,通过的电流为 I,求轴线上 P 点 ($OP = x$)的磁感应强度 $\boldsymbol{B}$。

解:因为 Ox 是圆形线圈的轴线,所以 R 是斜线 r 在圆平面上的投影,在圆环上任取一电流元 $I d\boldsymbol{l}$,其与半径 R 垂直,根据立体几何中的三垂线定理可知 $I d\boldsymbol{l}$ 与 $\boldsymbol{r}$ 垂直,即它们的夹角为 $90°$,这样,$I d\boldsymbol{l}$ 在 P 点产生的磁感应强度大小为

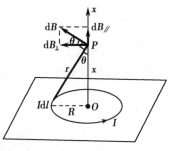

图 5-4　例题 5-1 图

$$dB = \frac{\mu_0 I dl \sin 90°}{4\pi\, r^2} = \frac{\mu_0 I dl}{4\pi\, r^2}$$

各电流元在 P 点产生的 $d\boldsymbol{B}$ 大小相等,但方向不同,若把所有电流元产生的 $d\boldsymbol{B}$ 画出来,将形成一个以 P 为顶点以 Ox 为轴线的圆锥。因此,把 $d\boldsymbol{B}$ 分解为平行于轴线的分量 $d\boldsymbol{B}_{\parallel}$ 和垂直于轴线的分量 $d\boldsymbol{B}_{\perp}$。显然由于对称性,垂直分量 $d\boldsymbol{B}_{\perp}$ 相互抵消,平行分量 $d\boldsymbol{B}_{\parallel}$ 的代数和就是 P 点的磁感应强度,方向沿轴线 Ox 方向,则

$$B = \oint dB_{\parallel} = \oint \frac{\mu_0 I dl \sin\theta}{4\pi\, r^2} = \frac{\mu_0 I \sin\theta}{4\pi\, r^2} \oint dl = \frac{\mu_0 I \sin\theta}{4\pi\, r^2} \cdot 2\pi R$$

从图 5-4 中的几何关系可知

$$r^2 = R^2 + x^2, \sin\theta = \frac{R}{r} = \frac{R}{\sqrt{R^2 + x^2}}$$

将以上关系代入上式中,可得

$$B = \frac{\mu_0 I R^2}{2(R^2 + x^2)^{3/2}}$$

圆心 O 处,$x = 0$,则

$$B = \frac{\mu_0 I}{2R}$$

上式表明,圆心处的磁感应强度的大小与电流 I 呈正比,与圆的半径 R 呈反比。其方向用右手螺旋定则确定,四指绕行方向为电流方向,拇指所指方向为磁场方向。

▶▶ **课堂活动**

1. 半径为 R 的圆弧形导线,对应的圆心角为 θ,当通有电流 I 时,求弧心 O 点的磁感应强度。

2. 通电螺线管的磁场分布是怎样的?

三、磁场的几何描述

为了研究在磁铁的磁极周围的磁场力的情况,法拉第做了一个有趣的实验。在一张薄纸上撒上铁粉,紧贴纸片下方放一根条形磁铁,用手轻轻敲打纸片,上面的铁粉就形成有规则的曲线排列,这些曲线曾被称为磁力线,现称为磁感线或磁感应线。有无数条磁感线分布在两磁极之间和周围空间。且在两磁极附近,磁场强的地方,铁粉线看上去密集些。由此,法拉第富有想象力地提出可用一系列假想的磁感线分布来描述磁极周围的磁场性质。

图 5-5(a)~(d)是几种典型的电流周围磁感线的分布示意图。由图可知,磁感线的分布有三个特点:①磁感线在空间某处通过单位面积的数密度与该处磁感应强度呈正比;②磁感线某点的切线方向,即该点处磁场的方向;③电流磁场的磁感线都是围绕电流的无头无尾的闭合曲线。

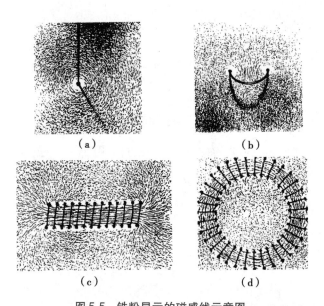

(a)　　　　　　　　　(b)

(c)　　　　　　　　　(d)

图 5-5　铁粉显示的磁感线示意图

(a)长直电流;(b)圆电流;(c)载流螺线管;(d)载流螺绕管

正如电场线的疏密反映了电场强度的大小一样,磁感线的疏密也反映磁感应强度。为了定量说明通过空间中某一面积元 $\mathrm{d}S$(足够小,可认为该面上通过的磁场为匀强磁场)磁感线的疏密程度,需要仿照电通量的方法,引入磁通量的概念。则该面积元上的磁感应强度的大小与磁通量的关系可表示为

$$B = \frac{\mathrm{d}\Phi_\mathrm{m}}{\mathrm{d}S_\perp}$$

式中,$\mathrm{d}S_\perp$ 表示面积元 $\mathrm{d}S$ 在垂直于磁感应强度 **B** 方向上的投影,如图 5-6 所示,$\mathrm{d}\Phi_\mathrm{m}$ 表示穿过面积元 $\mathrm{d}S$ 的磁通量,上式可以进一步写为

$$\mathrm{d}\Phi_\mathrm{m} = B\mathrm{d}S_\perp = B\mathrm{d}S\cos\theta \qquad\qquad 式(5\text{-}9)$$

式中 θ 为面积元 $\mathrm{d}S$ 的法线单位矢量 $\boldsymbol{e}_\mathrm{n}$ 与磁感应强度方向的夹角。当 $0 \leqslant \theta < \pi/2$ 时,$\mathrm{d}\Phi_\mathrm{m}$ 为正;当 $\theta = \pi/2$ 时,$\mathrm{d}\Phi_\mathrm{m}=0$;当 $\pi/2 < \theta \leqslant \pi$ 时,$\mathrm{d}\Phi_\mathrm{m}$ 为负。由标量积定义,可得

$$\mathrm{d}\Phi_{\mathrm{m}} = \boldsymbol{B} \cdot \mathrm{d}\boldsymbol{S} \qquad\qquad 式(5\text{-}10)$$

式中 $\mathrm{d}\boldsymbol{S} = \mathrm{d}S\boldsymbol{e}_{\mathrm{n}}$。磁通量的单位为韦伯(Wb)。

为了求出通过任意曲面 S 的磁通量,如图 5-7 所示,可将曲面 S 分割成许多小面积元 $\mathrm{d}S$。先计算通过每一面积元的磁通量,然后对整个 S 面上所有面积元的磁通量相加。用数学式表示就有

$$\Phi_{\mathrm{m}} = \int \mathrm{d}\Phi_{\mathrm{m}} = \int_S \boldsymbol{B} \cdot \mathrm{d}\boldsymbol{S} \qquad\qquad 式(5\text{-}11)$$

这样的积分在数学上称为面积分,积分号下标 S 表示此积分遍及整个曲面。

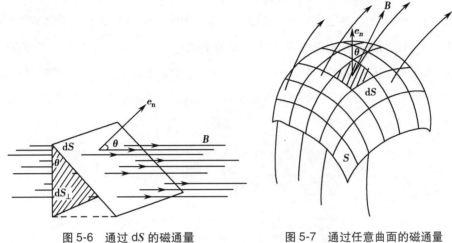

图 5-6 通过 dS 的磁通量　　　　图 5-7 通过任意曲面的磁通量

知识链接

磁场的高斯定理

在静电场中,闭合曲面的电通量满足高斯定理,那么闭合曲面的磁通量是否也有相似的性质呢? 这里不采用严格的数学证明,只通过定性形式来说明。 因为电流磁场的磁感线都是围绕电流的无头无尾的闭合曲线,可以想象,从一个闭合曲面 S 的某处穿进的磁感应线必定要从另一处穿出,所以通过任意闭合曲面 S 的磁通量恒等于 0, 即

$$\Phi_{\mathrm{m}} = \oint_S \boldsymbol{B} \cdot \mathrm{d}\boldsymbol{S} = 0$$

在一般书籍中,这个结论称为磁场"高斯定理"。

点滴积累 ∨ ⋯⋯⋯⋯⋯⋯⋯⋯⋯⋯⋯⋯⋯⋯⋯⋯⋯⋯⋯⋯⋯⋯⋯⋯⋯⋯⋯⋯⋯⋯⋯⋯⋯⋯⋯⋯⋯⋯⋯

1. 磁感应强度:描述磁场强弱和方向的物理量。 磁场叠加原理:几个磁场源在空间某处产生的总磁感应强度是各磁场源磁感应强度的矢量和。

2. 电流元:电流微元,用于计算电流的磁场。 毕奥-萨伐尔定律:电流元在某点的磁感应强度,可用来计算任意载流导线产生的磁场。 特例:载流直导线、载流圆环的磁场。

3. 磁感线:在磁场中画的一些曲线,曲线上任一点的切线方向和磁场方向相同。 分布特点:数密度与磁感应强度呈正比,切线方向就是磁场的方向,无头无尾的闭合曲线。 磁通量:通过某给定面的磁感线条数。

第二节　磁介质中的磁场

一、磁介质

1. 物质磁性起源假说　法国物理学家、数学家安培在考虑磁性起源的时候做了两个实验,即通电螺线管磁性实验和载流直导线间相互作用力实验。通电螺线管与条形磁铁的等效性实验对安培思考磁性起源有很大启发。在上述实验的基础上,安培大胆而创造性地提出了著名的"磁性起源假说":一切物质的磁性皆起源于内部的电流,构成磁性物质的每个微粒都存在着永不停息的环形电流,此环形电流使微粒显示出磁性,N 极和 S 极分布在环形电流的两侧。对于磁铁和其他能显示磁性的物体来说,每个微粒的环形电流的取向大致相同,因此其两端就显示磁性。如图 5-8(a、b、c)所示。

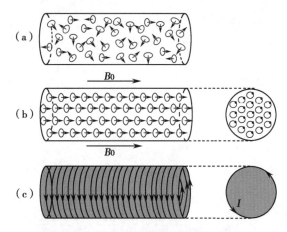

图 5-8　磁化的微观机制与宏观效果

利用此假说也可解释磁性物质在磁场中被磁化的现象。这是因为在一般磁性物质中,微粒的环形电流取向是杂乱无章的,所以各微粒的磁性相互抵消,总体不显磁性。但在外磁场作用下,各微粒环形电流取向被迫趋向一致,从而显示磁性。但限于当时的研究条件,无法验证环形电流的存在。

19 世纪末和 20 世纪初,科学家揭开了原子结构以及物质结构的秘密后,磁性起源假说得到了肯定。原来当时安培所假想的微粒就是构成物质的原子、分子或其基团。原子、分子内的电子绕核运动形成了环形电流,现称之为"分子电流",物质磁性就是由其引起的。磁性是物质的基本属性,就像物质具有质量和电性一样,即一切物质都具有磁性。

2. 磁偶极矩的定义及原子磁矩的微观解释　根据以上内容,物质的磁性是由"分子电流"产生的,磁偶极矩作为表征物质磁效应的重要物理量,在此,以原子内核外电子绕核的轨道运动形成的环形电流为例引入。以 I 表示电流,S 表示环形电流所围的面积,则一个环形电流的磁矩为

$$\boldsymbol{m} = IS\boldsymbol{e}_n \qquad\qquad 式(5\text{-}12)$$

式中,$\boldsymbol{e}_n$ 为环面积的正法线方向的单位矢量,它与电流流向满足右手螺旋关系。

物质的磁化和电介质的极化一样,也是和物质的结构紧密相关的,根据原子的简单模型,电子沿

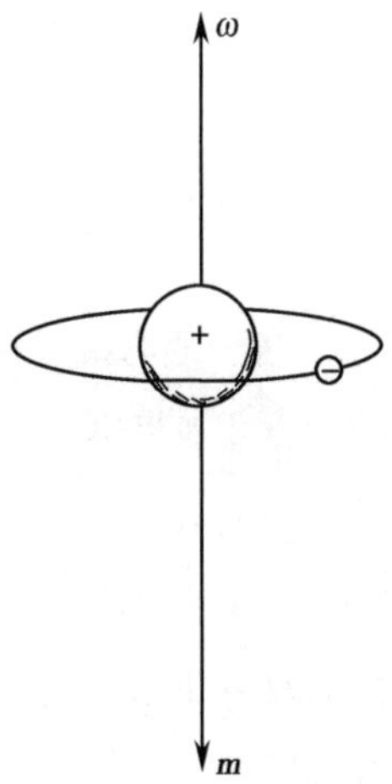

圆形轨道围绕原子核旋转,其作用相当于一个小电流环,这个微观电流也会产生磁效应,换句话说,它具有一定的磁矩,该磁矩称为轨道磁矩。此外,电子还围绕本身的轴作自旋运动,形成环电流,也产生一个磁矩,称为自旋磁矩,以及原子核的自旋也会产生一个自旋磁矩,这三个磁矩总和称为原子(或分子)磁矩。原子核的质量比电子大得多,原子核的自旋角速度较小,因而一般原子核的自旋磁矩可忽略不计。下面以氢原子为例对轨道磁矩进行定量说明,如图5-9所示。

假设电子(质量为 m_e)在半径为 r 的圆周上以恒定的速率 v 绕氢原子核运动,显然电子轨道运动的周期就是 $2\pi r/v$。根据电流的定义,每个周期内通过轨道任一"截面"的电量为 e,因此,沿着环形轨道的电流为

$$I = \frac{e}{2\pi r/v} = \frac{ev}{2\pi r}$$

图 5-9 氢原子的磁矩示意图

所以电子绕核运动的轨道磁矩为

$$m = IS = \frac{ev}{2\pi r}\pi r^2 \qquad\qquad 式(5\text{-}13)$$

由于电子轨道运动的角动量 $L = m_e vr$,所以此轨道磁矩还可以表示为

$$m = \frac{e}{2m_e}L \qquad\qquad 式(5\text{-}14)$$

上式不仅对单个电子的轨道运动成立,而且对一个原子内所有电子的总轨道磁矩和总角动量也成立。

电子在轨道运动的同时,还具有自旋运动,又称固有(内禀)自旋。由于其相关内容牵扯到量子力学,这里就不再论述,有兴趣的同学可以参考相关书籍。

3. 磁介质的含义及分类 介质中电子和原子核都是束缚电荷,它们进行的轨道运动和自旋运动都是微观运动,由束缚电荷的微观运动形成的电流,称为束缚电流或安培电流。通常情况下,绝大部分材料中所有原子磁矩的取向是杂乱的,结果总的磁矩为零,对外不显磁性。但在外磁场作用下,物质中的原子磁矩都将受到一个扭矩作用,所有原子磁矩都趋于和外磁场方向一致排列,彼此不再抵消,结果对外产生磁效应,并影响磁场分布,这种现象称为物质的磁化。这种在磁场作用下,其内部状态发生变化,并反过来影响磁场存在或分布的物质,称为磁介质。真空也是一种磁介质。

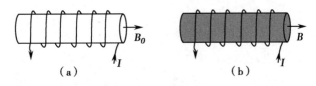

图 5-10 磁介质中的磁场

电介质的 $\varepsilon_r > 1$,而且对于大多数电介质来说,ε_r 都是与场强无关的常数,ε_r 的数量级一般不太大(通常在10以内),当然也有少数例外。但磁介质的情况要复杂得多,且不同类型的磁

介质的情况很不一样。磁介质大体可分为顺磁质、抗磁质和铁磁质三类,其分类规则将在下文中详细论述。

二、磁介质中的磁场

1. 磁介质与磁场相互作用的宏观解释　磁场在磁介质中将要受到其影响,这种影响可以通过实验的方式观察出来。最简单的方法是做一个长直螺线管,先让管内为真空或空气,如图 5-10(a)沿导线通入电流 I,测出此时管内的磁感应强度的大小。然后使管内均匀充满某种磁介质材料,如图 5-10(b),保持电流 I 不变,再测出此时管内磁介质内部的磁感应强度的大小。以 B_0 和 B 分别表示管内为真空和充满磁介质时的磁感应强度,则实验结果显示出二者的数值不同,它们的关系可以用下式表示

$$B = \mu_r B_0 \qquad\qquad 式(5-15)$$

式中,μ_r 称为磁介质的相对磁导率,它随磁介质的种类或状态的不同而不同(表 5-1)。有的磁介质的 μ_r 是略大于 1 的常数,这种磁介质称为顺磁质;有的磁介质的 μ_r 是略小于 1 的常数,这种磁介质称为抗磁质。这两种磁介质对磁场的影响很小,一般技术中常不考虑它们的影响。还有一种磁介质,它的 μ_r 比 1 大得多,而且随 B_0 的大小发生变化,这种介质称为铁磁质。它们对磁场的影响很大,在电工技术中有广泛的应用。

表 5-1　几种磁介质的相对磁导率

磁介质种类		相对磁导率
抗磁质	铋(293k)	$1 - 16.6 \times 10^{-5}$
($\mu_r < 1$)	汞(293k)	$1 - 2.9 \times 10^{-5}$
	铜(293k)	$1 - 1.0 \times 10^{-5}$
	氢(气体)	$1 - 3.98 \times 10^{-5}$
顺磁质	氧(液体,90k)	$1 + 769.9 \times 10^{-5}$
($\mu_r > 1$)	氧(气体,293k)	$1 + 344.9 \times 10^{-5}$
	铝(293k)	$1 + 1.65 \times 10^{-5}$
	铂(293k)	$1 + 26 \times 10^{-5}$
铁磁质	纯铁	5×10^3(最大值)
($\mu_r \gg 1$)	硅钢	7×10^2(最大值)
	坡莫合金	1×10^5(最大值)

知识链接

迈斯纳效应

当一个磁体和一个处于超导态的超导体相互靠近时,磁体的磁场会使超导体表面中出现超导电流。此超导电流形成的磁场,在超导体内部,恰好和磁体的磁场大小相等,方向相反。这两个磁场相互抵消,使超导体内部的磁感应强度为零,即超导体具有完全的抗磁性。

2. 磁介质与磁场相互作用的微观解释 在一个分子中有许多电子和若干个核,一个分子的磁矩是其中所有电子的轨道磁矩和自旋磁矩以及核的自旋磁矩的矢量和。有些分子在正常情况下其磁矩的矢量和具有一定的值,这个值称为分子的固有磁矩,有些分子在正常的情况下其磁矩的矢量和为零。

分子固有磁矩不为零的物质是顺磁质。当顺磁质放入磁场中时,其分子的固有磁矩就要受到磁场的作用。这种作用力图使分子的磁矩方向转向与外磁场方向一致。由于分子的热运动的妨碍,各个分子的磁矩的这种取向不可能完全整齐。外磁场越强,分子磁矩排列就越整齐,正是这种排列使它对原磁场产生了影响。

分子固有磁矩为零的物质是抗磁质。抗磁质的分子虽然没有固有磁矩,但是在外磁场的作用下,分子产生了和外磁场方向相反的附加磁矩 Δm,而且不管原有磁矩的方向如何,所产生的附加磁矩的方向都是和外磁场方向相反的,因此抗磁质中合磁场总是小于原有的外磁场。

铁磁质的起源可以用"磁畴"理论来解释。在铁磁质内存在着无数个线度约为 10^{-4}m 的小区域,这些小区域称为磁畴。在每个磁畴中,所有原子的磁矩全都向同一个方向排列整齐。在未磁化的铁磁质中,各磁畴的磁矩的取向是无规则的,因而整块铁磁质在宏观上没有明显的磁性。当在铁磁质内加上外磁场并逐渐增大时,其磁矩方向和外加磁场方向相近的磁畴逐渐扩大,而方向相反的磁畴逐渐缩小。最后当外加磁场达到一定程度后,所有磁畴的磁矩方向也都指向同一方向,这时铁磁质就达到磁饱和状态。

三、磁介质的应用

铁磁质对外磁场的影响最大,它的应用也最广泛。下面将针对铁磁质谈谈其在工业技术和医用临床中的实际应用。

1. 软磁材料和硬磁材料 从铁磁质的性能和使用方面来说,它主要分为软磁材料和硬磁材料两类。软磁材料磁导率大,易磁化、易退磁(起始磁化率大)。电子设备中的各种电感元件,或变压器、镇流器、电动机和发电机中的铁芯,都需要软磁材料来做。此外,继电器、电磁铁的铁芯也需要用软磁材料来做,以便在电流切断后没有剩磁。硬磁材料又称永磁体,永磁体是在外加磁场去掉后仍保留一定的(最好是较强的)剩余磁感应强度的物体。制造许多电器设备(如各种电表、扬声器、微音器、拾音器、耳机、电话机、录音机等),都需要永磁体。在医疗器械领域,核磁共振所需的梯度磁场也是由永磁体提供。

近年来发展起来一种磁感应加温治疗恶性肿瘤的新方法,它是利用铁磁性物质能在交变磁场中升温的物理特性,将铁磁性物质作为热介质引入肿瘤组织,磁介质在外加交变磁场作用下升温并将热量传递给周围的肿瘤组织。当肿瘤组织温度高于43℃时发生凋亡或坏死,这种升温方法可增加加温治疗针对恶性肿瘤的特异性,并保护肿瘤周围的正常组织。

实例分析

实例 磁屏蔽是如何实现的？ 它有哪些应用？

分析 软磁材料的磁导率很大，表明产生的束缚电流很大，由其产生的磁场对原磁场有很大影响，当放入磁场中时，将引起磁场分布的变化（图5-11）。 应用主要是对电子电路的保护。

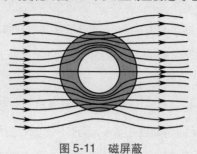

图 5-11 磁屏蔽

2. 磁致伸缩效应 是指铁磁体在被外磁场磁化时，其体积和长度将发生变化的现象。反过来，铁磁体材料在外力下变形，其磁导率也会发生变化。磁致伸缩效应引起的体积和长度变化虽是微小的，但其长度的变化比体积变化大得多，是人们研究应用的主要对象，又称之为线磁致伸缩。磁致伸缩效应可用来设计制作应力传感器和转矩传感器。铁磁体材料在外应力作用下磁导率改变，磁感应强度和磁路磁通量也相应变化，测出此时感应电动势即可达到应力监测的目的。利用磁致伸缩系数大的硅钢片制取的应力传感器多用于1吨以上重量的检测。其输入应力与输出电压呈正比，一般精度为 1%~2%，高的可达 0.3%~0.5%。磁致伸缩转矩传感器可以测出小扭角下的转矩。

点滴积累 ∨

1. 分子电流：电子绕核运动形成的环形电流，是物质磁性产生的原因。 磁偶极矩：表征物质磁性的物理量，与电流和面积有关。 原子磁矩：电子轨道磁矩、电子自旋磁矩、原子核自旋磁矩的总和。

2. 磁介质：外磁场作用下内部状态发生变化，并影响磁场的物质。 磁介质的分类：顺磁质、抗磁质、铁磁质。

3. 磁介质与磁场相互作用的原理：外磁场作用下，顺磁质固有磁矩转向和外磁场方向一致；抗磁质产生和外磁场方向相反的附加磁矩；铁磁质和外磁场方向相近的磁畴逐渐扩大。

第三节 磁场对电流的作用

一、磁场对运动电荷的作用

（一）洛伦兹力

运动电荷所受到的磁场作用力称为洛伦兹力。实验表明，一个速度为 v，在磁感应强度为 B 的磁场中运动的电荷 q 所受的洛伦兹力为

$$F = qv \times B$$

其大小为

$$F = qvB\sin\theta$$

式中，θ 是 v 和 B 之间的夹角。其方向由右手螺旋定则确定。

（二）洛伦兹力的应用

1. 质谱仪　当一个质量为 m，电荷量 $q>0$，速度为 v 的带电粒子沿与磁场垂直的方向进入一个外加的均匀磁场中时，将受到洛伦兹力作用发生偏转，如图 5-12 所示。由于洛伦兹力 F 与 v 和 B 都垂直，粒子轨迹向右偏转形成一个半径为 r 的半圆（若 $q<0$，则向左偏转）。

因洛伦兹力是提供带电粒子作圆周运动的向心力，则有

$$m\frac{v^2}{r} = qvB \qquad\qquad 式(5\text{-}16)$$

得

$$r = \frac{mv}{qB} \qquad\qquad 式(5\text{-}17)$$

于是在 v、q、B 相同的情况下，不同质量 m 的带电粒子轨迹半径不同，由此可以进行区分和收集。质谱仪是测量粒子质量的重要装置。

2. 回旋加速器　在原子核物理和高能物理实验中，回旋加速器是加速带电粒子，使之获得高能量的重要工具之一。图 5-13 是回旋加速器的示意图。在一对大电磁铁所产生的磁场中间放置两半圆形的金属盒 A 和 B，并将它们分别接在振荡器的两个极上，在两盒间的狭缝中间形成交变电场。带电粒子从粒子源 P（中心处）中引出后，在电场作用下，粒子被加速进入盒 A。进入 A 后，粒子就在磁场力作用下作圆周运动，半径由式(5-17)决定。当粒子在 A 盒中绕行半周进入狭缝时，交变电场方向恰好改变，粒子就又被再次加速进入 B 盒。由于速度的增加，由式(5-17)可知，旋转半径也要相应变大。由于每绕半圈所经过的时间 $\tau = \dfrac{\pi r}{v} = \dfrac{\pi m}{qB}$ 与粒子速度 v 无关，所以只要狭缝中电场每隔时间 τ 改变一次方向，就能保证粒子在狭缝中总是被加速，即粒子运动半径将越来越大，最后到达盒子边缘，从盒中被引出，此时粒子的最大速率为

$$v_{\max} = \frac{qR_0 B}{m} \qquad\qquad 式(5\text{-}18)$$

式中，R_0 为盒子半径。

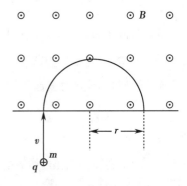

图 5-12　质谱仪原理图

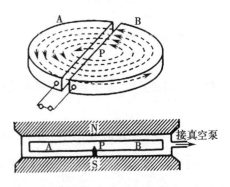

图 5-13　回旋加速器

3. 霍尔效应　如图 5-14 所示,在一个金属薄片(宽度为 h,厚度为 b)中,通以电流。此电流是外加电场 $\boldsymbol{E}$ 作用于电子使之向右作定向运动(漂移速度为 $\boldsymbol{v}$)形成的。当加以外磁场 $\boldsymbol{B}$ 时,由于洛伦兹力的作用,电子的运动将下偏,如图 5-14(a)所示,当它们运动到薄片底部时,就聚集在薄片的底部,同时在薄片的顶部显示出多余正电荷。这样,在薄片的顶部和底部之间产生一个与外加电场 $\boldsymbol{E}$ 相垂直的横向电场 $\boldsymbol{E}_H$。随着底部和顶部多余电荷的增多,$\boldsymbol{E}_H$ 将迅速增强,最终它对电子的作用力 $(-e)\boldsymbol{E}_H$ 与磁场对电子的作用力 $(-e)\boldsymbol{v}\times\boldsymbol{B}$ 相平衡。这时电子在竖直方向受力平衡,将恢复原来水平方向的漂移运动,外在表现为电流又重新恢复到恒定电流。由平衡条件 $(-e)\boldsymbol{E}_H+(-e)\boldsymbol{v}\times\boldsymbol{B}=0$ 可知,所产生横向电场的大小为

$$E_H = vB \qquad\qquad 式(5-19)$$

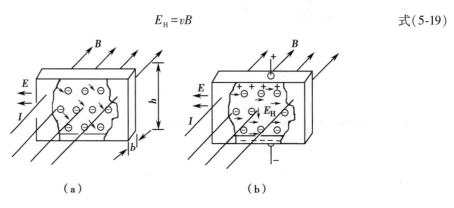

(a)	(b)

图 5-14　霍尔效应

由于横向电场 $\boldsymbol{E}_H$ 的出现,在导体的横向两侧会出现电势差,如图 5-14(b)所示,这一电势差的数值为

$$U_H = E_H h = vBh \qquad\qquad 式(5-20)$$

电子的漂移速度 v 与电流有下述关系

$$I = nqbhv$$

式中,n 为载流子浓度,即导体内单位体积内的载流子数目。由此式求出 v,代入式(5-20),可得

$$U_H = \frac{IB}{nqb} = \frac{IKB}{b} \qquad\qquad 式(5-21)$$

式中,$K=\dfrac{1}{nq}$ 称为霍尔系数,其大小与导体(或半导体)的性质有关。对于金属中的电子导电来说,如图 5-14(b)所示,导体顶部电势高于底部电势。如果载流子带正电,在电流和磁场方向相同的情况下,正电荷会聚集在底部,底部电势高于顶部电势。因此通过电压的测定可以确定导体中载流子所带的电荷的正负,这是方向相同的电流由于载流子种类不同而引起不同效应的一个实例。

在磁场中的载流导体上出现横向电势差的现象称为霍尔效应,式(5-21)给出的电压称为霍尔电压。现在霍尔效应有多种应用,特别是用于半导体的测试。由测出的霍尔电压即横向电压的正负可以判断半导体的载流子种类(是电子或是空穴),还可以用式(5-21)计算出载流子浓度。用一块制好的半导体薄片通以给定电流,在校准好的条件下,还可以通过霍尔电压来测磁场 $\boldsymbol{B}$。这是现在测

磁场的一个常用的比较精确的方法。

▶▶ **课堂活动**

　　为什么说金属和电解质中的霍尔效应不明显,而在半导体中的霍尔效应比较明显? 判断的标准是什么?

　　4. 电磁流量计　图 5-15 是电磁流量计的原理图,设含有正负离子的血液在直径为 D 的血管中流动,血流方向为 y,平均流速为 v,励磁线圈接通电源后,将在铁芯间隙处产生一个沿 z 轴方向的磁场 $\boldsymbol{B}$,它与血流方向 y 垂直。根据霍尔效应原理,正负离子由于洛伦兹力的作用将积聚在血管壁两侧形成横向电场 E,则横向电场与磁场和血流速度的关系为

$$E = vB$$

将血管中电场近似的看作匀强电场,若血管两侧的电势差为 U,则场强 $E = U/D$,代入上式,可得

$$v = \frac{U}{DB}$$

由于测量时 D、B 是不变的,血流平均速度 v 与血管壁两侧的电势差呈正比。当上式平均速度 v 乘以血管的横截面积 $\pi D^2/4$,可得血流量 Q

$$Q = \frac{\pi D^2}{4}v = \frac{\pi DU}{4B}$$

在已知 D、B 的情况下,只要测出电势差 U,就可测出血流量。但需要指出的是,电磁流量测量是一种损伤性的方法,使用时要将被测血管暴露在体外,它常常用于动物实验和心脏、动脉手术中测定血流速度和血流量。

　　5. 电磁泵　电磁泵是一种利用作用在导电液体上的磁场力来运送导电液体的装置,其工作原理如图 5-16 所示。将导电液体通以电流,并使电流 I 的方向与磁感应强度 $\boldsymbol{B}$ 的方向垂直,则液体受到一个沿管子方向的推力 $\boldsymbol{F}$ 的作用,使液体向前流动。这种泵在医学上常被用来输送血液或其他电解质溶液。由于这种装置没有任何机械运动部件,不会使血液中的细胞受到损害,而且可以全部密封,避免了污染。在人工心肺机和人工肾装置中常用它来输送液体。

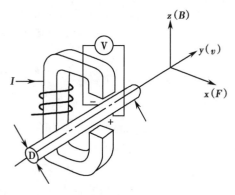

图 5-15　电磁流量计原理图

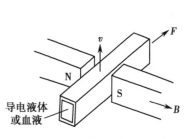

图 5-16　电磁泵原理示意图

二、磁场对载流导线的作用

（一）安培力

导线中的电流是由其中的载流子定向移动形成的,当把载流导线置于磁场中时,这些运动的载流子就要受到洛伦兹力的作用,其结果将表现为载流导线受到磁力的作用。为了计算一段载流导线受的磁力,先考虑它的一段长度电流元受的作用力。

如图 5-17 所示,设导线截面积为 S,其中有电流 I 通过。考虑长度为 dl 的一段导线。把它规定为矢量 dl,它的方向与该处电流方向相同,即 qv 的方向。设导线单位体积内有 n 个载流子,每个载流子的电荷都是 q。简单起见,可以认为各载流子都以漂移速度 v 运动。

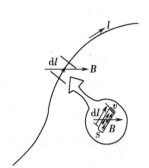

由于每个载流子受的磁场力都是 $qv×B$,而在 dl 段中共有 $ndlS$ 个载流子,所以这些载流子受的力的总和就是

$$dF = nSdlqv×B$$

由于 qv 的方向和 dl 的方向相同,所以 $qdlv=qvdl$。利用这一关系,上式就可写成

$$dF = nSvqdl×B$$

图 5-17　电流元所受的磁场力

又由于 $nSvq=I$,I 即为通过 dl 电流强度的大小,所以最后可得

$$dF = Idl×B \qquad 式(5-22)$$

上式就表示长度为 dl 的电流元所受到的磁场力。载流导线所受到的磁场力通常称为安培力。

知道了一段电流元受到的磁场力就可以用积分的方法求出一段有限长载流导线 L 受的磁场力,即

$$F = \int_L Idl × B \qquad 式(5-23)$$

注意:式中 B 为各电流元所在处的"当地 B"。

例题 5-2　在均匀磁场 B 中有一段弯曲导线 ab,通有电流 I,如图 5-18 所示,求此段导线受的磁场力。

解:根据式(5-23),所求力为

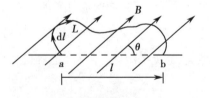

图 5-18　例题 5-2 图

$$F = \int_a^b Idl × B = I(\int_a^b dl) × B$$

此式中积分是各段矢量长度电流元 dl 的矢量和,它等于从 a 到 b 的矢量直线段 l。因此得

$$F = Il×B$$

这说明在均匀磁场中,整个弯曲导线受的磁场力的总和等于从起点到终点连的直导线通过相同的电流时受的磁场力。如图 5-18 所示,l 和 B 的方向均与纸面平行,因而

$$F = IlB\sin\theta$$

此力的方向垂直纸面向外。

如果 a,b 两点重合,则 $l=0$,上式给出 $F=0$。这就是说,在均匀磁场中的闭合载流回路整体上不

受磁力。

（二）磁场对载流线圈的作用

为了叙述方便,规定载流线圈的空间取向和电流的方向满足右手螺旋定则,即将右手四指弯曲,用以代表线圈中电流的回绕方向,伸直的拇指即代表线圈平面的法线单位矢量 e_n 的方向。

下面以均匀磁场中矩形线圈为例分析磁场对载流线圈的作用,并扩展到一般情况。如图 5-19（a）,矩形线圈 $ABCD$ 的边长分别是 a 和 b,它可绕垂直于磁感应强度 B 的中心轴 OO' 自由转动。线圈中电流方向为逆时针,则线圈 $ABCD$ 的法线单位矢量 e_n 与磁感应强度 B 之间的夹角为 θ。图 5-19（b）为它的投影图。由图可以看出,根据式（5-23）,AB 和 CD 两边受的力大小相等,即

$$F_{AB} = IaB\sin(\frac{\pi}{2}-\theta) = IaB\sin(\frac{\pi}{2}+\theta) = F_{CD}$$

方向相反,作用在同一直线上,作用线为 OO'。如果线圈可以看作刚体的话,这一对力不会产生任何效果。BC 和 DA 两边都与 B 垂直,它们受的力大小也相等,即 $F_{BC} = F_{DA} = IbB$,方向也相反,但不作用在同一条直线上,如图 5-19（b）所示,因此虽然这两个力的合力为 0,但组成一个绕 OO' 轴的力偶矩,这一力偶矩使线圈的法线方向 e_n 向 B 的方向旋转。两个力的力臂都是 $\frac{a}{2}\sin\theta$,力矩的方向是一致的,因而力偶矩 M 的大小为

$$M = F_{BC}\frac{a}{2}\sin\theta + F_{DA}\frac{a}{2}\sin\theta = IabB\sin\theta$$

即
$$M = ISB\sin\theta$$

式中 $S = ab$ 代表矩形线圈的面积。考虑到力偶矩 M 的方向,可以通过下列矢积来表示

$$M = (ISe_n) \times B \qquad\qquad 式（5-24）$$

需要说明的是,上式虽然是从矩形线圈在均匀磁场中这一特殊情况得到的,其实它适用于任意形状的平面线圈,这里不再进行证明。

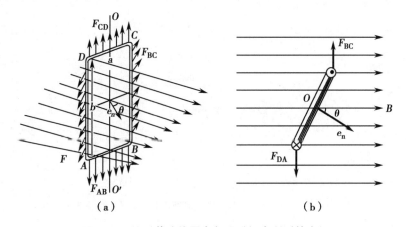

图 5-19　矩形载流线圈在匀强磁场中所受的力矩

三、生物磁场和磁场的生物效应

1. 生物磁场　生物磁学是研究磁场磁性与生命现象相互联系、相互影响的边缘科学。现代科

学的发展已经表明,一切物质都具有或弱或强的磁性,任何空间都存在或低或高的磁场。这正是生物磁学产生、发展和应用的基础。

从宏观方面看,生物磁现象和磁场引起的生物效应主要有下列一些共同特点:生物在生命活动中产生微弱的磁场,既有恒定磁场,也有交变磁场,强度都远低于地球磁场。这些微弱的生物磁场及其变化与生物的生命活动、生理和病理状态密切相关。

在生命活动中,生物自身既产生微弱的生物磁场,又具有弱磁性。前者如人的心磁场和脑磁场分别约为 10^{-10} T 和 10^{-12} T,后者如一般生物中抗磁性和顺磁性材料的磁化率分别约 10^{-6} 和 10^{-5}。

生物磁场的来源有两种,一种是由生物电流产生的生物磁场,生物电流是由生物体内电子和离子的流动产生的。不同的生物组织和状态在生命活动中会产生不同强度和不同频率的生物电流。从而产生相应的生物磁场。因此生物电流和生物磁场都带有生命活动的信息。另一种是由生物体内的强磁物质的剩磁产生的生物磁场,它与强磁物种类、数量和磁化历史等有关,例如石棉工人和钢铁工人吸入肺部的强磁物质的剩磁产生的肺磁场等。体内强磁物剩磁磁场的主要特征是属于恒定磁场而非交变磁场。

2. 磁场的生物效应　随着生物磁场和磁效应研究的不断深入,以及众多磁学方法和磁技术在生物磁学中的应用,生物磁现象和磁效应的应用也相应有了很大的发展。

生物体在生命过程中产生的弱磁场,在不同的生理状态和病理状态下会发生变化;因此可利用这些变化来进行生理和病理方面的研究以及一些疾病的诊断,当前的应用主要是诊断、磁医疗器械、磁疗和磁性药物等。心磁图、脑磁图、CT、核磁共振成像等都已成为当代医疗诊断的重要手段。

外磁场(包括地磁场)在生物体中引起的效应是多种多样的,其中许多效应已在医学上广泛应用。例如:生物体中的氧化和还原反应、神经冲动的传递和生物电流的主要载体等都与电子或离子的运动和传递有关,而磁场会对运动的电子、离子产生力(洛伦兹力)的作用,影响电子、离子的运动,也就会影响与电子或离子运动和传递过程有关的生命现象。

知识链接

磁场的血液微循环效应与促骨再生作用

恒定磁场和旋转磁场可改变血液流变特性,降低血液黏度、促进血液循环。在磁场作用下,血液中的带电粒子荷电能力增强,红细胞表面负电荷密度增大,由于同号电荷间的静电斥力增加,促进红细胞聚集性减弱,从而降低血液黏度;血液中其他荷电离子,如钾、钙、钠、氯等,在磁场作用下,荷电能力增强,从而影响离子移动速度,促进血液循环。

低频电磁场可促进骨再生的代谢过程,促使纤维母细胞和成骨细胞较早出现,消除疼痛,减少功能障碍,增强抗生素的杀菌效力等。

点滴积累　∨

1. 洛伦兹力:运动电荷受到磁场的作用力,应用主要有质谱仪、回旋加速器、霍尔效应等。

2. 安培力：载流导线受到的磁场作用力。 载流线圈在磁场中所受的力是各段导线受到的磁力的矢量和。

3. 生物磁场：生物在生命活动中产生的磁场。 生物磁场的来源：生物电流产生的磁场，生物体内强磁物质的剩磁产生的磁场。 磁场的应用：诊断、磁医疗器械、磁疗和磁性药物等。

第四节　电磁感应现象

一、电磁感应和法拉第电磁感应定律

奥斯特的发现和有关磁效应的研究成果，揭示了"电与磁"不是截然分开的，它们之间存在着相互关联，电流可以产生磁场，即"电生磁"，本节将说明另一个问题："磁生电"，即电磁感应现象。电磁感应现象的发现，尤其是在此基础上确立的电磁感应定律为电动机和发电机的发明提供了坚实的理论基础。

1831 年法拉第发现：当磁铁在导线附近运动时，导线中会有电流产生，这种电流称为感应电流，一旦磁铁不动，即使非常靠近导线也不会在导线中感应出电流。实际产生感应电流的方法有多种，可以概况为四种情况：①变化的电流；②运动的磁铁；③运动的稳恒电流；④在磁场中运动的导体。

对所有情况进行分析后表明，当穿过一个闭合导体回路所限定的面积磁通量（磁感应强度通量）发生变化时，回路中就出现电流。这个电流就是感应电流。产生感应电流的电动势就称为感应电动势。实验表明，感应电动势的方向可以通过以下规律进行判断：感应电动势产生的感应电流在回路中产生的磁场总是阻碍引起感应电动势的磁通量的变化，这个规律称为楞次定律。

感应电流的产生来自感应电动势，但电流的大小与导体回路的电阻有关，也就是与导体的材料有关，所以感应电动势要比感应电流更能反映电磁感应现象的本质。

在大量的实验结果的基础上，法拉第将电磁感应现象的规律用数学公式表示为

$$\varepsilon = -N\frac{\Delta\Phi}{\Delta t} \qquad\qquad 式(5\text{-}25)$$

式中，Φ 为通过导体回路的磁通量，$\Delta\Phi = \Phi_后 - \Phi_前$ 表示 Δt 时间内 Φ 的改变量，上式表示导体回路的感应电动势 ε 的大小与穿过导体回路的磁通量的变化率（可以增加，也可减少）呈正比。N 为回路线圈的匝数。负号的引入使 $\frac{\Delta\Phi}{\Delta t}>0$ 时，$\varepsilon<0$；$\frac{\Delta\Phi}{\Delta t}<0$ 时，$\varepsilon>0$，即 ε 的正负与 $\frac{\Delta\Phi}{\Delta t}$ 的正负刚好相反，这表示感应电动势的方向（或者说它所引起的感应电流的方向）总是阻止磁通量的变化。在国际单位制中，Φ 的单位是韦伯（Wb），时间单位是秒（s），ε 的单位是伏特（V）。需要说明的是，当 Δt 足够小时，式(5-25)可以写成微分形式，即

$$\varepsilon = -N\frac{\mathrm{d}\Phi}{\mathrm{d}t} \qquad\qquad 式(5\text{-}26)$$

二、自感现象

当一个电流回路的电流 i 随时间变化时，通过回路自身的磁通量也将发生变化，因而回路自身

也会产生感生电动势,如图 5-20,这称为自感现象。在这里,磁通量与回路中的电流呈正比,即

$$\Phi = Li \qquad \text{式(5-27)}$$

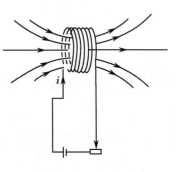

式中,比例系数 L 称为回路的自感系数(简称自感),它取决于回路的大小、形状、线圈的匝数以及它周围的磁介质的分布,在国际单位制中,自感系数的单位是亨利(H)。

由电磁感应定律,在 L 一定的条件下自感电动势为

$$\varepsilon_{L} = -\frac{\mathrm{d}\Phi}{\mathrm{d}t} = -L\frac{\mathrm{d}i}{\mathrm{d}t} \qquad \text{式(5-28)}$$

图 5-20 自感现象

在图 5-20 中,回路的正方向一般就取电流 i 的方向。当电流增大,即 $\frac{\mathrm{d}i}{\mathrm{d}t} > 0$ 时,式(5-28)给出 $\varepsilon_{L} < 0$,说明 ε_{L} 的方向与电流的方向相反;当 $\frac{\mathrm{d}i}{\mathrm{d}t} < 0$ 时,式(5-28)给出 $\varepsilon_{L} > 0$,说明 ε_{L} 的方向与电流的方向相同。由此可知自感电动势的方向总是要使它阻碍回路本身电流的变化。

自感现象有不利的一面,在自感系数很大而电流又强变化的电路(如大型电动机的定子绕组)中,在切断电路的瞬间,由于电流在很短的时间内发生很大的变化,会产生很高的自感电动势,使开关的闸刀和固定夹片之间的空气电离而变成导体,这会烧坏开关,甚至危及人员安全。因此,切断这段电路时必须采用特制的安全开关。

电路中有自感线圈时,电流的变化情况可以通过以下两个实验演示。在图 5-21(a)的实验中,A 和 B 两支路的电阻调至相同。当合上电键后,A 灯先亮,就是因为在合上电键后,A、B 两支路同时接通,但 B 灯的支路中有一多匝线圈,自感系数较大,因自感电动势的方向总是要使它阻碍回路本身电流的变化,因而电流增长较慢。而在图 5-21(b)的实验中,线圈的电阻比灯泡的电阻小得多。当打开电键时,灯泡突然强烈地闪亮一下再熄灭,就是因为多匝线圈支路中的电流由于自感效应的存在没有马上消失,而通过灯泡后才逐渐消失的缘故。

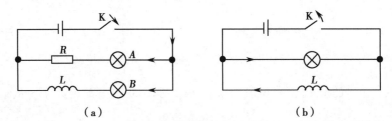

图 5-21 自感现象的演示

知识链接

互 感

一闭合导体回路,当其中的电流随时间变化时,它周围的磁场也随时间变化,在它附近的导体回路中就会产生感生电动势。 这种电动势称为互感电动势。

如图 5-22 所示，有两个固定的闭合回路 L_1 和 L_2。闭合回路 L_2 中的互感电动势是由于 L_1 中的电流 i_1 随时间的变化引起的，以 ε_{21} 表示此电动势。

由毕奥-萨伐尔定律可知，电流 i_1 产生的磁场正比于 i_1，因而通过 L_2 所围面积由 i_1 所产生的磁通量 Φ_{21} 也应该和 i_1 呈正比，即

$$\Phi_{21} = M_{21} i_1$$

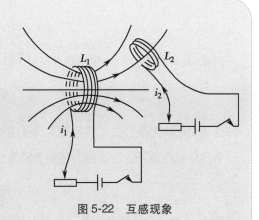

图 5-22 互感现象

其中比例系数 M_{21} 称为回路 L_1 对回路 L_2 的互感系数，它取决于两个回路的几何形状、相对位置、它们各自的匝数以及它们周围磁介质的分布。 对于两个固定的回路 L_1 和 L_2 来说互感系数是一个常数。 在 M_{21} 一定的条件下，根据电磁感应定律给出

$$\varepsilon_{21} = -\frac{\mathrm{d}\Phi_{21}}{\mathrm{d}t} = -M_{21}\frac{\mathrm{d}i_1}{\mathrm{d}t}$$

如果图 5-22 回路 L_2 中的电流 i_2 随时间变化，则在回路 L_1 中也会产生感应电动势 ε_{12}。 根据同样的道理，可以得出通过 L_1 所围面积由 i_2 所产生的磁通量 Φ_{12} 应该与 i_2 呈正比，即

$$\Phi_{12} = M_{12} i_2$$

而且

$$\varepsilon_{12} = -\frac{\mathrm{d}\Phi_{12}}{\mathrm{d}t} = -M_{12}\frac{\mathrm{d}i_2}{\mathrm{d}t}$$

上式中的 M_{12} 称为 L_2 对 L_1 的互感系数。 在给定的一对导体回路中，可以证明：

$$M_{12} = M_{21} = M$$

M 就称为这两个导体回路的互感系数，简称它们为互感。 在国际单位中，互感系数的单位为亨利（H）。

三、磁场的能量

上一小节中介绍了两个实验，在第二个实验中，在关闭电源的情况下，如图 5-21（b），灯泡却强烈地闪光一下，这说明在打开电键后有另外的能量出现。显然这种能量是由自感线圈产生的自感电动势提供的，而这自感电流随着线圈中的磁通量的消失而逐渐消失，所以可以认为使灯泡闪亮的能量是原来储存在通有电流的线圈中的，或者说是储存在线圈内的磁场中的。因此，这种能量称为磁能。根据能量守恒定律，自感为 L 的线圈中通过电流 I（电键未打开时的电流，即起始值）时所储存的磁能应等于这电流消失时自感电动势所做的功。这个功可如下计算。以 $i\mathrm{d}t$ 表示在断路后某一无穷小段时间 $\mathrm{d}t$ 内，通过灯泡的电量，则在这小段时间内自感电动势做的功为

$$\mathrm{d}A = \varepsilon_{\mathrm{L}} i\mathrm{d}t = -L\frac{\mathrm{d}i}{\mathrm{d}t}i\mathrm{d}t = -Li\mathrm{d}i \qquad\qquad 式（5-29）$$

电流由起始值 I 减小到零时,自感电动势所做的总功

$$A = \int dA = \int_I^0 - Lidi = \frac{1}{2}LI^2$$

因此,具有自感为 L 的线圈通有电流 I 时具有磁能

$$W_m = \frac{1}{2}LI^2 \qquad\qquad 式(5-30)$$

这就是磁场能量公式。注意上式只适用于自感不变的任意线圈。

单位体积内磁场的能量称为磁场能量密度,其与磁场能量的关系为

$$W_m = \int w_m dV$$

式中 w_m 表示磁场能量密度。上式也可写为磁场能量的微分形式,即

$$w_m = \frac{dW_m}{dV} \qquad\qquad 式(5-31)$$

四、动生电动势

根据电磁感应定律,穿过一个闭合导体回路的磁通量发生变化时,回路中就产生电动势。但引起磁通量变化的原因可以不同,本小节讨论导体在恒定磁场中运动时产生的感应电动势。这种感应电动势称为动生电动势。

如图 5-23 所示,一矩形导体回路 $abcd$,其中长度为 l 的导线段 ab 以恒定的速度 $\boldsymbol{v}$ 在垂直于磁场 $\boldsymbol{B}$ 的平面内,沿垂直于它自身的方向向右平移。某时刻穿过回路所围面积的磁通量为

$$\Phi = BS = Blx \qquad\qquad 式(5-32)$$

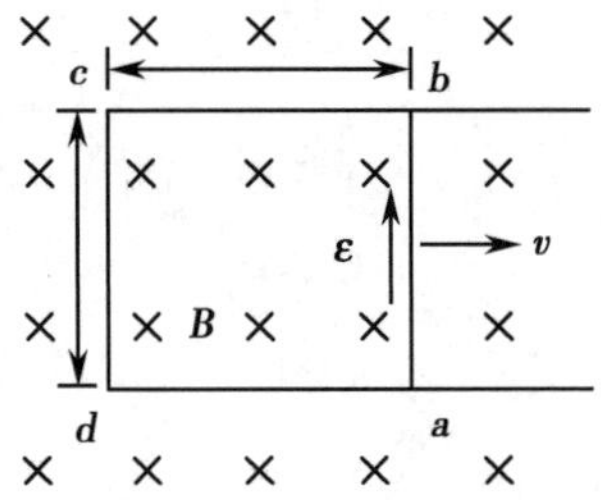

图 5-23 动生电动势

随着导线 ab 的运动,回路所围绕的面积扩大,因而回路中的磁通量发生变化。根据式(5-26)计算回路中的感应电动势大小,可得

$$\varepsilon = \frac{d\Phi}{dt} = \frac{d}{dt}(Blx) = Bl\frac{dx}{dt} = Blv \qquad\qquad 式(5-33)$$

至于这一电动势的方向,可用楞次定律判定为逆时针方向。由于其他边都未动,所以动生电动势应归之于导线 ab 的运动,因而只在 ab 内产生。回路中感应电动势的逆时针方向说明在 ab 中的动生电动势方向应从 a 指向 b。像这样一段导体在磁场中运动时所产生的动生电动势的方向可以简便地用右手定则判断:右手平伸并使拇指与其他四指垂直,让磁感线从掌心穿入,当拇指指着导体运动方向时,四指就指着导体中产生的动生电动势的方向。

如图 5-23 所示的情况,感应电动势集中于回路的一段内,这一段可视为整个回路中的电源部分。由于在电源内电动势的方向是由低电势指向高电势处,所以在导线 ab 上,b 电势高于 a 点电势。动生电动势的根源是洛伦兹力:当 ab 向右以速度 v 运动时,内部的自由电子被带着以同一速度 v 向右运动,因而每个电子都受到洛伦兹力的作用,最终形成电子的定向运动,从而产生感应电流。

五、感生电动势和涡旋电场

本小节讨论引起回路中磁通量变化的另一种情况。一个静止的导体回路,当它包围的磁场发生变化时,穿过它的磁通量也会发生变化,这时回路中也会产生感应电动势。这样产生的感应电动势称为感生电动势,它和磁通量变化率的关系也由式(5-26)表示。

由于导体回路未动,所以它不可能像在动生电动势中那样受到洛伦兹力的作用,而静止电荷受到的力只能是电场力。由于这种电场是磁场的变化引起的,所以又称为感生电场。它就是产生感生电动势的"非静电场"。以 E_i 表示感生电场的电场强度,即感生电场作用于单位电荷的力,则根据电动势的定义,由于磁场的变化,在一个导体回路 L 中产生的感生电动势为

$$\varepsilon = \oint_L E_i \cdot \mathrm{d}l \qquad\qquad 式(5\text{-}34)$$

根据法拉第电磁感应定律有

$$\oint_L E_i \cdot \mathrm{d}l = -\frac{\mathrm{d}\Phi}{\mathrm{d}t} \qquad\qquad 式(5\text{-}35)$$

由于感生电场的环路积分不等于零,所以它又称为涡旋电场。需要明确的是,该涡旋电场不但在导体回路中,而且在空间任一地点都会产生感生电场,而且感生电场沿任何闭合路径的环路积分都满足式(5-35)表示的关系。

点滴积累 ∨ ....

1. 感应电流:穿过闭合导体回路的磁通量发生变化时出现的电流。 感应电动势:产生感应电流的电动势。 楞次定律:判断感应电动势的方向,感应电流阻碍引起感应电动势的磁通量的变化。

2. 自感现象:回路的电流变化时产生的感生电动势。 感生电动势的大小和自感系数、电流的变化率有关。 自感的利弊。

3. 磁能:磁场中储存的能量。 磁场能量密度:单位体积内磁场的能量。

4. 动生电动势:导线在磁场中运动时产生的电动势,根源是洛伦兹力的作用。 感生电动势:包围导体回路的磁场变化时产生的电动势。

第五节 电磁波及其医学应用

一、电磁波和电磁波的性质

电磁波(又称电磁辐射)是由同相振荡且互相垂直的电场与磁场在空间中以波的形式移动,其传播

方向垂直于电场与磁场构成的平面,有效的传递能量和动量。电磁辐射可以按照频率分类,从低频率到高频率,包括有无线电波、微波、红外线、可见光、紫外线、X 射线和 γ 射线等等。电磁波谱见图 5-24。人眼可接收到的电磁辐射,波长大约在 380 至 780 纳米之间,称为可见光。只要是本身温度大于绝对零度的物体,都可以发射电磁辐射,而世界上并不存在温度等于或低于绝对零度的物体。

电磁波为横波,它的磁场、电场及其行进方向三者互相垂直,电场强度和磁感应强度沿传播方向的垂直方向作周期性交变;其强度与距离的平方呈反比;任何位置的能量功率与此处振幅的平方呈正比;其速度等于光速 $c = 3 \times 10^8 \text{m/s}$。

电磁波像机械波一样在通过不同介质时,会发生折射、反射、绕射、散射、吸收、干涉与衍射等现象。电磁波的波长越长其衰减越少,也越容易绕过障碍物继续传播。

二、电磁波在医学中的应用

电磁波对生物组织主要有两种效应:①非电离辐射效应是具有较低能量的电磁波对生物组织进行辐射时,不至于使生物的化学分子结构发生变化,不会对生物体造成伤害,包括射频、微波、红外线和可见光。相应的生物效应主要包括:热效应、刺激效应和其他生物物理效应。②电离辐射效应是具有高能量的电磁波对生物体辐射时,使生物组织的原子中的电子脱离原子,致使生物组织的化学分子结构发生变化,从而对生物体造成伤害,包括 X 射线、γ 射线,它们具有极高的能量,对生物组织进行辐射时使生物体产生电离作用。

1. 无线电波 波长从 0.3m～10km,一般的电视和无线电广播、手机等就是用这种波。射频包含在无线电波的范围内。目前射频热疗仪的产品纷呈,已广泛用于临床治疗。它主要用于恶性肿瘤的治疗,同时也用于多种良性病的治疗,像前列腺疾病、肛肠疾病、妇科疾病等。

2. 微波 波长从 10^{-3}～0.3m,这些波多用在雷达或其他通讯系统。微波治疗则是通过微波辐射器形成定向能量,对病灶进行辐射加热治疗,根据病灶的位置,主要分为三类:体表加热辐射器、腔内加热辐射器、组织间加热辐射器。另外,在成像诊断方面,微波 CT 是 20 世纪 80 年代初人们开始探索研究的另一种电磁波成像技术。它和 X-CT 相比有如下优点:①微波对人体的辐射属于非电离辐射,具有较高的安全性;②微波 CT 对软组织中的肌肉、脂肪之类电导率明显不同的组织更具识别能力;③由于癌组织与正常组织的微波衰减常数之差远远大于 X 射线吸收系数之差,微波 CT 与 X-CT 相比更容易分辨出癌组织。但是微波 CT 的技术难度相对较大,目前仍处于研究实验阶段,距实用化尚远。

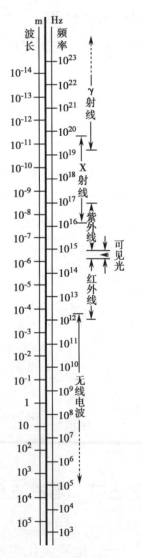

图 5-24 电磁波谱

知识链接

微波针灸

　　微波针灸是在毫针针刺的基础上，把微波天线接到针柄上，向穴位注入微波或直接照射穴位以治疗疾病的一种方法，它是现代微波技术同传统针灸方法相结合的一种新颖的针灸疗法。它具有以下特点：①在微波针灸的穴位处可产生针刺的气感（胀、重、酸、麻、窜动）、热感，治疗剂量可通过微波输出功率定量控制；②微波后效应较长，即针感可保持4小时至2天不等；③微波针灸的功率较微波理疗仪小，操作安全，无副作用。微波针灸仪由微波装置和毫针两部分组成。微波装置由直流电源、微波振荡器、输出同轴电缆和微波天线组成。直流电源采用不高于36V的人体安全电压。微波振荡器主要元件为磁控管，其电磁能量从谐振腔内发出。输出同轴电缆一般采用软同轴线输送微波。因毫针长短不一，为了与毫针配合组成天线，同轴天线的外导体是螺旋弹簧。微波天线以毫针作为辐射天线的组成部分，微波能量由振荡器经同轴电缆传至毫针，再辐射到人体有关经穴部位。

　　微波辐射到人体时，一部分能量被吸收，另一部分能量被皮肤及各种组织界面反射，富于水分的组织对微波能量的吸收率较高。微波反射系数因物质构造不同而相差极大，如皮肤表面反射10%～60%，脂肪和肌肉界面反射30%。微波对组织的穿透能力与波长有密切关系，即波长越短穿透能力越弱。在活体组织，波长30cm的分米波的有效深度达3～5cm，波长69cm的有效作用深度可达7～9cm，当波长缩短至3cm时绝大部分能量都消耗在浅层皮肤上。在微波作用下组织温度升高，因而引起一系列的生理反应。其中最明显的是局部组织动、静脉显著扩张，血流速度加快，血液循环量显著增加。有人统计，组织中的血液量可增加50%，甚至更高。由于局部血液循环增强，局部的氧、营养物质的供给增多，白细胞和抗体的供给增加可使代谢过程加强，局部组织营养改善，组织再生能力提高，同时代谢产物及炎症产物的排泄也加速，从而达到针灸的目的。

　　3. 红外线　波长从$780\times10^{-9}\sim10^{-3}$m，红外线的热效应特别显著。红外线对生物组织的热效应，是比微波更为典型的波动能量加热效应。研究表明，它不仅可以使局部毛细血管扩张、充血、血流加速，促进局部血液循环和新陈代谢，改善局部组织的营养状态和微循环，还可以与人体蛋白酶等生物大分子产生共振吸收效应，使人体内的RNA处于激发状态，提高核糖核酸、白细胞和巨噬细胞的活性，从而增强机体免疫和修复功能。

　　4. 可见光　这是人们所能感光的极狭窄的一个波段。可见光的波长范围很窄，大约在$380\times10^{-9}\sim780\times10^{-9}$m。

　　5. 紫外线　波长比可见光短的称为紫外线，它的波长从$10\times10^{-9}\sim380\times10^{-9}$m。紫外线是非电离辐射向电离辐射过渡的波段，它对人体进行辐射时，既有微弱的电离作用，又会产生较强的波动能量热效应。首先它微弱的电离作用会使人体表皮细胞受到损伤，附在表皮的细菌作为一种细胞结构非常简单的生物遭杀伤而死亡；其次所伴随着的热效应必然会使皮肤毛细血管扩张，使血液流动加快，改善皮肤的血液循环，从而使微循环血瘀的现象得以改善。

　　6. X射线　波长$0.01\times10^{-9}\sim10\times10^{-9}$m。随着X射线技术的发展，它的波长范围也不断朝着两

个方向扩展。目前在长波段已与紫外线有所重叠,短波段已进入 γ 射线领域。X 射线是一种波长超短的电磁波,具有很高的能量,穿透能力很强。当照射人体的时候,由于人体各部分组织的组成和密度不同,从而使 X 射线的穿透量不同,当剩余的 X 射线照射到感光胶片上就会对穿透量少的骨骼形成清晰的图像。半个多世纪以来,X 射线医用成像仪器随着科学技术的发展也在不断发展,经历了普通 X 射线成像仪、数字化 X 射线诊断仪和 X 射线 CT 三个发展阶段。其中每一个阶段都代表着当时顶尖的医学影像诊断设备,为广大患者病情的诊断起到了举世公认的重要作用。

7. γ 射线 波长 $10^{-5} \times 10^{-9} \sim 0.1 \times 10^{-9}$ m 的电磁波。γ 射线的穿透力很强,对生物的破坏力很大。目前,在医学方面利用 γ 射线研制成功了 γ 射线手术刀。实际上 γ 刀并不是真正有形的手术刀,而是一种非常先进的放射治疗设备,是一种无形的刀,其全称为 γ 射线立体定向治疗系统。它将许多束很细的 γ 射线从不同的角度和方向照射进人体,并使它们都在一点上会聚起来形成焦点。由于一束射线的剂量都很小,不会对它穿越的人体组织造成损害,而许多束射线汇聚的焦点处则形成很高的剂量,只要将焦点对准病变部位,就可以像手术刀一样准确地一次性摧毁病灶,达到无创伤、无出血、无感染、无痛苦、迅速、安全、可靠的神奇疗效。

点滴积累 ╲

1. 电磁波:电场与磁场在空间中以波的形式传播。 电磁波的性质:横波;磁场、电场、行进方向互相垂直;电场强度和磁感应强度周期性交变;能量功率与振幅的平方呈正比;速度等于光速。 电磁波谱:电磁波按照波长或频率的大小顺序进行排列。

2. 电离辐射:高能量的电磁波对生物体辐射时,使电子脱离原子,生物组织的化学分子结构发生变化。 非电离辐射:较低能量的电磁波辐射。

3. 按照波长或频率范围,各波段电磁波有不同性质,从而应用不同。

(姜 萌)

目标检测

一、简答题

1. 磁铁产生的磁场与电流产生的磁场在本质上是否相同?

2. 在均匀磁场中,有两个面积相等、通过电流相等的线圈,其中一个为圆形,一个为矩形,请问这两个线圈所受的最大磁力矩是否相等? 磁力的合力是否相等?

3. 在电磁感应中,如果穿过闭合回路所包围面积的磁通量很大,回路中的感应电动势是否也很大?

二、实例分析

1. 电磁炉是应用电磁感应原理进行加热工作的,是现代家庭烹饪食物的先进电子炊具。电磁炉的功率一般在 700~1800W 左右。请分析电磁炉的工作原理。

2. 汽车防抱死制动系统(ABS)中,速度传感器是十分重要的部件。霍尔传感器作为车轮转速传感器,是制动过程中的实时速度采集器,是 ABS 中的关键部件之一。请查找相关资料,说明霍尔传感器测速原理。

三、计算题

1. 将导线 $ABCD$ 弯曲成两个半径分别为 $R_1 = 0.20\text{m}$ 和 $R_2 = 0.40\text{m}$ 且共面的两个同心圆,圆心为 O,通过的电流为 1.0A,如图 5-25 所示。求圆心 O 处的磁感应强度。

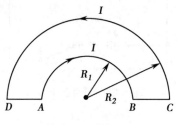

图 5-25　计算题 1 图

2. 半径为 R 的圆弧形导线与一直导线组成回路,回路中通有电流 I,如图 5-26 所示,求弧心 O 点的磁感应强度。(图中 φ 为已知量)

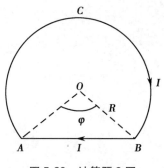

图 5-26　计算题 2 图

3. 已知一均匀磁场的磁感应强度 $B = 2\text{T}$,方向沿 x 轴正方向,如图 5-27 所示,已知 $ab = cd = 40\text{cm}$,$bc = ad = ef = 30\text{cm}$,$be = cf = 30\text{cm}$。求:(1)通过图中 $abcd$ 面的磁通量;(2)通过图中 $befc$ 面的磁通量;(3)通过图中 $aefd$ 面的磁通量。

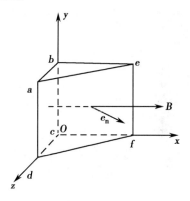

图 5-27　计算题 3 图

4. 利用霍尔元件可以测量磁场的磁感应强度,设一金属材料制成的霍尔元件,其厚度为 0.15mm,载流子数密度为 $1.0 \times 10^{25}\,\text{m}^{-3}$,将霍尔元件放入待测的匀强磁场中,测得霍尔电动势为 $40\mu\text{V}$,电流为 10mA,求待测磁场的磁感应强度。

5. 在图 5-28 中,已知线圈的自感系数是 3.0H,电阻为 6.0Ω,电流的电动势为 12V,若线圈的电阻和电源内阻忽略不计。求:(1)开关扳向 1 的瞬间,电流的变化率和自感电动势;(2)当电流达到恒定值时,线圈中储存的磁场能量。

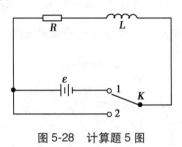

图 5-28 计算题 5 图

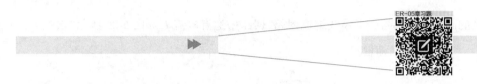

第六章

电流对人体的作用

学习目标 ∨

学习目的

通过本章学习对描述电流的物理量及相关特性有所认识，为电流分析及电流应用等后续课程奠定知识基础，帮助医疗仪器设备专业岗位的人员更合理、安全地使用电流。

知识要求

1. 掌握对电流强度和电流密度概念的理解；

2. 熟悉欧姆定律微分形式所体现的优势所在；

3. 了解电流对人体的多种影响。

能力要求

熟练掌握电流的宏观及微观特性，注意防范操作电流时对人体的伤害。

电荷在电场力的作用下，作定向移动便形成了电流。电流不仅能传输能量，而且还能传递信息，许多生命活动都伴随着电流的产生。另外，电流也与现代科技和日常生活密切相关，本章主要讨论电流的性质及其对人体的作用。

第一节　电流密度和欧姆定律的微分形式

一、电流强度和电流密度

电流的强弱是用电流强度来量度的。我们把单位时间内通过导体任一横截面积的电荷量称为电流强度。设在单位时间 Δt 内，通过导体某一横截面积的电荷量为 Δq，则电流强度为

$$I = \frac{\Delta q}{\Delta t} \qquad 式（6-1）$$

电流强度不随时间变化的电流称为稳恒电流，通常称为直流电。导体内电流随时间变化时，用瞬时电流强度 i 来表示，即

$$i = \lim_{\Delta t \to 0} \frac{\Delta q}{\Delta t} = \frac{dq}{dt} \qquad 式（6-2）$$

在国际单位制（SI）中，电流强度的单位为安培（A）。电流强度是标量，不能表示同一横截面上各点电流的确切大小和方向，特别是在大块导体（称为容积导体）中，如容器中的电解液、人体的躯

干等,各处电流的大小和方向可能不同。为了能够精确描述导体中各点的电流分布,引入新的物理量电流密度概念。导体中某处电流密度的大小等于通过该点垂直于电流方向单位横截面积的电流强度,其方向为该点电流的方向。

设在导体中某处取出一个与电流方向垂直的横截面积 ΔS,通过 ΔS 的电流强度为 ΔI,则电流密度大小的定义为

$$j = \lim_{\Delta S \to 0} \frac{\Delta I}{\Delta S} = \frac{\mathrm{d}I}{\mathrm{d}S} \qquad \qquad 式(6\text{-}3)$$

电流密度的单位为安培/米^2(A/m^2)。电流密度是描述电流分布的物理量。

为了实际应用的方便,我们导出电流密度的另一种表达式。假设导体中存在一种正电荷载流子,以 n 表示导体中单位体积内载流子的数目,Z 表示载流子的价数,e 表示基本电荷量,$\bar{v}$ 表示载流子在电场力作用下的平均漂移速度,则在 Δt 时间内通过横截面积 ΔS 的电荷量为 $\Delta q = Zen\bar{v}\Delta t\Delta S$,根据电流密度大小的定义

$$j = \lim_{\Delta S \to 0} \frac{\Delta I}{\Delta S} = Zenv = \rho_e v \qquad \qquad 式(6\text{-}4)$$

式中 $\rho_e = Zen$ 表示导体中自由电荷的体密度,即单位体积中载流子的总电荷量。电流密度和速度都是矢量,故式(6-4)可写成矢量式

$$\boldsymbol{j} = Zen\,\boldsymbol{v} = \rho_e \boldsymbol{v} \qquad \qquad 式(6\text{-}5)$$

若 $\rho_e > 0$,即载流子为正电荷,矢量 $\boldsymbol{j}$ 与 $\boldsymbol{v}$ 同方向;若 $\rho_e < 0$,即载流子为负电荷,矢量 $\boldsymbol{j}$ 与 $\boldsymbol{v}$ 反方向。也就是说,某点电流密度的大小等于导体中自由电荷体密度与该点漂移速度的乘积,方向与正电荷的漂移速度方向一致。式(6-5)对导体有多种载流子的情况也适用。例如,在导体中有正、负两种自由电荷,其电荷体密度分别为 ρ_{e+} 和 ρ_{e-},漂移速度分别为$\boldsymbol{v}+$和$\boldsymbol{v}-$,则 $\boldsymbol{j} = \rho_{e+}\boldsymbol{v}+ + \rho_{e-}\boldsymbol{v}-$。

例题 6-1 一直径 1mm 的银导线在 1h 12min 通过了 80C 的电荷,已知每立方米的银含有 5.8×10^{28} 个自由电子,求:(1)导线上的电流强度;(2)导线中自由电子的平均漂移速度。

解:(1)
$$I = \frac{q}{t} = \frac{80}{(60+12)\times 60} \approx 0.02(A)$$

(2)
$$j = \frac{I}{S} = \rho_e \bar{v}$$

故
$$\bar{v} = \frac{I}{\rho_e S} = \frac{I}{ZenS} = \frac{0.02}{(-1)\times 1.6\times 10^{-19} \times 5.8\times 10^{28} \times 3.14\times 0.0005^2}$$
$$= -2.7\times 10^{-6}(m/s)$$

负号表示自由电子的平均漂移速度的方向与电流方向相反。

点滴积累 ∨

1. 电流强度、电流密度的定义。

2. 电流强度、电流密度概念的区别。

二、欧姆定律的微分形式

实验证明,对于横截面积均匀的导体,其电阻 R 与长度 l 呈正比,与横截面积 S 呈反比,即

$$R = \rho \frac{l}{S} \qquad\qquad 式(6\text{-}6)$$

式中的比例系数 ρ 称为该种导体的电阻率,单位为欧姆·米($\Omega \cdot m$)。电阻率的倒数叫做电导率,用 σ 表示:

$$\sigma = \frac{1}{\rho} \qquad\qquad 式(6\text{-}7)$$

电导率的单位为西门子/米(S/m)。电导率表示导体的导电能力,与导体的材料及温度有关。金属导体中当温度升高时,由于热运动加剧,导电能力下降,即电导率减小。半导体材料与金属不同,其载流子体密度随温度明显变化,电导率随温度作非线性变化。

在通有电流的导体中取一个极小的圆柱体元,如图 6-1 所示,设其长为 dl,圆柱体元两端电势分别为 V 和 $V+dV$,圆柱体元轴线沿着该电场强度的方向。

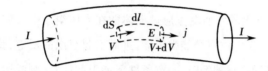

图 6-1　电流密度与电场强度的关系

由于圆柱体元很小,其中的 j、E 和 ρ 都可以认为是均匀的。根据欧姆定律,通过横截面积 dS 的电流为

$$dI = \frac{V - (V + dV)}{dR} = -\frac{dV}{dR}$$

把 $dI = jdS$,$dR = \rho dl/dS$ 代入上式,则

$$jdS = -\frac{dV}{\rho dl/dS} = -\frac{1}{\rho}\frac{dV}{dl}dS$$

又因为 $E = -dV/dl$,再考虑到方向后可得

$$j = \frac{1}{\rho}E = \sigma E \qquad\qquad 式(6\text{-}8)$$

此式称为欧姆定律的微分形式。它表示导体中任一点的电流密度矢量的大小等于导体的电导率与该点的电场强度的乘积,其方向与该点电场强度方向一致。说明导体中任意一点的电流密度,只与导体材料及该点的场强有关,与导体的形状及大小无关,这种关系对稳恒和非稳恒情形都适用。欧姆定律的微分形式表达了导体中电场和电流分布之间的逐点的细节关系,比一般的欧姆定律在研究和解决问题的过程中更细致、更深入。

▶▶ **课堂活动**

　两根长度相等、截面积不同的铜棒串联起来,两端加上一定电压,问:
（1）通过两棒的电流强度是否相同?
（2）两棒内的电流密度是否相同?
（3）两棒两端的电压是否相同?
（4）两棒内自由电子的平均漂移速度是否相同?
（5）两棒内的电场强度是否相同?

第二节　电流对人体的作用

　　人体是由多种组织构成的,它的导电性非常复杂。皮肤、脂肪、骨骼等导电能力很差;肌肉、体液等导电能力较强。体液等属于电解质,人体致密组织中蛋白质、脂肪及糖类又属于电介质。因此,人体导电存在电解质导电和电介质导电两种形式。电介质导电只在交流高频电的作用下才表现明显,在直流电和交流低频电作用时,主要是皮肤和体液的电解质导电。对应于给定的电压,通过人体的电流大小取决于人体阻抗。人体阻抗受多种因素影响,其大小主要取决于它们的含水量和相对密度,变化范围很大。例如,干皮肤、湿皮肤的阻抗相差十几至几十倍。

　　电流分为直流电和交流电,交流电又分为低频、中频和高频。这些电流作用于人体时,可产生如下三种基本效应:

　　1. **刺激效应**　一个足够大的外加电流通过人体能在人体组织中形成局部电位,这个电位能刺激神经和激发动作电位。动作电位在神经中传播,进而引起组织的反应,我们称这种现象为刺激效应。例如,当以通电形式刺激痛觉神经时,一定条件下能引起痛觉;刺激运动神经时,能使肌肉收缩甚至僵直。

　　2. **热效应**　任何形式的电流通过人体组织都能产生热量,使组织温度升高,其微观机制是人体组织中的离子在电场作用下不断加速得到动能,而获得动能的离子又不断与其他粒子碰撞,把动能转化为热运动的内能。产生热量的大小与电流的大小有关,更与电流的频率有关。高频电和微波对人体产生的热作用比直流电强烈得多。

　　3. **化学效应**　人体的体液是复杂的电解质溶液,人体导电的主要方式是离子导电。这种导电方式将伴随化学反应的发生,生成新的物质,这个过程称为电解,又称为电流的化学效应。

　　电流对人体除上述三种效应外,不同形式的电流还有其他不同的作用。

知识链接

心脏除颤器简介

　　在正常情况下, 心脏有节律地跳动, 保证人体进行正常的血液循环, 但是由于心肌冲动起源异常、或存在多源性兴奋灶等原因, 会引起房室扑动、颤动及心动过速等间歇性或持续性心律失常。 尤其是心室颤动时, 心室无整体收缩力, 会导致血液循环的终止。

　　心脏除颤器就是用电能治疗严重心律失常, 特别是消除心室颤动的仪器。 心脏除颤器的电路原理为电容充放电电路。 除颤时, 将充电后的电容器通过电极接至人体, 用放电电流对心脏进行电击。 瞬间的强电流电击心脏后, 使心肌细胞处于除极化状态, 造成暂时性心脏停搏, 消除杂乱兴奋, 以使自律性最强的窦房结重新成为起搏点并控制整个心搏, 从而恢复窦性心律的正常状态。 纯 RC 电路放电时能量过分集中, 易对心肌组织造成损伤, 除颤效果也不好。 一般采用电容直流电阻尼放电法, 即在放电回路中用电感线圈 L 代替电阻 R, 与电容串联组成 LC 放电回路。 LC 电路放电电流比 RC 电路放电电流的脉冲宽, 能量相对分散, 所以对心脏组织的损伤小, 还可以通过选择 L 值来控制放电时间, 除颤效果好。

一、直流电对人体的作用

在直流电作用下,人体组织内的离子将向着异性电极方向移动,从而引起一系列的生理反应,其物理基础主要是离子浓度的分布发生了变化。从而导致机体发生较多的物理化学变化,并引起多种多样的复杂生理效应,这在临床诊断和治疗方面都有着重要和广泛的应用。直流电对人体的主要作用有:

1. **离子浓度变化** 人体内的离子 K^+、Na^+、Ca^{2+}、Mg^{2+} 浓度变化所引起的生理效应极为明显。当直流电通过人体时,由于 K^+、Na^+ 的迁移速度比 Ca^{2+}、Mg^{2+} 的迁移速度大,所以在阴极 K^+、Na^+ 的浓度相对比平时要大。实验证明,K^+ 较多的阴极处会出现兴奋性增高,但随着通电时间增加 K^+ 浓度剧烈增加后兴奋性反而丧失,表现出阴极抑制。而在阳极 Ca^{2+}、Mg^{2+} 浓度相对比平时也大,这是由于 K^+、Na^+ 的浓度增加,使该处胶体的溶解度增加,细胞膜变得疏松,通透性变大,平时不能通过的物质也进入了细胞内,细胞的功能受到影响,在生理上表现为兴奋性升高;但随着 Ca^{2+}、Mg^{2+} 浓度的增加,细胞膜胶体凝缩,通透性降低,甚至终止细胞内的新陈代谢,结果使兴奋性降低。除此之外,H^+ 和 OH^- 离子浓度的变化可直接引起机体内的 pH 的变化,从而影响蛋白质的结构,相应地改变细胞的功能。

在直流电的作用下离子浓度的变化由两种相反的过程决定。一种是在外电场作用下,离子在细胞膜外的堆积,从而使离子浓度增大;另一种是高浓度处的离子在组织间扩散,从而使离子浓度变小。由于离子扩散现象进行得相对缓慢,所以在相同的时间里不足以抵消由于外电场的作用引起的细胞膜处离子浓度的增加。显然电流强度增加的速率越大,细胞膜处离子浓度的变化就越大,这就使得神经刺激越容易发生。作直流电疗时,一定要渐进式增大治疗电流,否则患者会有电击感。

2. **电泳** 人体中的细胞外液存有带电或不带电的悬浮颗粒,带电颗粒有细胞、病毒、蛋白质分子或合成粒子。这些带电颗粒在电场作用下的迁移现象称为电泳。电泳颗粒移动的快慢主要取决于电场强度、颗粒所带的电量及质量、颗粒大小和形状、液体的黏滞系数及介电常数等。所以,不同带电颗粒在电场作用下的迁移速度一般是不同的,因此用电泳的方法将标本中的不同成分分开,这种方法已成为生物化学研究、制药及临床检验的常用手段。

3. **电渗** 水在电场作用下通过毛细管的运动称为电渗。人体内的组织膜含有大量微孔,这些微孔就相当于毛细管,直流电加在人体上就会发生电渗。膜的微孔壁能够有选择地吸附离子,若水中的负离子 OH^- 被微孔壁吸附而呈负电性,使水呈正电性,受电场力作用水将透过膜流向负电极侧。反之,若膜的微孔壁吸附水中正离子 H^+ 而呈正电性,使水呈负电性,受电场力作用水将透过膜流向正电极侧。当微孔壁的电性改变或增减时,电渗的方向与强弱就随着变化。人体内发生的电渗现象造成组织膜两侧水分变化,水分减少的区域,细胞膜变致密,通透性降低;反之水分增加的区域,通透性会增强。细胞膜通透性的变化会引起相应的生理效应。

4. **电解作用** 人体组织中的所有细胞都浸没在淋巴液、血液和其他组织液中。组织液是由水和 K^+、Na^+、Cl^- 等各种正、负离子组成的电解质溶液。在直流电作用下,组织液内的离子将分别向异性电极移动,在电极处形成新物质。例如:体内的重要成分氯化钠,在直流电的作用下,Na^+ 向阴极移动,在阴极发生中和生成钠,钠和水作用生成碱和氢气;而 Cl^- 向阳极移动生成氯,氯和水作用生成酸和氧气,改变了体液和组织在正常情况下处于中性偏碱的环境。酸和碱对肌体都有刺激和损伤作用,在电疗时不应将电极直接放在皮肤上,应在电极和皮肤之间衬上几层容易润湿的棉织物。利用这种电解作用还可除掉倒睫和皮肤上的赘生物,简易的电解去毛器就是据此而设计的。插入毛囊的针为阴极,放置在患者面颊对侧的铅片是阳极,因针尖面积很小,电流密度大,电解作用集中,产生的碱使毛囊组织变松,达到拔出倒睫的效果。

5. 电极化　当直流电通过人体时,正负离子迁移运动中,细胞膜的阻力比组织液大得多。沿电场方向细胞膜一端堆积正离子,另一端堆积负离子,这种离子在细胞膜上堆积的现象叫做电极化。各类组织中最易发生电极化的是皮肤和末梢神经纤维。由于电极化产生了和外加直流电方向相反的电势差,这将使直流电的通过受到较大阻力。例如:用直流电进行电疗时,通电后在 1 毫秒内,电流强度往往急剧下降到最初的 $1/100 \sim 1/10$。由于电极化的形成需要一定的时间,因此若在电极化尚未形成之前改变电流的方向,将不会产生电极化,这就是细胞膜对高频电的阻抗小的原因。在电极化迅速增加时,其作用更能使人产生电击感。电极化也发生在人体组织中,在通常情况下,体液的多种离子分布有一定的规律。但是,由于离子的电性、电荷量和质量不同,在电场的作用下,迁移的方向和快慢也不同,必然改变原来的浓度分布,从而产生生理效应。

实例分析

实例　分析电泳仪的工作原理。

分析　电泳工作原理如图 6-2 所示。 在缓冲液（在迁移过程中充当运动流的载体,并保持溶液中的 pH 为常数）B、A 中放有正、负电极（碳棒或铂片）,分别接在直流电源上,构成两极间恒定的电场。再用支持介质将 A、B 连接起来,形成一个盐桥（支持介质已用缓冲液浸湿饱和）,电泳物质液体的标本加在支持介质上。 在电场的作用下,标本中的带电颗粒将发生定向移动,带正电荷的颗粒向负极移动,带负电荷的颗粒移向正极。 经过一段时间后,由于不同成分的迁移速度不同,它们的距离就逐渐拉开。最后经过烘干、染色处理,根据颜色的深浅就可以求得各种成分的浓度和所占比例。 图 6-3 就是人血浆的电泳曲线。

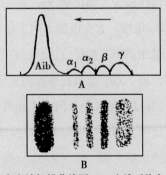

A: 光密度计扫描曲线图　B: 电泳后染色图谱
Aib: 清蛋白　α_1: α_1球蛋白　α_2: α_2球蛋白
β: β球蛋白　γ: γ球蛋白

图 6-3　人血浆的电泳曲线

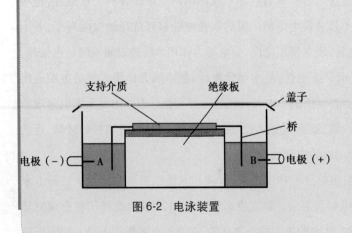

图 6-2　电泳装置

二、低频交流电流对人体的作用

医疗上常把交流电按频率分为三类：频率在 0~1kHz 的称为低频电；频率在 1~100kHz 之间的称为中频电；频率在 100kHz 以上的称为高频电。

由实验得知，直流电通过人体时不发生刺激作用，仅在接通和断开瞬间引起肌肉收缩，产生刺激作用。而低频脉冲电流刺激效果较为显著，电刺激引起兴奋的原因是由于神经纤维和肌纤维的膜电位变化而引起。考虑到人体运动神经受刺激产生并传导兴奋需要一定的时间（两个刺激之间大约间隔 1ms），这样把低频脉冲电流的频率上限规定为 1kHz，因此，每个脉冲电流都可以引起一次动作反应。

低频电疗就是选用不同波形、不同脉冲参数的脉冲电流对各组织进行刺激和治疗。利用低强度脉冲电流的节奏刺激，可引起抑制效应在大脑皮层内的扩散，形成电致睡眠。该方法较药物引致睡眠，除无副作用外，更接近正常的生理睡眠。脉冲频率对组织的作用又可细分为：1~10Hz 可引起单个肌纤维收缩；20~30Hz 可引起肌肉的不完全强直收缩；50~60Hz 可引起肌肉的完全强直收缩，这种电流对人体的伤害最大。因为人体通电时，细胞内的离子与交流电同步往复运动，离子正好可以从细胞的一侧运动到另一侧，使离子浓度瞬间变化最大，相应引起的刺激作用和生理效应最强、破坏性最大，一定要引起注意。低频电疗的作用主要是可以兴奋神经和肌肉组织、促进血液循环，镇静中枢神经系统以及镇痛和消炎等。

三、中频、高频交流电流对人体的作用

皮肤阻抗随频率升高而明显降低，因此，使用中频交流电流可以使较大电流到达人体较深的部位。同时，由于交流电对人体无电解作用，避免了对皮肤的刺激和损伤。经皮肤的中频电刺激在适宜的情况下，可以引起强烈的肌肉收缩。

电疗中中频电流虽然仍有刺激作用，但是产生的兴奋和电流周期不再同步，单个电流脉冲的效果较差，需要多个脉冲连续作用，才可能激发传导兴奋。当频率高达 100kHz 时，电流的周期又太短，刺激作用明显减弱。因此，人体感觉神经对中频电刺激要比对低频电刺激的耐受力强。使用相当强的电流，作用于人体深部组织时，也不会产生明显的痛觉。中频电流有促使血管扩张、血流加快的作用。其主要治疗作用有镇痛、促进局部血液循环和锻炼骨骼肌等。

高频电流由于电流方向迅速变化，使人体内的离子没有足够的时间移动。因此，离子浓度分布变化较小，其刺激作用不明显。由实验得知，当频率达到 150kHz 时，高频电流的刺激作用就完全消失了，而且也不会发生电解作用，因此，人体可以承受几安培高频电流产生的较强的热作用。

高频电流的生热方式是由于电阻损耗和介质损耗而产生的。人体内的多种离子，如 K^+、Na^+、Ca^{2+}、Mg^{2+} 等一些带电颗粒在高频交流电场的作用下引起振动、互相摩擦，与周围体液、细胞及组织等黏滞介质相互摩擦，把从电场获得的动能转化为人体组织的内能，产生了大量的热，这种生热方式就是电阻损耗。另一方面，由于高频电场的作用，组织中的一些有极分子如 H_2O、NH_3 等发生取向转

动,而无极分子如 H_2、N_2 等发生电荷位移。在外界交变电场的影响下,使这些分子的转动和电荷的位移不停往复,在运动中消耗部分电能转变为热能,这种生热方式属于介质损耗。

在一定范围内,高频电流的频率越高,在机体内电能转变为热能也越多,当然温度升高多少也与组织本身的特性有关。例如,在高频电流($3×10^6 \sim 3×10^7 Hz$)的作用下脂肪的升温与肌肉的升温之比约为 9：1。利用高频电流的热效应对病人进行治疗时,一般以体温升高不宜超过 39℃ 为宜。在外科手术中使用的手术高频电刀,是借助于高频电弧放电,在生物体表面出现极强电流密度($10^4 \sim 10^8 A/cm^2$),使生物组织遭受爆发性的蒸发飞散,达到切开组织的效果。

高频电流对人体的主要治疗作用是使神经兴奋性降低、血管扩张、血液及淋巴循环加强、血管通透性增高和解除横纹肌痉挛等。不同频率的高频电流的生物作用也是有所不同的。如频率为 300 ~ 3000kHz 的高频电流作用于人体时,皮肤与皮下组织对它的阻力很大,致使浅表组织比深部组织产热高;而当频率达到 $3×10^3 \sim 3×10^4$ kHz 时,深浅组织产热的差别缩小,这时透热均匀、深入;频率大于 $3× 10^4$ kHz 时透热作用则更均匀、更纵深,同时产热的持续时间也较长,可达到数小时,甚至一至两昼夜。

点滴积累

1. 直流电对人体的作用：离子浓度变化、电泳、电渗、电解作用、电极化。
2. 交流电对人体的作用：低频交流电对人体的作用主要是兴奋神经和肌肉组织、促进血液循环,镇静中枢神经系统以及镇痛和消炎等;中频电流有促使血管扩张、血流加快的作用;高频电流可使神经兴奋性降低、血管扩张、解除横纹肌痉挛等。

（晨　阳）

目标检测

一、简答题

1. 电流强度、电流密度两个概念的区别是什么?

2. 将均匀粗细的铜导线两端加以电压 U,设铜导线的直径为 d,长为 l,试分别讨论下述情况对铜的自由电子平均漂移速度的影响:①U 增至原来的两倍;②l 增至原来的两倍;③d 增至原来的两倍。

二、实例分析

在临床上,利用直流电可以达到治疗某些疾病的作用,这种方法被称为电疗。了解下面两个方法起到的医疗作用。

1. 直流电疗法——使较低电压的直流电通过机体用以治疗疾病的方法。

2. 直流电离子透入疗法——利用直流电场将药物离子从皮肤引入机体的方法。

三、计算题

1. 长为 l、半径为 a 的铜圆柱体(图 6-4),外面套有等长共轴的铜圆筒,筒的内半径为 b。在柱与筒间充满电阻率为 ρ 的不良导电物质,求柱与筒间的漏电阻。

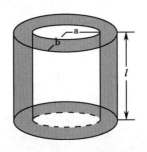

图6-4 铜圆柱体

2. 一根导线载有 12A 直流电,在 30s 内有多少个电子流过它的横截面积?

3. 一根直径为 0.6mm 的铜导线,如果通过它的电流是 6A,铜的电阻率为 $1.72×10^{-8}\Omega\cdot m$,求导线中电场强度的大小。

4. 在直流电疗时,若通过人体的电流为 2.0mA,电疗电极的横截面积为 $5cm^2$,求通过电极的电流密度的大小。

5. 将直径均为 d、长均为 L 的铜导线与铁导线相串联,加上电压 U,试求:(1)每根导线中的电流密度;(2)每根导线两端的电压。(铜的电阻率为 $1.6×10^{-8}\Omega\cdot m$,铁的电阻率为 $8.7×10^{-8}\Omega\cdot m$)

第七章

几何光学

学习目标 ∨

学习目的

通过本章学习，熟悉几何光学的基本规律和相关特性。为深入了解光路的行进规律打好基础，为今后分析医用光学、医学检验等相关仪器的结构及功能存储必备知识信息。这将有助于医疗仪器设备专业岗位的从业。

知识要求

1. 掌握单球面折射、共轴球面折射系统、薄透镜成像规律的知识要点；

2. 熟悉显微镜的放大率、分辨本领的概念、人眼光学系统成像的特点、非正常眼屈光不正的物理矫正方法；

3. 了解几种常见医疗仪器的光学原理。

能力要求

1. 熟练掌握几何光学的主要基本规律；

2. 学会分析解释日常生活中光学现象，学会分析常见医疗仪器中光学原理及性能。

在光的传播过程中，如果光的波长远小于他所遇到的障碍物的线度大小，光的衍射现象不明显，我们可以忽略光的波动本质，认为光是沿直线传播的。几何光学就是以光的直线传播为基础，运用几何作图的方法来研究光在透明介质中的传播、反射、折射等成像问题。本章主要利用几何光学的原理和方法来研究与医疗仪器光学系统关系密切的球面成像规律，薄透镜成像原理、眼屈光、光学显微镜的成像原理。

第一节 几何光学基本定律

一、基本定律

几何光学基本定律可归纳为四个，即直线传播定律、独立传播定律、折射定律和反射定律。

1. 直线传播定律 在各向同性的均匀介质中，光沿直线传播（光线是直线）。

2. 独立传播定律 从不同光源发出的光束，以不同的方向通过空间某点时，彼此互不影响，各光束独立传播。

3. 折射定律　如图 7-1 所示,入射光线、折射光线、通过投射点的法线 FH 三者位于同一平面,其中 MN 是分界面,n_1 和 n_2 是上下两侧透明介质的折射率,并假设 $n_1<n_2$。入射角 i_1 和折射角 i_2 之间满足关系

$$n_1\sin i_1 = n_2\sin i_2 \tag{式（7-1）}$$

4. 反射定律　反射光线和入射光线在同一平面、且分居法线 FH 两侧,入射角 i_1 和反射角 i_3 之间满足关系

$$i_1 = i_3 \tag{式（7-2）}$$

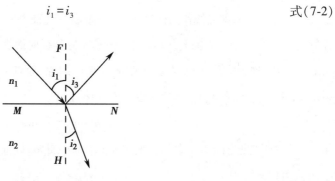

图 7-1　平面折射

5. 全反射　从光密介质到光疏介质,并且当入射角大于临界角 i_m 时,在两种介质的分界面上光全部返回到光密介质中的现象。

这时　　　　　　　　$n_1\sin i_m = n_2\sin 90° \quad \rightarrow \quad$ 临界角 $i_m = \arcsin\dfrac{n_2}{n_1}$

实例分析

实例　从特定角度观察玻璃,能看见前面及反射过来的物像,试分析它的光学原理。

分析　从正面看玻璃,是看不见你背后的东西,只能看你前面的物像。但是你把视线开始左右变换的时候,就可以看见部分你背后的物像,到你看不见玻璃里面的物像时,就是发生全反射了。设光从玻璃进入空气（$n=1.52$）中,临界角 $i_m = \arcsin\dfrac{1}{1.52} \approx 41°$。也就是说,只要入射角大于 $41°$,就可以发生全反射了。全反射在光学仪器中有着十分重要的作用,可用来减小光的能量损失。

二、单球面折射

当光线从一种介质进入另一种介质,且两种介质的分界面是球面的一部分时,所产生的折射现象称作单球面折射。单球面折射是研究各种光学系统成像的基础。

下面介绍单球面折射规律。图 7-2 中 MN 是球面折射面,n_1 和 n_2 是左右两侧透明介质的折射率,并假设 $n_1<n_2$。C 为球面的曲率中心,r 为曲率半径,通过曲率中心 C 的直线 OCI 为主光轴,P 点为球面 MN 与主光轴的交点,称为折射面的顶点。

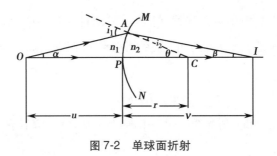

图 7-2　单球面折射

我们取两条入射光线作为研究对象,一条沿主光轴方向入射,另一条沿靠近主光轴的任一方向入射。物点 O 位于主光轴上,由 O 发出的光线通过折射面后成像于主光轴上 I 点。O 点到折射面顶点 P 的距离,称为物距,用 u 表示;I 点是物点 O 的像,像点 I 到折射面顶点 P 的距离称为像距,用 v 表示。i_1 和 i_2 为入射角和折射角。由折射定律有

$$n_1 \sin i_1 = n_2 \sin i_2$$

由于 OA 是近轴光线,AP 的长度比 u、v、r 都小得多,因此角度 i_1 和 i_2 都很小,即 $\sin i_1 \approx i_1$,$\sin i_2 \approx i_2$,上式可以改写为

$$n_1 i_1 = n_2 i_2$$

由图 7-2 知 $i_1 = \alpha + \theta$,$i_2 = \theta - \beta$,从而可以得出

$$n_1(\alpha + \theta) = n_2(\theta - \beta)$$

移项整理后得

$$n_1 \alpha + n_2 \beta = (n_2 - n_1)\theta$$

由于 α、β、θ 均很小,且 AP 弧长约等于 AP 的直线长度,故其正切值可以用角度的弧度来代替,所以有

$$\alpha \approx \frac{AP}{u}, \beta \approx \frac{AP}{v}, \theta \approx \frac{AP}{r}$$

代入上式,可得

$$\frac{n_1}{u} + \frac{n_2}{v} = \frac{n_2 - n_1}{r} \qquad\qquad 式(7\text{-}3)$$

式(7-3)称为单球面折射公式,它适用于一切近轴条件下凸、凹球面的成像,但它必须遵守一个统一的符号规则,即:

(1)凡是实物、实像的距离,u、v 均取正值。

(2)凡是虚物、虚像的距离,u、v 均取负值。

(3)若是入射光线对着凸球面,则 r 取正值;若是入射光线对着凹球面,则 r 取负值。

在单球面折射公式(7-3)中,公式右端的式子只与球面两侧介质的折射率和球面的曲率有关,对于给定的介质和球面,此式是一个恒量,表示球面的折射本领,称为折射面的焦度,用 Φ 表示:

$$\Phi = \frac{n_2 - n_1}{r} \qquad\qquad 式(7\text{-}4)$$

在国际单位制(SI)中,Φ 的单位为米$^{-1}$(m^{-1}),也常用屈光度(D)作单位。例如,$n_2 = 1.5$,$n_1 =$

1.3，$r=10\text{cm}$ 的单球面，其焦度 $\varPhi=2\text{D}$。

下面我们讨论一下折射系统的焦点。当点光源位于主光轴上某点 F_1 时，如果发出的光线经单球面折射后变为平行光线，即 $v=\infty$，如图 7-3 所示，则点 F_1 称为折射面的第一焦点或物空间焦点，从 F_1 到折射面顶点 P 的距离称为折射面的第一焦距，用 f_1 表示。将 $v=\infty$ 代入式(7-3)得

$$f_1 = \frac{n_1}{n_2-n_1}r \qquad\qquad 式(7\text{-}5)$$

平行于主轴的光线(即物在无穷远处)，经单球面折射后会聚于主光轴上一点 F_2，点 F_2 称为折射面的第二焦点或像空间焦点，从 F_2 到折射面顶点 P 的距离称为折射面的第二焦距，用 f_2 表示。将 $u=\infty$ 代入(7-3)得

$$f_2 = \frac{n_2}{n_2-n_1}r \qquad\qquad 式(7\text{-}6)$$

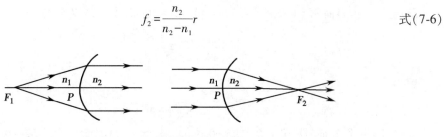

图 7-3 单球面的焦点和焦距

由此可见，f_1 和 f_2 可能为正，也可能为负，主要取决于 n_1、n_2 的大小和 r 的正负。当 f_1 和 f_2 为正时，F_1 和 F_2 为实焦点，折射面对入射光线起会聚作用；当 f_1 和 f_2 为负时，F_1 和 F_2 为虚焦点，折射面对入射光线起发散作用。

例题 7-1 某种液体($n=1.3$)和玻璃($n=1.5$)的分界面是球面。在液体中有一物体放在球面的轴线上，离球面 39cm 处，并在球面前 30cm 处成一虚像。求球面的曲率半径，并指出哪一种介质处于球面的凸侧。

解：预做光路图 7-4。由于不知道折射面向哪一个方向凸出，故用虚线表示折射面。依题可知，$n_1=1.3$，$n_2=1.5$，$u=+39\text{cm}$，$v=-30\text{cm}$，代入(7-3)得

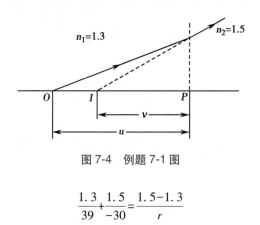

图 7-4 例题 7-1 图

$$\frac{1.3}{39}+\frac{1.5}{-30}=\frac{1.5-1.3}{r}$$

解得曲率半径为 $r=-12.0\text{cm}$，由于 r 是负的，说明凹面对着入射光线，即玻璃处于折射面的凸侧。

三、共轴球面系统

两个或两个以上折射面的曲率中心如果在同一条直线上,它们就构成了一个共轴球面系统,简称共轴系统。这条通过各球面中心的直线称为共轴系统的主光轴。人眼就属于共轴球面系统。

研究物体在共轴球面系统中所成的像,可以采用逐次成像法,即先求出物体通过第一折射面后所成的像 I_1,以 I_1 作为第二折射面的物,求出通过第二折射面后所成的像 I_2,再以 I_2 作为第三折射面的物,求出通过第三折射面所成的像 I_3,以此类推,直到求出最后一个折射面所成的像为止。

例题 7-2　一点光源放在一玻璃球前 40cm 处,已知玻璃球($n=1.5$)的直径为 20cm。求近轴光线通过玻璃球后所成的像的位置。

解:对第一折射面 $n_1=1.0, n_2=1.5, u=40cm, r=10cm$,代入式(7-3)有

$$\frac{1.0}{40}+\frac{1.5}{v_1}=\frac{1.5-1.0}{10}$$

解得

$$v_1=60cm$$

即经过第一折射面后成像 I_1 在 P_1 后 60cm 处,但对第二折射面来说,I_1 是一虚物,物距 $u_2=-(60-20)cm=-40cm$,此时 $n_1=1.5, n_2=1.0, r=-10cm$,代入式(7-3),有

$$\frac{1.5}{-40}+\frac{1.0}{v_2}=\frac{1.0-1.5}{-10}$$

解得

$$v_2=11.4cm$$

最后所成的像在玻璃球另一侧 11.4cm 处,整个成像光路如图 7-5 所示。

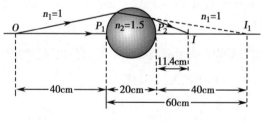

图 7-5　例题 7-2 图

点滴积累 ⋁

1. 几何光学基本定律。

2. 单球面折射定律。

3. 共轴球面系统的成像。

第二节　透镜

透镜是由两个折射面组成的共轴光学系统,两个折射面之间是均匀的透明介质。最常用的透镜

的两个折射面都是球面,但也有柱面、椭球面等其他形状的。

如果透镜的厚度与物距及球面的曲率半径相比很小,则这种透镜就叫薄透镜。薄透镜按结构分类,可分为凸透镜和凹透镜两大类;按光学性质分类,可分为会聚透镜和发散透镜两大类。如果组成透镜材料的折射率大于镜外介质的折射率时,凸透镜就是会聚透镜,凹透镜就是发散透镜。图 7-6 给出了各种类型的薄透镜。

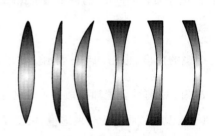

图 7-6 各种类型的薄透镜

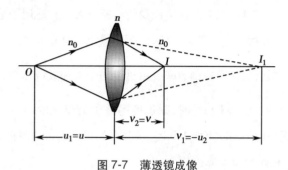

图 7-7 薄透镜成像

一、薄透镜成像公式

设有一折射率为 n 的薄透镜置于折射率为 n_0 的介质中,如图 7-7 所示,在光轴上一物点 O 发出光线经透镜折射后成像于 I 处,分别用 u、v、r 表示透镜的物距和像距及曲率半径,对不同折射面用下角标区分。光线经第一折射面的成像公式为

$$\frac{n_0}{u_1}+\frac{n}{v_1}=\frac{n-n_0}{r_1}$$

经第二折射面成像公式为

$$\frac{n}{u_2}+\frac{n_0}{v_2}=\frac{n_0-n}{r_2}$$

因是薄透镜,这些量均可从光心算起,将 $u_1=u$、$v_1=-u_2$、$v_2=v$ 代入两式中,再将两式相加并整理,可得

$$\frac{1}{u}+\frac{1}{v}=\frac{n-n_0}{n_0}\left(\frac{1}{r_1}-\frac{1}{r_2}\right) \tag{式(7-7)}$$

如果透镜两端的介质是空气,则有 $n_0=1$,代入上式,得

$$\frac{1}{u}+\frac{1}{v}=(n-1)\left(\frac{1}{r_1}-\frac{1}{r_2}\right) \tag{式(7-8)}$$

式(7-7)和(7-8)称作薄透镜成像公式。式中没有考虑 r_1、r_2 的正负,因此公式既适用于凸透镜也适用于凹透镜,所有物理量的正负仍遵守公式(7-3)的符号规定。

一个透镜有两个焦点,对薄透镜来说,当透镜前后的介质相同时,由式(7-7)可以证明透镜的两个焦距是相等的,其表示式为

$$f=\left[\frac{n-n_0}{n_0}\left(\frac{1}{r_1}-\frac{1}{r_2}\right)\right]^{-1} \tag{式(7-9)}$$

在空气中

$$f=\left[(n-1)\left(\frac{1}{r_1}-\frac{1}{r_2}\right)\right]^{-1} \qquad 式(7-10)$$

将 f 值代入薄透镜成像公式中,可得

$$\frac{1}{u}+\frac{1}{v}=\frac{1}{f} \qquad 式(7-11)$$

式(7-11)称为薄透镜成像的高斯公式。它适用于薄透镜两侧介质相同的情况,会聚透镜焦距为正值,发散透镜焦距为负值,物距和像距的符号规则同前。

通常用焦距的倒数来表示透镜的会聚和发散本领,称为透镜的焦度,也用 $\Phi=\dfrac{1}{f}$ 表示。如果取焦距的单位为米(m)时,则焦度的单位为屈光度(D)。焦距越短,对光线会聚和发散的本领越强。配眼镜时,1 屈光度 = 100 度。例如,如果某人戴的眼镜为 +200 度,说明该眼镜为会聚透镜,焦度 Φ = 2D,焦距 f = 0.5m。

例题 7-3 一个平凹透镜的折射率为 1.5,凹面的曲率半径为 8cm,求该透镜置于水中时的焦距(取水的折射率为 1.33)。

解: 假设凹面对着入射光,则 $r_1=-8\text{cm}$,$r_2=\infty$,代入式(7-9)得

$$f=\left[\frac{1.5-1.33}{1.33}\left(\frac{1}{-8}-\frac{1}{\infty}\right)\right]^{-1}$$

解得 $\qquad\qquad f=-62.6\text{cm}$

再假设平面对着入射光,则 $r_1=\infty$,$r_2=8\text{cm}$,代入式(7-9)得

$$f=\left[\frac{1.5-1.33}{1.33}\left(\frac{1}{\infty}-\frac{1}{8}\right)\right]^{-1}$$

解得 $\qquad\qquad f=-62.6\text{cm}$

可见,对于结构一定的薄透镜来说,无论光线从哪一方面入射,只要透镜两侧介质相同,焦距都是一样的。

实例分析

实例 观察汽车前灯的结构,它应用了哪些光学原理?

分析 汽车前灯灯泡设定在凹面反射镜的焦点上,这样绝大部分光线通过凹面镜的反射成为平行光线,再经灯罩凸面镜的放大、会聚处理,使光线达到光强最大、射程最远的目的。

二、薄透镜的组合

由两个或两个以上的薄透镜组成的共轴系统,称为薄透镜的组合。薄透镜组合后所成的像,可以采用逐次成像法求得,即先求出第一透镜单独存在时所成的像,以此像作为第二个透镜的物,再求出经第二个透镜所成的像,以此类推,直到求出最后一个透镜所成的像为止。

下面讨论焦距各为f_1、f_2的两个薄透镜密切接触时,物距和像距间的关系,如图7-8所示,由于两个薄透镜密切接触,故此透镜组的厚度可以忽略。物点O位于主光轴上,通过第一个薄透镜后所成的像点I_1,物距和像距分别为u_1和v_1,依据式(7-11)对于第一个薄透镜有

$$\frac{1}{u}+\frac{1}{v_1}=\frac{1}{f_1}$$

对于第二个薄透镜有

$$\frac{1}{-v_1}+\frac{1}{v}=\frac{1}{f_2}$$

合并以上两式可得

$$\frac{1}{u}+\frac{1}{v}=\frac{1}{f_1}+\frac{1}{f_2} \qquad\qquad 式(7\text{-}12)$$

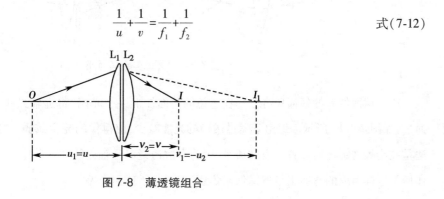

图7-8 薄透镜组合

当$v=\infty$时,相应u值为透镜组的等效焦距f,因此

$$\frac{1}{f}=\frac{1}{f_1}+\frac{1}{f_2}$$

如果用$\varPhi_1$和$\varPhi_2$分别表示两个薄透镜的焦度,用$\varPhi$表示薄透镜组的焦度,则上式可写为

$$\varPhi=\varPhi_1+\varPhi_2 \qquad\qquad 式(7\text{-}13)$$

式(7-13)表明:同类透镜密切接触时会聚或发散的本领加强;异类透镜密切接触时会聚或发散的本领减弱;如果密切接触的两个透镜会聚和发散的本领相同时,光线经过此透镜组后既不会聚也不发散,此时的等效焦度为零,即

$$\varPhi_1+\varPhi_2=0 \text{ 或 } \varPhi_1=-\varPhi_2$$

根据此关系式可以测定透镜的焦度。例如,要测定一个远视眼镜片(凸透镜)的焦度时,可以用不同的已知焦度的凹透镜和它密切接触,当等效焦度为零时,凸透镜的焦度在数值上等于和它密切接触的凹透镜的焦度,但符号相反。

点滴积累 ∨ ···

1. 薄透镜的概念及成像。

2. 薄透镜组合的应用。

三、透镜的像差

物体经过透镜成像后,我们总是希望能获得与原物形状、颜色相同的清晰的像,但由于各种因素

的影响,所得结果相对理想的像总是有一定的差别,这种差别叫做透镜的像差。产生像差的原因很多,下面简单介绍球面像差和色像差。

（一）球面像差

在实际光路中,近轴、远轴光线同时存在,他们通过球面折射时不能成像于同一位置,由此产生像差,这种像差称为球面像差,如图7-9(a)所示。由于球面像差的存在,使得物点经透镜成像后得到的不是一个亮点,而是一个边缘模糊的亮斑,称为"弥散圆"。

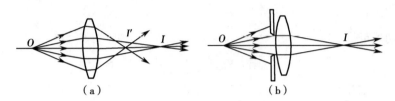

图7-9　球面像差及其矫正

矫正球面像差的最简单方法是在透镜的前面加上一个光阑,将远轴光线遮去,只允许近轴光线通过,如图7-9(b)所示。但由于通过透镜的光能减少,使得像的亮度减弱。减小此像差的另一种方法是在会聚透镜之后放置一发散透镜,因为发散透镜对远轴光线的发散作用强于对近轴光线的发散作用。这样组成的透镜组虽然降低了焦度,却减小了球面像差。

（二）色像差

由于透镜材料对不同波长的光折射率不同,因此不同颜色的光经过透镜后折射程度也不同,波长越短的光偏折程度越大,如图7-10(a)所示。这样物点发出的不同波长的光经过透镜折射后不能成像于一点的现象,称为色像差。

减少色像差的方法是把折射率不同的会聚透镜和发散透镜适当搭配,使得一个透镜产生的色像差被另一个透镜所产生的色像差所抵消,如图7-10(b)。

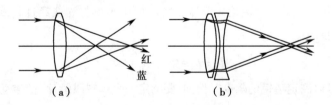

图7-10　色像差及其矫正

▶▶ **课堂活动**

1. 日常生活中使用的镜子,其成像原理是什么?

2. 电视机屏幕初期为什么设计成凸面?

第三节　眼

一、眼的光学结构与调节

人眼是一个复杂的光学系统,它能够把远近不同的物体清晰地成像在视网膜上,本节将从几何光学角度研究人眼的成像规律。

(一)眼的光学结构

眼睛的主体是眼球,其外形呈球状,如图 7-11 所示。眼球前面是一层凸出的透明膜,称为角膜,光线通过它进入眼内。角膜的后面是虹膜,虹膜的中央有一个圆孔,称为瞳孔。瞳孔的大小可以根据外界光线的强弱自动进行调节。虹膜的后面是晶状体,是一个透明而又富有弹性的组织,形状像一个凸透镜。眼球的内层称为视网膜,其上面布满了视觉神经,是光成像的地方。在视网膜的中央有一个黄色的小区域,称为黄斑。黄斑中央的凹陷称为中央凹,这是视觉最敏感的地方。

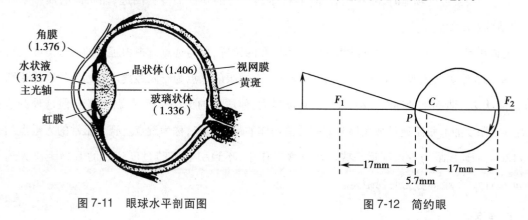

图 7-11　眼球水平剖面图　　　　　　　　图 7-12　简约眼

在角膜、虹膜和晶状体之间充满了透明的水状液。晶状体和视网膜之间充满了另一种透明液体玻璃状体。眼内各种折射介质的折射率与界面的曲率半径见表 7-1。

表 7-1　眼内各种介质的折射率和界面曲率半径

折射界面		折射率	在光轴上的位置(mm)	曲率半径(mm)	
				未做调节	最大调节
角膜	前面	1.376	0	7.8	7.8
	后面		0.5	6.8	6.8
水状液		1.337			
玻璃状体		1.336			
晶状体	皮质 前面	1.386	3.6	10.0	5.33
	皮质 后面		7.2	-6.0	-5.33
	体核 前面	1.406	4.15	7.9	
	体核 后面		6.57	-5.8	

外界物体发出的光线,经角膜、水状液、晶状体及玻璃状体的几次折射后,成像在人眼的视网膜上,刺激视神经细胞而产生视觉。在视网膜上所成的像是倒立的,但通过神经系统的"习惯矫正"后,人们感觉到的仍为正立像。

光线进入眼球时,最大的折射发生在空气与角膜的交界面上,因为这两种介质折射率的差值较眼内任何相邻两种介质折射率的差值都大。

生理学上常常把眼睛进一步简化为一个单球面折射系统,称为简约眼,其光学结构如图 7-12 所示。凸球面(代表角膜)的曲率半径 $r = 5.7\text{mm}$,像空间介质的折射率为 1.33,视网膜为系统的焦平面。由此可以得出 $f_1 = 17\text{mm}$, $f_2 = 22.7\text{mm}$。

(二) 眼的调节

人眼的焦度能在一定范围内自动改变,使不同远近的物体都清晰地成像在视网膜上,这种作用称为调节。调节是通过睫状肌的收缩改变晶状体表面的曲率来实现的,但这种调节是有限度的。观察无限远处物体时,睫状肌松弛,眼睛处于不调节状态,此时晶状体曲率半径最大(晶状体扁平),焦度最小。当观察近处物体时,睫状肌收缩,晶状体靠自身的弹性而变得凸起,晶状体的曲率半径减小,眼睛的焦度相应增大。

眼睛在完全不调节的情况下所能看清物体所在的位置,称为远点。视力正常的人远点在无穷远处,即平行光线进入人眼后刚好成像在视网膜上。近视眼的远点为有限距离。当远处的物体逐渐移近时,晶状体的曲率半径逐渐减小,眼睛的焦度增大,使所成的像仍然落在视网膜上,但这种调节也是有一定限度的。眼睛通过最大调节能够看清物体的最近距离,称为近点。视力正常的人近点约为10~12cm,而远视眼的近点则远一些。在日常工作中,不致引起眼睛过度疲劳的看物距离大约是25cm 左右,这个距离称为明视距离。

▶▶ 课堂活动

1. 眼睛能否分辨出虚像和实像?
2. 为什么随着年龄的增大,会引起人眼老花现象的发生? 老花镜属于什么类型的透镜?

二、视力、屈光不正及其矫正

(一) 视力

从物体垂直于光轴两端射到眼中的光线所夹角度称为视角。视角的大小不仅与物体本身的线度有关,还与物体到眼睛的距离有关。实验证明,眼睛看两个物点时,如果视角小于 1 分,眼睛就分不清是两个物点,而感到只是一个物点。在明视距离处两个物点能被分辨的最短距离约是 0.1mm。不同的人,眼睛所能分辨物体的最小视角是不同的,能分辨的最小视角愈小,分辨本领就愈高。因此,常用最小视角的倒数来表示眼睛的分辨本领,称为视力。

$$视力 = \frac{1}{能分辨的最小视角}$$

上式中的最小视角以分(′)为单位。医学上的视力表就是根据这个道理制成的。例如,最小视

角分别为 $10'$, $2'$, $1'$ 时, 其视力分别是 0.1, 0.5, 1.0。近年来, 我国已广泛应用了标准对数视力表, 视力 L 规定为

$$L = 5 - \lg\theta$$

式中视角 θ 仍以分为单位。例如视角 θ 分别为 $10'$, $2'$, $1'$ 时, 视力 L 分别为 4.0, 4.7, 5.0。

（二）眼的屈光不正及其矫正

如果眼睛不需要调节, 就能使平行入射的光线在视网膜处成清晰的像, 这种屈光能力正常的眼睛称为正常眼, 如图 7-13(a) 所示。否则称为非正常眼, 又称屈光不正, 如近视眼、远视眼和散光眼。

1. 近视眼　当眼睛不调节时, 平行入射的光线, 经折射后会聚于视网膜的前方, 而在视网膜上成模糊的像, 如图 7-13(b) 所示, 这种眼称为近视眼。近视眼的远点和近点都较正常眼要小。

近视的原因是由于角膜和晶状体的曲率变大, 焦度过大, 对光线的折射太强（屈光性近视）, 或眼球的前后直径太长（轴性近视）。除少数高度近视与遗传有关外, 多数近视的发生是由于不注意用眼卫生所致。

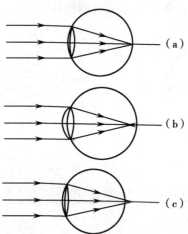

图 7-13　正常眼、近视眼和远视眼

近视眼的物理矫正方法是配戴一副合适焦度的凹透镜, 让光线经凹透镜适当发散后, 再经眼睛折射后刚好在视网膜上形成清晰的像, 也就是要使来自远处的平行光线经凹透镜后, 成虚像于远点处, 使近视眼在不调节时恰好看清该物体。如图 7-14 所示。

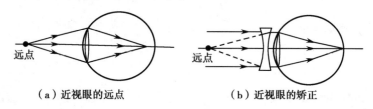

（a）近视眼的远点　　　　　（b）近视眼的矫正

图 7-14　近视眼的矫正

例题 7-4　一近视眼的远点在眼前 0.5m 处, 欲使其能看清无穷远处的物体, 问应配多少度的眼镜?

解: 所配戴的眼镜应使无穷远处的物体通过它后在该近视眼的远点处成虚像。设眼镜的焦距为 f, 物距为 $u = \infty$, 像距为 $v = -0.5\text{m}$, 代入薄透镜公式(7-11)可得

$$\frac{1}{\infty}+\frac{1}{-0.5}=\frac{1}{f}$$

解得

$$\varPhi=\frac{1}{f}=-2.0\text{D}=-200 \text{ 度}$$

即该患者应配戴 200 度的凹透镜。

2. 远视眼　眼在不调节时,平行光线经眼的光学系统后,会聚在视网膜的后方,因此视网膜上得不到清晰的像,如图 7-13(c)所示,这样的眼称为远视眼。远视眼在不调节时,不仅看不清远处物体,更看不清近处物体。但调节后,可以看清远处物体,仍看不清较近处物体,远视眼的近点较正常眼要远些。远视的原因是由于角膜或晶状体的曲率变小(屈光性远视),或者是眼球的前后直径太短(轴性远视)。此外,也与遗传有关。婴儿由于晶状体发育尚不完全,眼轴较短,多为远视。

远视眼的物理矫正方法是配戴一副适当焦度的凸透镜,以弥补眼睛焦度的不足,使来自远处的平行光经透镜会聚,再经眼睛折射后会聚于视网膜上,如图 7-15 所示。故此,远视眼在观察近物时,要使物体经所配戴的凸透镜成虚像在近点,再经眼睛折射后刚好在视网膜上形成清晰的像。

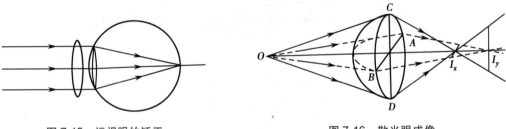

图 7-15　远视眼的矫正　　　　　图 7-16　散光眼成像

例题 7-5　一远视眼的近点在眼前 0.4m 处,欲使其能看清 0.25m 处的物体,问应配多少度的眼镜?

解:如果 0.25m 处的物体通过眼镜后,在该远视眼的近点处成一虚像,便可使患者看清物体。设眼镜的焦距为 f,物距为 $u=0.25$m,像距为 $v=-0.4$m,代入薄透镜公式(7-11),可得

$$\frac{1}{0.25}+\frac{1}{-0.4}=\frac{1}{f}$$

解得

$$\varPhi=\frac{1}{f}=1.5\text{D}=150 \text{ 度}$$

即该患者应配戴 150 度的凸透镜。

点滴积累 ∨ ....

1. 眼睛的光学结构。

2. 眼的屈光不正及物理矫正方法。

---

3. 散光眼　近视眼和远视眼均属球面屈光不正,其光学系统是对称折射系统。散光眼是非对称折射系统,其角膜在各个方向上的子午线半径不相等(各子午面焦度不同),物点发出的光线经角膜折射后不能形成一个点。图 7-16 表示一散光眼的角膜,其纵向子午面(通过 *CD* 的子午面)的子午线半径最短,该子午面焦度最大;横向子午面(通过 *AB* 的子午面)的子午线半径最长,该子午面焦

度最小,其他子午面的焦度介于二者之间。从点光源 O 发出的光线经角膜折射后,由于不同方向聚焦的位置不同,在 I_x 处得到的是一条水平线,在 I_y 处得到的是一条竖直直线。在 I_x 和 I_y 之间可以得到大小不等的椭圆或圆形的像。因此,散光眼常把一物点看成一条很短的线段,这使他看东西时感到模糊。散光眼的物理矫正方法是配戴适当焦度的柱面透镜以矫正不正常的子午面的焦度,图 7-17给出了各种类型的柱面透镜。

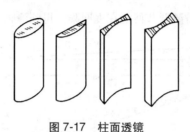

图 7-17　柱面透镜

实例分析

实例　检眼镜的工作原理是什么?

分析　检眼镜是用来观察眼底(视网膜)病变的一种光学仪器。 它的最简单形式只包括一个光源和一块有孔的反射镜,如图 7-18 所示。 从光源来的光线被镜反射到受检者的眼内,将眼底照亮。 如果受检者的眼睛正常,并且对远处物体聚焦,眼睛的焦点正好位于视网膜上,再由视网膜反射的光线在通过角膜射出时将变为平行光束进入医生眼内,形成视网膜的清晰像。 在这里受检者眼睛的折射系统起到放大镜的作用,使医生可以看到视网膜的放大像。 如果受检者的眼屈光不正(有近视或远视),则可以在光路中插入适当的发散或会聚透镜,直至得到清晰的视网膜像为止。

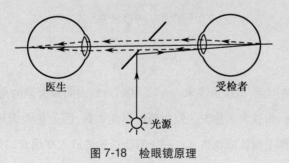

图 7-18　检眼镜原理

第四节　常见医用光学仪器

一、放大镜

为了看清微小物体或物体的细节,就要把物体移近人眼,以增大物体对人眼的视角,使物体在视网膜上产生较大的像。但是,人眼的调节是有一定限度的,物体离得太近反而看不清,因此常借助于会聚透镜来增加视角。用于这一目的的会聚透镜称为放大镜。

由透镜成像可知,当物体放在凸透镜焦点以内时,成放大的、正立的虚像,像与物在透镜的同一侧,这就是放大镜的成像原理。

在利用放大镜观察物体时,通常把物体放在它的焦点以内靠近焦点处,使通过放大镜的光线成平行光束进入眼内,此时眼睛不需要调节便能在视网膜上得到清晰的像。

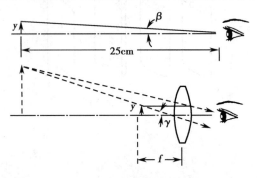

图 7-19 放大镜成像原理

如图 7-19 所示,把物体放在明视距离(25cm)处,利用放大镜观察同一物体时的视角为 γ,用眼睛直接观察物体时的视角为 β,通常用这两个视角的比值表示放大镜的放大率,由于此放大率与眼睛的视角有关,所以称为角放大率,用 α 表示,即

$$\alpha = \frac{\gamma}{\beta}$$

式(7-14)

一般用放大镜观察的物体的线度 y 都很小,故 γ、β 视角均很小,故此

$$\gamma \approx \tan\gamma = \frac{y}{f}, \beta \approx \tan\beta = \frac{y}{25}$$

代入式(7-14),得
$$\alpha = \frac{y/f}{y/25} = \frac{25}{f}$$

式(7-15)

式中 f 代表放大镜的焦距,单位为厘米(cm)。式(7-15)表明放大镜的角放大率与它的焦距呈反比,即放大镜的焦距越短,角放大率越大。但焦距也不能太短,因为焦距太短的透镜很难磨制,另外焦距太短还会因透镜的像差而使成像失真。一个双凸透镜的放大率通常只能放大几倍,选用透镜组构成的放大镜,其放大率可大到几十倍。

二、显微镜

1. 显微镜的成像原理 我们已经知道普通放大镜的放大倍数是有限的,如果想观察更细微的物体就要借助于显微镜了。普通光学显微镜由两组会聚透镜组成,其光学系统如图 7-20 所示,靠近观察物体的一组透镜 L_1,焦距 f_1 较短,称为物镜;靠近眼睛的一组透镜 L_2,焦距 f_2 较长,称为目镜。

把被观察物体 y 置于物镜焦点以外靠近焦点处,使物体通过它成一个倒立放大的实像 y'。调节目镜与物镜间的距离,使 y' 位于目镜焦点以内靠近焦点处,让目镜再次放大成正立的虚像 y''。可见,显微镜是经物镜、目镜两次放大,所以其放大倍数比放大镜大得多。显微镜中目镜和物镜作用相同,

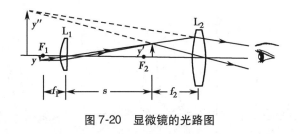

图 7-20　显微镜的光路图

目的是使眼睛能靠近实像 y',以增加视角。所以,实际使用的目镜和物镜都是由多片透镜组成的透镜组。

依据角放大率的定义,若使用显微镜后所成虚像对眼所张视角为 γ,而不用显微镜而把物体放在明视距离处时物体对眼所张视角为 β,则显微镜的放大率应是

$$M = \frac{\gamma}{\beta} \approx \frac{\tan\gamma}{\tan\beta}$$

由图 7-20 可知,$\tan\gamma \approx \dfrac{y'}{f_2}$,$\tan\beta = \dfrac{y}{25}$ 代入上式得

$$M = \frac{y'/f_2}{y/25} = \frac{y'}{y}\frac{25}{f_2}$$

式中的 $\dfrac{y'}{y}$ 为物镜的线放大率 m,$\dfrac{25}{f_2}$ 为目镜的角放大率 α,所以显微镜的放大率也可写成

$$M = m\alpha \qquad\qquad 式(7\text{-}16)$$

即显微镜的总放大率等于物镜的线放大率与目镜的角放大率的乘积。一般显微镜常附有几个可供选择的物镜和目镜,适当配合可获得不同的放大率。

由于物体放在靠近物镜的第一焦点处,因此,物镜的线放大率 $\dfrac{y'}{y}$ 近似地等于 $\dfrac{s}{f_1}$,s 是像 y' 到物镜的距离,即物镜的像距,故上式又可写成

$$M = \frac{s}{f_1}\frac{25}{f_2} = \frac{25s}{f_1 f_2} \qquad\qquad 式(7\text{-}17)$$

通常显微镜的物镜与目镜的焦距 f_1 和 f_2 与镜筒的长度相比很小,所以 s 也可以近似地看作显微镜镜筒的长度。因此,显微镜的镜筒越长,物镜与目镜焦距越短,它的放大率就越大。

2. 分辨本领　由上节可知,减小物镜的焦距可以提高显微镜的放大率,但如果成像不清晰,放得再大也没有用。因此,显微镜的成像质量不仅取决于放大率,还依赖于分辨本领。用显微镜观察物体时,只有在标本细节能分辨清楚的前提下,放大才有意义。

因为物镜的透光面积很小,相当于一个圆孔,物光通过时必然产生圆孔衍射,产生一定大小的衍射亮斑(艾里斑)。被观察的物体,可以看成由许多不同光亮、不同位置的物点组成,它们的像彼此部分重叠,物体的细节就会变得模糊不清。因此,衍射现象限制了光学系统分辨物体细节的能力。

图 7-21 表示两个衍射像及亮度分布曲线的叠加。(a)图表示两点的像能够分辨;(b)图表示当一个像的第一暗环恰与另一个像的中央亮斑重合,两点刚能分辨;(c)图表示两个点的像大部分重叠,看起来像一个大亮斑,因此眼睛已经不能分辨出这是两个点的像了。

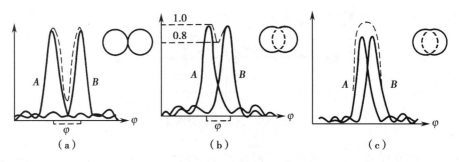

图 7-21　两个衍射像及亮度分布曲线的叠加

通过显微镜目镜看到的标本细节是来自物镜所成的像,因此只有物镜决定显微镜的分辨本领。显微镜刚能清楚分辨两个物点之间的最短距离称为显微镜的分辨距离,用 Z 表示,它的倒数就是表示显微镜的分辨本领。如图 7-22 所示,对于空气介质,根据衍射理论推导出:

$$Z = \frac{0.61\lambda}{n\sin\beta} \qquad\qquad 式(7\text{-}18)$$

式中 $n\sin\beta$ 称为物镜的数值孔径,常用 N. A 表示。物镜的数值孔径越大,能够分辨的两点距离越近,越能看清标本的细节越小,说明显微镜的分辨本领越高。

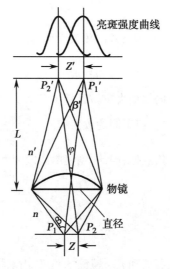

图 7-22　显微镜的分辨距离

根据式(7-18)可知,提高显微镜的分辨本领可以有两种途径,一是减小入射光的波长,另一是增加数值孔径 N. A。增大数值孔径即增大 n 与 β 的值。由于 $\sin\beta$ 的最大值是 1,使用干物镜(物镜与标本间的介质为空气 $n=1$),这时 N. A 的最大理论值是 1,实际上只能达到 0.95。如果在物镜和标本间加入折射率和玻璃差不多的液体,例如香柏油(折射率为 1.515),则 N. A 的最大值可增加到 1.5 左右,即所谓油浸物镜。图 7-23 表示干物镜和油浸物镜。(a)图是干物镜,来自 P 点的光束达到盖玻片与空气的界面时,入射角大于 42°的光束被全反射了,因此进入物镜的光束锥角较小。(b)图是油浸物镜,因为香柏油的折射率近似等于玻璃的折射率,避免了全反射,由物点 P 进入物镜的光束锥角较大,β 角增大,不仅像的亮度增加,也使数值孔径 $n\sin\beta$ 增大到接近 1.5,从而分辨本领相应提高。

显微镜的分辨本领和放大率是衡量显微镜成像质量的两个重要特征量。放大率是指物体成像后放大的倍数,与物镜的线放大率和目镜的角放大率有关;而分辨本领则是分辨物体细节的能力,其值决定于物镜的性能。例如用一个×40(N. A0.65)的物镜配一个×20的目镜和用一个×100(N. A1.30)的物镜配一个×8的目镜,虽然放大率都是800倍,但后者的分辨本领却较前者高一倍,从而能够看清物体更微小的细节。

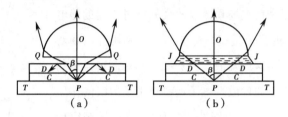

（a）　　　　　　（b）

图7-23　干物镜和油浸物镜

三、特种显微镜

1. 偏光显微镜　偏光显微镜是利用光的偏振特性对具有双折射现象和旋光性的物质进行研究鉴定的光学仪器。它的结构基本上与普通显微镜一样,只是镜筒中加有两块尼科耳棱镜分别作为起偏器 P 和检偏器 A。起偏器 P 装在载物台下面,如图7-24所示。检偏器 A 装在镜筒中位于目镜 g 和物镜 h 之间。P 和 A 至少有一个可以转动。聚光镜 a 的作用是使从起偏器射出的光线通过聚光镜到达载物台上,使标本 b 的亮度加强,伯特兰氏透镜 d 的作用是用来放大通过检偏器 A 的初级像 c(物镜 h 所成的像),并生成次级像 e,载物台是一个中心有圆孔的圆盘,分上、下两层,上层可以沿显微镜轴线旋转,在上面刻有一根标准线;下层固定不动,其边缘刻有角度数字,能标定上层旋转的角度。

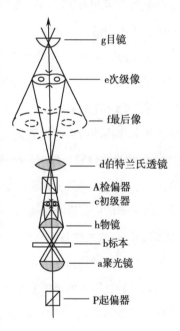

图7-24　偏光显微镜成像

在使用时,先将起偏器的偏振化方向置于相互垂直的位置上,因此显微镜中的视野是暗的。再将各向异性的标本置于载物台上,载物台上层每旋转45°,标本像由最明到最暗变化一次。每将载物台转动一周就会出现四明四暗的现象。

2. 电子显微镜　电子显微镜就是用波长很短的电子射线代替可见光做成的显微镜,简称电镜。根据德布罗意理论,微观粒子具有波动性,其波长为 $\lambda = \dfrac{h}{mv}$,为了获得极短的电子波长,必须使用很高的加速电压使电子具有极大的速度。当电子通过100kV的加速电压时,其物质波长为0.0039nm,这一波长仅为可见波长的十万分之一。若用这种电子射线做光源,就可以大大提高显微镜的分辨本领。目前我国制成的电子显微镜的放大倍数可达80万~100万倍,可分辨的最小距离可达0.144nm。

常用的电子显微镜有两种,一种是透射式电子显微镜,主要用来观察标本内部的结构,比如

JEM-2010(HR)型透射电子显微镜,最高加速电压可达 200kV,点分辨率为 0.23nm,晶格分辨率 0.14nm,最大放大倍数 150 万倍;另一种是扫描式电子显微镜,主要用来显示标本的表面微观形貌,比如 JSM-6330F(SEM)型场发射扫描电子显微镜,可以分辨的细节可达 1.5nm(15kV)~5nm(1kV)。

透射式电子显微镜的结构与光学显微镜很相似,如图 7-25 所示。电子显微镜中的光源是电子枪,电子经数万伏电压加速后,成为高速电子射线。透镜是利用电场和磁场改变其行进方向的静电透镜和磁透镜,不是一般的光学透镜。静电透镜是利用静电场对电荷的作用力使电子射线会聚或发散。磁透镜是利用磁场对运动电子的洛伦兹力使电子会聚或发散。电子透镜对电子射线的作用与光学透镜对光线的作用结果是相同的,在用电子显微镜观察标本时,标本对电子射线主要起散射作用,即标本使电子改变运动方向,标本中密度愈大或愈厚的部分,电子散射愈甚。被散射的电子不能透过光阑,在最后成像的相应部分就愈暗;反之,最后成像这部分就强。因此对于不同密度、不同厚度的物质,在荧光屏上形成明暗程度不同的黑白影像。

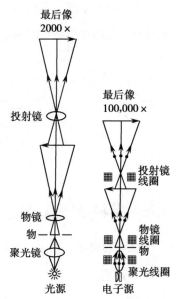

图 7-25 光学显微镜和透射式电子显微镜的对照图

电子显微镜对医学、生物学及现代科学技术的发展起着重要作用,使基础医学研究从细胞水平进入到分子水平,可以研究光学显微镜下所不能分辨的微小细节,迅速确定生物分子及脱氧核糖核酸(DNA)的详细结构,也可以看到病毒和细菌的内部结构等。

3. 超声显微镜 超声显微镜(简称声镜)仅有二十多年的历史。它是用超声束代替光束的一种显微镜。用它来观测生物组织切片或标本,无需透光、无需染色,对标本无损坏,能观察到光学显微镜无法分辨的内部微小结构,并可进行活体观察,放大倍数达五千倍左右。利用声波成像方法来产生高反差、高放大倍数的物体图像的显微镜种类很多,目前受到广泛重视的是激光扫描超声显微镜和聚焦声束机械扫描超声显微镜。

入射到物体上的声波发生反射、折射、衍射和吸收等,该声波因与物体发生相互作用而含有物体信息,利用声波的某些物理效应把含有新信息的声波显示出来实现声成像。特别是超声波的传播速度较光速慢得多,波长又极短,超声显微镜的分辨率相当高。比如,物质中的声速约比光速小 5 个数量级,当声波频率为 $3 \times 10^9 Hz$ 时,在水中的波长就达到 $0.5 \mu m$,这时它的分辨本领已和光镜相近,经放大肉眼便可直接观测。

超声显微镜的主要用途有三个方面:①生物学和医学上,可以进行活体观察;②微电子学上,利用反射式声镜,可对大规模集成电路不同层次(包括层间细节)进行非破坏性观察;③材料学上,标本表面不必抛光腐蚀,声像能显现出明显的晶粒间界、合金内不同组分的区域。最近,超声显微镜在计量方面得到了新的应用,如测量极薄层状结构的层厚,观察鸡胚胎纤细胞等。

4. 激光扫描共聚焦显微镜 激光扫描共聚焦显微镜是在荧光显微镜成像的基础上加装了激光扫描装置,利用计算机进行图像处理,使用紫外光或激光激发荧光探针,从而得到细胞或组织内部微细结构的荧光图像,观察细胞的形态变化或生理功能的改变,能产生真正具有三维清晰度的图像,同时可在亚细胞水平上观察诸如 Ca^{2+}、pH 和膜电位等生理信号及细胞形态的实时动态变化,成为形态学、分子细胞生物学、神经科学、药理学和遗传学等领域中有力的新研究工具,在基因芯片、克隆技术中都有较好的应用。

激光扫描显微镜利用聚焦的激光光束在标本表面扫描,同时利用光电检测器接收标本反射光(或透射光),标本结构的变化使反射光(或透射光)强度改变,因而使光电检测器的输出电流改变,经信号处理,同步地显示在计算机屏幕上。由于照射样品的是聚焦直径很小的激光束,因此,没有来自邻近区域的散射光的影响。从而能提高信噪比,即增强了对比度。

四、纤镜

用光导纤维束传像和导光的内窥镜称为纤维内镜,简称纤镜。用它可直接观察内脏器官腔壁的病况,纤镜的种类很多,常用的有胃镜、食道镜、十二指肠镜、子宫镜、膀胱镜等。新纤镜也不断出现,如胆道纤镜、关节纤镜、血管心脏纤镜等。

纤镜是利用光的全反射原理制成的。它是由透明度很好的玻璃或其他材料拉成半径不超过 $10\mu m$ 的很细纤维,并在其外面涂上折射率小于玻璃纤维的介质组成。这样,当光线以入射角大于临界角的方向投射到玻璃纤维的侧壁时,光将在侧壁反复地发生全反射,由近及远地沿着玻璃纤维传播。这种用来传播光信号的玻璃纤维叫做光学纤维,简称光纤。

当光以不大的角度 φ 由折射率为 n_0 的介质射入纤维内,折射到纤维的侧壁,如图 7-26 所示。折射角为 θ,在纤维内又以入射角 i 射到侧壁。由于覆盖层的折射率 n_1 比纤维内的折射率 n 小,当 i 为临界角时,光线在侧壁面发生全反射。下面分析入射角和折射率之间的关系。

当弯曲面不大时应有 $\theta+i=\dfrac{\pi}{2}$,又由于光线在纤维内部发生全反射,i 为临界角,有

$$n\sin i=n_1,\text{即 } n\cos\theta=n_1$$

当光由空气进入纤维内时,应满足折射定律

$$n_0\sin\varphi=n\sin\theta$$

由以上两式可得

$$n_0\sin\varphi=\sqrt{n^2-n_1^2} \qquad\qquad 式(7\text{-}19)$$

式中,$n_0\sin\varphi$ 的值称为光学纤维的数值孔径,其中 φ 为沿光纤维传播而不向外泄漏的条件下,光束射向光纤端面的最大临界入射角。

实际应用时,一般将许多根柔软可弯曲,且具有一定机械强度的光学纤维有规则地排列在一起构成纤维束,它要求每根纤维都有良好的光学绝缘,能独立传光,在独立传光的过程中都携带着一个像素,而纤维束两端的排列要一一对应,因此,从出射端射出的像与入射像完全一致,如图 7-27 所示。

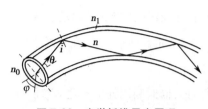

图 7-26　光学纤维导光原理

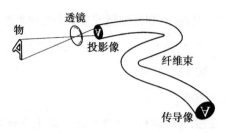

图 7-27　光导纤维导像示意图

点滴积累

几何光学基本定律：直线传播定律、独立传播定律、折射定律、反射定律、全反射。

（晨　阳）

目标检测

一、简答题

1. 单球面折射公式的适用条件是什么？在什么条件下起会聚作用？什么条件下起发散作用？

2. 显微镜的放大倍数越大，是否其分辨本领越高？

3. 电子显微镜与普通光学显微镜的主要区别是什么？

二、实例分析

1. 配戴反光镜或墨镜的目的是什么？

2. 冬季人们愿意穿深色衣服，而夏季人们愿意穿浅色衣服，为什么？

三、计算题

1. 圆柱形玻璃棒（$n=1.50$）的一端是半径为 2cm 的凸球面，求在棒的轴线上离凸面端 10cm 处的点物所成像的位置。若将此棒放入水中（$n=4/3$），问像又在何处？

2. 有一个厚 4.0cm、折射率为 1.5 的玻璃置于空气中，它的一侧是曲率半径为 2.0cm 的凸球面，另一面是平面。若有一小物体在它的光轴上距球面 8.0cm 处，求出通过这块玻璃所成的像在何处？

3. 折射率为 1.5 的平凸透镜，在空气中的焦距为 60cm。求凸面的曲率半径。

4. 一薄透镜的折射率为 1.50，光焦度为 5.00D，将它浸入某液体，光焦度变为 −2.00D。求此液体的折射率。

5. 使焦距为 25cm 的凸透镜与焦距为 40cm 的凹透镜密切接触，求密切接触后透镜组的焦度。

6. 一个焦距为 13cm 的凸透镜与一个焦距为 10cm 的凹透镜相隔 6cm。物体发出的光线先后通过凸透镜和凹透镜，最后成像于凸透镜前 14cm 处。问该物体位于凸透镜前多远？

7. 显微镜目镜的焦距为 2.5cm，物镜的焦距为 1.6cm，物镜和目镜相距 22.1cm，最后成像于无穷远处。问：

（1）标本应放在物镜前的什么地方？

（2）物镜的线放大率是多少？

（3）显微镜的总放大倍数是多少？

8. 一生物显微镜的目镜焦距为 12.5mm。物镜焦距 4mm（N. A0.9），中间像成在物镜第二焦点后 156mm 处，试求显微镜的放大倍数和分辨本领（设照明光波长为 $5.5×10^{-7}$ m）。

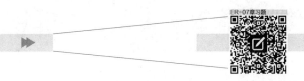

第八章

波动光学

学习目标 ∨ ....

学习目的

通过对光的干涉、衍射、偏振和吸收的学习，进一步认识光的波动性理论及相关应用，从而为学习医疗器械类专业后续课程中波动光学的知识打下必要的基础。

知识要求

1. 掌握光的干涉、衍射、偏振及光的吸收的基本理论；

2. 熟悉相干光、光程、光程差、光的干涉、光的衍射、光栅、偏振光、旋光等概念；

3. 了解光的干涉、光的衍射、光的偏振及朗伯-比尔定律在医疗器械中的应用。

能力要求

1. 熟练应用本章的基本知识，解决有关光的干涉、衍射、偏振、旋光及吸收的实际问题。

2. 熟练掌握用衍射光栅测定光的波长的方法；学会用旋光仪测定溶液的浓度。

光的本质是电磁波,波动性是光的基本特性之一。以光的波动性为基础的物理光学,称为波动光学。波动光学广泛应用在医学研究和医学检测技术领域,如瑞利折射计、增透膜、旋光计、分光光度计等。同时波动光学与其他科学技术紧密结合、相互渗透,发展出许多崭新的分支学科,如干涉量度学、薄膜光学、集成光学等。

本章主要从光的波动性出发,研究光的干涉、衍射、偏振和光吸收等现象及其规律,从而为今后更好地了解和学习医疗仪器打下良好的基础。

第一节　光的干涉

干涉现象是波的基本特征之一,下面利用波动理论来讨论光的干涉的规律。

一、光程和光程差

由于光在不同介质中传播时,频率不变,波速、波长随介质而变,因此光在不同介质中传播相等的路程,其相位的变化不相同。为了比较光在介质中经过的路程长短及相位的变化情况,于是引入了光程的概念。

1. 光程　设频率为 ν 的单色光,在真空中的波长为 λ,传播速度为 c。当它在折射率为 n 的介质

中传播时,其传播速度 u,则

$$n = \frac{c}{u} \qquad\qquad 式(8-1)$$

因 $u = \lambda\nu$,可知单色光在介质中的波长 λ' 变为

$$\lambda' = \frac{u}{\nu} = \frac{c}{n\nu} = \frac{\lambda}{n} \qquad\qquad 式(8-2)$$

光在折射率为 n 的介质中,经过几何路程 r 所需要的时间

$$t = \frac{r}{u}$$

在相同时间内,光在真空中经过的路程为

$$ct = c\frac{r}{u} = \frac{c}{u}r = nr$$

由此可见:经过相同的时间,光波在介质中的路程 r 等于在真空中的路程 nr。我们把介质的折射率 n 与光这种介质中经过的路程 r 的乘积称为光程,用 L 表示。即

$$L = nr \qquad\qquad 式(8-3)$$

如果一束光连续通过折射率分别为 $n_1, n_2, \cdots, n_n$ 多种均匀介质,其路程分别为 $r_1, r_2, \cdots, r_n$,则其总光程为光在介质中传播的路程与对应介质折射率的乘积之和,即

$$L = n_1 r_1 + n_2 r_2 \cdots + n_n r_n \qquad\qquad 式(8-4)$$

2. 光程差 光程之差称为光程差,用 δ 表示。在图 8-1 中,频率相同、振动方向相同,初相位相同的两束光在 P 点的光程差,即

$$\delta = L_2 - L_1 = (r_2 - l)n_1 + ln_2 - n_1 r_1 \qquad\qquad 式(8-5)$$

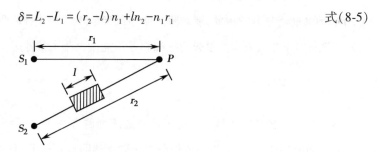

图 8-1 光在不均匀介质中的光程差

▶▶ **课堂活动**

1. 知道光程差,能否算出其相位差?

2. 如果波长为 λ 的两束相干光,在折射率为 n 的介质中的光程差为 δ,则它们的相位差为多少?

二、光的相干性

1. 相干光 干涉现象是波的主要特征之一。根据波动理论可知,产生干涉的条件是:两列波或几列波的频率相同,振动方向相同,相位相同或相位差恒定。这三个条件称为相干条件,满足相干条件的光称为相干光。能产生相干光的光源称为相干光源。

对于机械波和无线电波,相干条件很容易得到满足。然而对于两个相同的普通光源产生的光,并非是相干光。这主要是由普通光源的发光特点所决定。

第一,普通光源发光是由大量的原子或分子受到激发后,由高能态跃迁回低能态时,辐射的一系列有限长的电磁波列所组成。各原子或分子彼此独立,在任何时刻,各原子或分子发出的光的振动方向、频率、初相位也是相互独立、随机分布,各不相同,并随时间作无规则变化。

第二,每一个原子或分子发光具有间歇性,发光持续时间非常短,只有约为 10^{-9} 秒,然后间歇若干时间,再发出另一波列,这些光波的振动方向、频率和初位相是不可能完全相同的。

所以对于两个独立光源发出的光不是相干光,即使同一光源,不同部分发出的光,也不是相干光。怎样才能获得相干光呢?

2. 获得相干光的方法　为了获得相干光,则必须将同一光源的同一原子或分子在同一时刻发出的光分为两部分或多个部分,常用的获得相干光的方法有两种:一种是分割波阵面的方法,如杨氏双缝、洛埃镜等;另一种是分割振幅的方法,如薄膜干涉等。

3. 光的干涉条件　由于光源的每个原子或分子发出的每列光波的长度是有限的,如果光程差太大,一列波通过空间某点时,另一列波仍未到达该点,这样两列波不可能同时在交汇点相遇,故不能观察到稳定的干涉现象。把能够观察到稳定干涉现象的最大光程差称为相干长度。对光波来说,单色性愈好(即光源发出的光波的频率范围愈小),其相干长度愈长。例如,钠光灯光波的相干长度约为 0.058cm;低压镉灯光波的相干长度约为 40cm;低压氪光波的相干长度约为 70cm;而 He-Ne 激光器发出的激光的相干长度可长达几百公里。因此,激光是目前最好的相干光源。

另外如果两束光的振幅相差太大,交汇点合成振动的振幅与单一光波在该点振动的振幅差别不大,干涉现象也不明显。因此,要观察到明显的光的干涉现象,除了要满足相干条件外,还需满足两束光的光程差不能太大和两束光的振幅相差不能太大两个条件。

三、杨氏双缝干涉

1801 年英国科学家托马斯·杨用分割波阵面的方法获得了相干光,研究了光的干涉现象。其实验装置如图 8-2(a)所示,用单色平行光照射不透明遮光板上的狭缝 S,按照惠更斯原理,狭缝 S 将光源变成一个线光源,从 S 发出的光照射到相距很近并与 S 平行而且对称的平行狭缝 S_1 和 S_2 上,S_1 和 S_2 变成两个新的线光源。从 S_1、S_2 发出的光是从同一个波前上分出的两束相干光,它们在屏上相遇,产生了明暗相间的干涉条纹,如图 8-2(b)所示。图 8-2(c)是干涉条纹的光强分布曲线。

在图 8-3 中,设相干光源 S_1 与 S_2 之间的距离为 d,双缝到屏的距离为 D。在屏幕 E 上任取一点 P,P 点到屏中心 O 点的距离为 x。S_1 与 S_2 到 P 的距离分别为 r_1 和 r_2。由于空气的折射率 $n=1$,所以从 S_1、S_2 所发出的相干光,到达 P 点处的光程差

$$\delta = r_2 - r_1$$

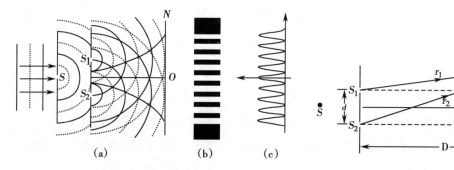

图 8-2 杨氏双缝干涉实验　　　　图 8-3 杨氏双缝干涉条纹的计算

在图 8-3 中利用直角三角形知识可得

$$D^2+\left(x-\frac{d}{2}\right)^2=r_1^2$$

$$D^2+\left(x+\frac{d}{2}\right)^2=r_2^2$$

两式相减得
$$2dx=r_2^2-r_1^2=(r_2-r_1)(r_1+r_2)$$

由于 D 远大于 x 和 d，所以有 $r_1+r_2\approx 2D$，故光程差

$$\delta=(r_2-r_1)=\frac{d}{D}x \tag{式(8-6)}$$

根据同一相干波源的初位相同的干涉理论，P 点为明纹的条件是

$$\delta=\frac{xd}{D}=\pm k\lambda \qquad (k=0,1,2,\cdots) \tag{式(8-7)}$$

注意：P 点是明纹中心，式中 $k=0$ 的明纹称为零级明纹或中央明纹。$k=1,k=2,\cdots$ 称为第一级明纹，第二级明纹，$\cdots$。

由式(8-7)可得，各级明纹中心到 O 点距离

$$x=\pm k\frac{D\lambda}{d} \tag{式(8-8)}$$

P 点产生暗纹的条件是

$$\delta=\frac{xd}{D}=\pm(2k+1)\frac{\lambda}{2} \qquad (k=1,2,3,\cdots) \tag{式(8-9)}$$

注意：P 点为明纹中心，式中 $k=1,k=2,\cdots$ 分别被称为第一级暗纹、第二级暗纹、$\cdots$。

由式(8-9)可得，各级暗纹中心到 O 点距离为

$$x=\pm(2k+1)\frac{D\lambda}{2d} \tag{式(8-10)}$$

由式(8-8)或式(8-10)可得两相邻明纹或暗纹的间距为

$$\Delta x=\frac{D\lambda}{d} \tag{式(8-11)}$$

由上式(8-11)可知：①杨氏双缝干涉条纹是等宽等间距的；②由于可见光的波长 λ 很短（390～760nm），因此只有两条狭缝间距离 d 必须足够小，而狭缝距屏幕距离 D 足够大，才能使条纹间距 Δx

大到可以分辨,才会观测到干涉条纹;③利用实验测出 d 和 D 的值及 k 级亮纹或暗纹与中央亮条纹的距离 x,根据式(8-11)可计算出入射光的波长;④当 d 和 D 值不变时,Δx 与 λ 呈正比,即波长短的单色光(如紫光)比波长长的单色光(如红光)的干涉条纹间距小。因此,不同波长的光的同一级亮纹($k \neq 0$)在屏上的位置不同。当用白光做实验只有中央条纹是白色的,其他各级明条纹都是从里向外由紫到红的彩色条纹。

例题 8-1　若用某单色光做杨氏双缝干涉实验,如图 8-3 所示。当光通过相距 0.2mm 的双缝后,在距离双缝 0.5m 的屏上得到的明纹间隔为 1.5mm。试求单色光的波长是多少?

解:根据

$$\Delta x = \frac{D\lambda}{d}$$

可得

$$\lambda = \frac{\Delta x d}{D} = \frac{1.5 \times 10^{-3} \times 0.2 \times 10^{-3}}{0.5} = 6 \times 10^{-7}(\text{m}) = 600(\text{nm})$$

例题 8-2　在图 8-4 的杨氏双缝实验中,用波长为 550nm 的平行光垂直照射到双缝上,在缝 S_2 一侧紧贴一折射率 1.5、厚度为 d 的薄玻璃片后,P 处由原来的第三级亮条纹变为了第一级亮条纹,(整个装置处于空气中)试求插入的玻璃片的厚度。

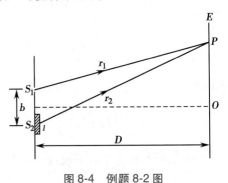

图 8-4　例题 8-2 图

解:由题意可知,空气的折射率 $n = 1$,玻璃的折射率 $n_{玻璃} = 1.5$,入射光的波长 $\lambda = 550\text{nm} = 5.50 \times 10^{-7}\text{m}$。当没有插玻璃片时,$P$ 处为第三级亮纹,即

$$\delta_1 = n(\overline{S_1P} - \overline{S_2P}) = 3\lambda$$

当插入玻璃片后,P 处为第一级亮纹,即

$$\delta_2 = n\,\overline{S_1P} - \left[n(\overline{S_2P} - d) + n_{玻璃}d\right] = \lambda$$

将两式相减得

$$(n_{玻璃} - n)d = 2\lambda$$

所以

$$d = \frac{2\lambda}{n_{玻璃} - n} = \frac{2 \times 5.50 \times 10^{-7}}{0.5} - 2.2 \times 10^{-6}(\text{m})$$

请同学们思考,如果已知薄玻璃片的厚度,能否测出玻璃片的折射率呢?

瑞利折射计

瑞利折射计是一种利用双光束干涉，精确测定透明物质的折射率的仪器。它在化学、生物学、医学检验得到广泛应用。其测量原理如图 8-5 所示，容器原来充满折射率为 n_0 的空气，当充满待测气体或液体后，其明条纹移动的数目为 k，则充满待测气体或液体后光程差的变化为

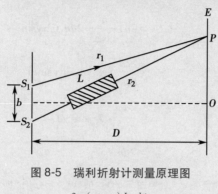

图 8-5　瑞利折射计测量原理图

$$\delta = (n - n_0) L = k\lambda$$

则待测定气体或透明液体的折射率

$$n = \frac{k\lambda}{L} + n_0$$

如果空气的折射率 $n_0 = 1$，则

$$n = \frac{k\lambda}{L} + 1 \qquad\qquad 式（8-12）$$

从上式可知，只要测出容器充满不同的气体或透明液体时，干涉条纹移动的数目 k，就可测定气体或透明液体的折射率。

四、薄膜干涉

在太阳光的照射下，肥皂泡薄膜、浮在水面上的油膜以及金属表面的氧化层薄膜的表面呈现彩色花纹，这是薄膜上、下表面的反射光干涉的结果，即薄膜干涉。薄膜干涉分为厚度均匀的平面膜产生的等倾干涉和厚度不均匀的平面膜产生的等厚干涉，即劈尖干涉。下面首先讨论等倾干涉。

1. **等倾干涉**　在图 8-6 中，一束入射光在透明薄膜上、下表面反射和折射，其反射光 1、3 或透射光 2、4 都是相干光，反射光或透射光都将产生干涉现象。由于反射光和透射光的振幅都是从入射光的振幅分割出来的，因此这种干涉也称为分振幅干涉。

设薄膜的厚度为 d，介质的折射率 $n_1 < n_2$。当一束光以入射角 i，照射到平行平面薄膜的界面 MN 上，其反射光线 1、3 的光程差由图 8-6 可得

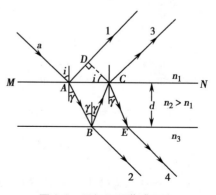

图 8-6　平行平面薄膜干涉

$$\delta_1 = n_2(\overline{AB} + \overline{BC}) - n_1\overline{AD}$$

由图 8-6 可得

$$\overline{AB} = \overline{BC} = \frac{d}{\cos\gamma} \qquad \overline{AD} = \overline{AC}\sin i = 2d\tan\gamma\sin i$$

根据折射定律 $n_1\sin i = n_2\sin\gamma$，所以有

$$\delta_1 = 2n_2\overline{AB} - n_1\overline{AD}$$

$$= 2n_2\frac{d}{\cos\gamma} - 2dn_1\tan\gamma\sin i$$

$$= \frac{2d}{\cos\gamma}(n_2 - n_1\sin\gamma\sin i)$$

$$= \frac{2dn_2}{\cos\gamma}(1 - \sin^2\gamma)$$

$$= 2dn_2\cos\gamma$$

而

$$n_2\cos\gamma = n_2\sqrt{1 - \sin^2\gamma} = \sqrt{n_2^2 - n_2^2\sin^2\gamma} = \sqrt{n_2^2 - n_1^2\sin^2 i}$$

所以

$$\delta_1 = 2d\sqrt{n_2^2 - n_1^2\sin^2 i} \qquad\qquad 式（8-13）$$

实验表明，当光从折射率小的光疏介质射到折射率大的光密介质时，其反射光的相位与入射光相差 π。对于相位差为 π 的光，其光程正好相差半个波长，这种现象称为"半波损失"。于是总光程差可表示为 $\delta = \delta_1 + \delta_2$，即

$$\delta = 2d\sqrt{n_2^2 - n_1^2\sin^2 i} + \delta_2 \qquad\qquad 式（8-14）$$

由半波损失引起的光程差 δ_2，可以通过计算两相干光产生的半波损失的次数来确定。当两相干光产生的半波损失的次数之和为偶数，则 $\delta_2 = 0$；当两相干光产生的半波损失的次数之和为奇数，则 $\delta_2 = \frac{\lambda}{2}$。

在图 8-6 中，由于 $n_1 < n_2$，对于薄膜的上表面，光线是由光疏介质射向光密介质，其反射光 1 有半波损失；而对于薄膜的下表面，AB 光线是由光密介质射向光疏介质，其反射光 3 无半波损失。因此 1、3 两反射光线产生的半波损失的次数之和为奇数，其 $\delta_2 = \frac{\lambda}{2}$，所以 1、3 两反射光的光程差

$$\delta = 2d\sqrt{n_2^2 - n_1^2\sin^2 i} + \frac{\lambda}{2}$$

根据波动理论，1、3 两反射光线干涉加强，产生亮纹的条件是

$$2d\sqrt{n_2^2 - n_1^2\sin^2 i} + \frac{\lambda}{2} = k\lambda \quad (k = 1, 2, \cdots) \qquad\qquad 式（8-15）$$

1、3 两反射光干涉减弱，产生暗纹的条件是

$$2d\sqrt{n_2^2 - n_1^2\sin^2 i} + \frac{\lambda}{2} = (2k - 1)\frac{\lambda}{2} \quad (k = 1, 2, \cdots) \qquad\qquad 式（8-16）$$

由式（8-14）、式（8-15）和式（8-16）可以看出，对于厚度均匀的平面薄膜即 d 为恒量，光程差随入射光线的倾角的变化而变化。对于波长一定的光，不同的干涉亮条纹或暗条纹，对应不同的倾角，而

同一干涉条纹上的各点则具有相同的倾角,这种干涉称为等倾干涉。

当照射薄膜的光是复合光时,则在同一位置观察厚度均匀的平面薄膜的不同位置的反射光的倾角不同,其反射光加强的光波波长也不同,因此我们看见水上的油膜薄膜是彩色的。

对于图 8-6 中的透射光 2 和 4 也可以产生干涉,透射光的干涉与反射光是互补的,即反射光干涉加强,透射光就干涉减弱。使反射光干涉加强的膜称为增反膜,使透射光干涉加强的膜称为增透膜。

知识链接

增透膜和增反膜的应用

在光学仪器中,有时候因反射而损失掉的光能是很大的。 例如,一个高级的照相机物镜由六个透镜组成,其物镜中因反射损失光能达 50%。 潜水艇上用的潜望镜有多达 20 个透镜,潜望镜因反射损失光能竟高达 90%。 此外,这些反射光在光学仪器中还会形成有害杂光,严重影响光学系统的成像质量。为了解决这个问题,可以在光学元件表面采用真空镀膜或化学镀膜的方法,在透镜表面镀一层厚度适当的折射率介于空气和光学元件之间的透明薄膜——减反增透膜。 利用薄膜干涉来减弱反射光,增强透射光。 如显微镜目镜、照相机的镜头以及测距仪、潜望镜上的镜头的表面都镀有一层厚度适当的氟化镁(MgF₂)减反增透膜。 它可以使一个光学表面的反射光能的损失从不镀膜时的 5% 降到 0.078%。 对于选择 550nm 波长的膜系而言,则有较多的红光和更多的蓝光反射,所以镜头反光呈蓝紫色。

在光学仪器中,有时也需要增强反射光的强度,而尽量减小透射光。 如在反射镜、激光谐振腔中的全反射镜等光学元件表面镀上厚度适当的减透增反膜,就能使反射光加强,透射光减弱。 减透增反膜通常用折射率既大于空气的折射率,又大于玻璃的折射率的介质。 为了增加反射还可以采用镀多层膜的方法,来提高反射率。 若在氦-氖激光器谐振腔的全反射镜镀上 15~19 层硫化锌(ZnS,其折射率为 2.4),就可以使其反射率高达 99.6%;眼镜的镜片上镀的膜能增强对眼睛有害光的反射,对眼睛起到保护作用。

由式(8-14)可知,当光线垂直入射薄膜,反射光(或透射光)的光程差

$$\delta = 2dn_2 + \delta_2 \qquad \text{式(8-17)}$$

由波动理论可知,反射光(或透射光)产生明条纹的条件是

$$\delta = 2dn_2 + \delta_2 = k\lambda \quad (k = 1,2,3\cdots) \qquad \text{式(8-18)}$$

反射光(或透射光)产生暗条纹的条件是

$$\delta = 2dn_2 + \delta_2 = (2k-1)\frac{\lambda}{2} \quad (k = 1,2,3\cdots) \qquad \text{式(8-19)}$$

例题 8-3 需要在某光学仪器的镜头上镀一层氟化镁,为了在白光垂直入射时,使人眼最敏感的绿光尽可能透过,求所镀氟化镁薄膜的最小厚度(已知人眼最敏感的绿光的波长为 550nm,玻璃的折射率 1.5,氟化镁的折射率为 1.38)。

解: 已知绿光的波长 $\lambda = 550\text{nm} = 5.50 \times 10^{-7}\text{m}$,玻璃的折射率 $n_3 = 1.5$,氟化镁的折射率 $n_2 = 1.38$,空气的折射率为 $n_1 = 1$,如图 8-7 所示。若要使

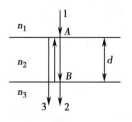

图 8-7 例题 8-3 图

绿光尽可能透过,即使绿光透射相互加强。由波动理论可知,绿光透射加强的条件为

$$\delta = k\lambda$$

由式(8-15)可知,当光垂直入射时(即入射角为零)

$$\delta = 2dn_2 + \delta_2$$

因为$n_1 < n_2 < n_3$,当折射光射向透镜镀膜的下表面时,是从光疏介质射入光密介质,其反射光有半波损失;当薄膜下表面的反射光射到上表面A点时,是从光密介质射向光疏介质,其反射光无半波损失。因此由半波损失引起的光程差$\delta_2 = \dfrac{\lambda}{2}$

所以两透射光的光程差 $\qquad\qquad \delta = 2dn_2 + \dfrac{\lambda}{2}$

由式(8-18)可知,透射光产生加强的条件是

$$\delta = 2dn_2 + \frac{\lambda}{2} = k\lambda$$

因此,所镀氟化镁的厚度 $\qquad\qquad d = \dfrac{\lambda}{4n_2}(2k-1)$

当$k = 1$时,所镀氟化镁薄膜的厚度最小,即

$$d = \frac{\lambda}{4n_2} = \frac{5.50 \times 10^{-7}}{4 \times 1.38} \approx 0.996 \times 10^{-7}(\text{m}) = 99.6(\text{nm})$$

2. 劈尖干涉　　图8-8(a)为劈尖干涉的实验装置,从单色光源S发出的光经透镜变成平行光,后经玻璃片N反射垂直射到空气劈尖M,在劈尖上、下表面反射的光相干叠加,形成干涉条纹,通过显微镜T进行观察测量。

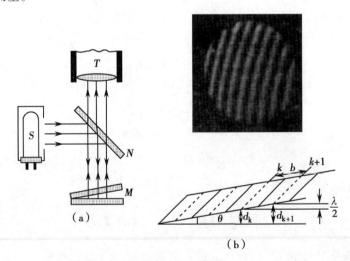

图8-8　劈尖干涉

由于在空气劈尖下表面的反射光有半波损失,由式(8-17)可知,空气劈尖上、下表面的反射光的光程差

$$\delta = 2dn_{空} + \frac{\lambda}{2} \qquad\qquad\qquad 式(8\text{-}20)$$

因为 $n_{空}=1$，根据波动理论，反射光线干涉加强，产生亮纹的条件是

$$2d+\frac{\lambda}{2}=k\lambda \quad (k=1,2,\cdots)$$
式（8-21）

反射光干涉减弱，产生暗纹的条件是

$$2d+\frac{\lambda}{2}=(2k-1)\frac{\lambda}{2} \quad (k=1,2,\cdots)$$
式（8-22）

从式（8-21）与式（8-22）可知，同一明条纹或同一暗条纹都与相同厚度的空气层对应，因此这种干涉也称等厚干涉，即劈尖干涉。

在劈尖干涉条纹中，任意两相邻明条纹和暗条纹对应的空气层厚度差为

$$d_{k+1}-d_{k}=\frac{\lambda}{2}$$
式（8-23）

在图 8-8（b）中，设空气劈尖的夹角为 θ，则相邻明条纹（或相邻暗条纹）的间距

$$b=\frac{\lambda}{2\sin\theta}$$
式（8-24）

由式（8-24）可知，如果已知空气劈尖的夹角为 θ，测出条纹间距 b，就可算出波长 λ。反之，如果已知波长 λ，测出条纹间距 b，就可算出微小夹角 θ。当空气劈尖的夹角为 θ 越小，则条纹分布越疏；反之 θ 越大，则条纹分布越密。当 θ 增大到一定程度，干涉条纹太密，则无法分辨，这时就看不到干涉现象。

知识链接

劈尖干涉的应用

劈尖干涉在平面的平整程度检测技术中有重要应用。例如，在磨制各种光学平面时，可以用干涉法检查平面的平整程度。如图 8-9 所示，在被测平面上放一个透明的样板，在样板的一端垫一个薄片，使样板的标准平面和被测平面之间形成一个空气劈尖。用单色光从上面照射，空气劈尖的上下两个表面的反射光产生干涉。如果被测表面是平的，干涉条纹就是一组平行的直线，如图 8-9（a）所示；如果干涉条纹发生弯曲，就表明被测表面不平，如图 8-9（b）所示。除此之外，还可测细丝的直径等。其测量的精度可达 10^{-6} cm。

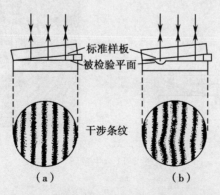

图 8-9　用劈尖干涉检查平面的平整程度

例题 8-4 为了测量一金属细丝的直径 D，按图 8-10 使其形成空气劈尖，如果用波长为 589.3nm 的黄色光垂直照射空气劈尖，用读数显微镜测出第 1 条明纹到第 31 条明纹的间距为 4.296mm，金属细丝到空气劈尖顶点的距离为 28.86mm，求金属细丝的直径 D。

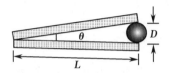

图 8-10 例题 8-4 图

解：已知黄光的波长 $\lambda = 589.3\text{nm} = 5.893 \times 10^{-7}\text{m}$，金属细丝到空气劈尖顶点的距离 $L = 28.86\text{mm} = 2.886 \times 10^{-2}\text{m}$，第 1 条明纹到第 31 条明纹之间的距离为 $4.296\text{mm} = 4.296 \times 10^{-3}\text{m}$，其相邻明条纹的间距

$$b = \frac{4.296 \times 10^{-3}}{30} = 0.1432 \times 10^{-3}(\text{m})$$

由于空气劈尖角度很小

$$\sin\theta = \frac{D}{L}$$

由式(8-24)可知

$$b = \frac{\lambda}{2\sin\theta}$$

所以金属细丝的直径 $\quad D = \frac{\lambda L}{2b} = \frac{5.893 \times 10^{-7} \times 2.886 \times 10^{-2}}{2 \times 0.1432 \times 10^{-3}} = 5.938 \times 10^{-5}(\text{m})$

3. 牛顿环 如图 8-11(a)所示，在一块曲率半径很大的平凸透镜与平面玻璃之间形成一个上面是球面，下面是平面的空气薄层，当用单色光垂直照射时，从上面观察将看到以接触点 O 为中心的圆形干涉条纹，如图 8-11(b)所示。这是空气劈尖上下表面的反射光发生干涉而形成的干涉条纹，由于在任一条纹的圆周上，空气劈尖的厚度是相等的，因此这种干涉条纹的实质是属于等厚干涉。因为这种干涉条纹最早由牛顿发现，所以也称为牛顿环。

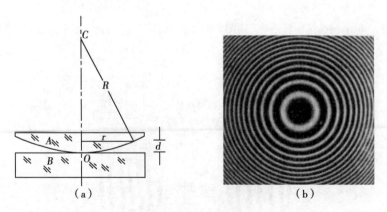

图 8-11 牛顿环

设垂直照射的单色光的波长为 λ，平凸透镜的曲率半径为 R，牛顿环干涉条纹半径为 r，与干涉条纹对应的空气层的厚度为 d，由图 8-11(a)可知

$$R^2 = r^2 + (R-d)^2 = r^2 + R^2 - 2Rd + d^2$$

由于 $d \ll R$, d^2 可以不考虑, 所以由上式可得

$$d = \frac{r^2}{2R} \qquad \text{式(8-25)}$$

上式可知, 离中心越远, 即 r 越大, 则 d 越大, 其光程差越大, 所看到的牛顿环越密, 如图 8-11(b) 所示。

牛顿环为明条纹的条件是 $2d + \frac{\lambda}{2} = k\lambda$, 即

$$\frac{r^2}{R} + \frac{\lambda}{2} = k\lambda \quad (k=1,2,3,\cdots) \qquad \text{式(8-26)}$$

牛顿环为暗条纹的条件是 $2d + \frac{\lambda}{2} = (2k+1)\frac{\lambda}{2}$, 即

$$\frac{r^2}{R} + \frac{\lambda}{2} = (2k+1)\frac{\lambda}{2} \quad (k=1,2,3,\cdots) \qquad \text{式(8-27)}$$

在实际应用中, 常用牛顿环来测量光的波长和凸透镜的曲率半径。图 8-12 就是用牛顿环来检测凸透镜曲率半径的一种方法。它是将标准件覆盖在待测件上, 如果两者完全密合, 则凸透镜曲率半径符合要求, 不出现牛顿环, 如图 8-12(a) 所示。如果凸透镜曲率半径大于或小于标准件则出现牛顿环, 如图 8-12(b)、(c) 所示。若圆形环越多, 误差越大。若条纹不圆, 则说明被测件的曲率半径不均匀。这时用手均匀轻压标准件, 空气的缝隙减小, 相应的光程差也减小。当条纹向中心收缩, 说明零级条纹在边缘, 如图 8-12(b) 所示, 则被测件的曲率半径大于标准件。当条纹向边缘扩散, 说明零级条纹在中心, 如图 8-12(c) 所示。则被测件的曲率半径小于标准件。然后对不合格的元件进行精加工, 直到符合要求为止。

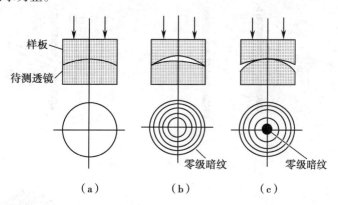

图 8-12 用牛顿环检测凸透镜的曲率半径

点滴积累 ∨ ┈┈┈┈┈┈┈┈┈┈┈┈┈┈┈┈┈┈┈┈┈┈┈┈┈┈┈┈┈┈┈┈┈┈┈┈┈┈┈

1. 光程和光程差: 光程的意义和计算; 光程差的意义。

2. 光的相干性: 光的相干条件; 相干光、相干光源; 获取相干光的方法 (分割波阵面法、分割振幅法)。

3. 杨氏双缝干涉: 产生明暗纹条件; 干涉条纹分布特点。

4. 薄膜干涉: 等倾干涉、劈尖干涉。

第二节　光的衍射

干涉和衍射现象都是波动的重要特征,前面讨论了光的干涉现象,下面研究光的衍射现象。

在图8-13中,光源 S 发出的光线,经过宽度可以调节的狭缝 AB,如果狭缝宽度比波长大得多,从屏幕 MN 上的光带可以看到光沿直线传播。在图8-14中,如果缝的宽度缩小到与光波波长相近或更小时,屏上光带的亮度虽然降低,但光照射的范围并非缩小,反而逐渐增大,出现明暗相间的条纹。我们将光绕过障碍物到达偏离直线传播的区域,产生明暗相间的条纹现象,称为光的衍射。光的衍射证明了光具有波动性。

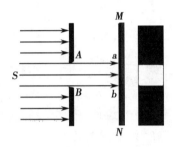
图8-13　光沿直线传播

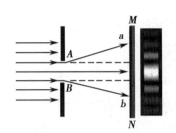
图8-14　光的衍射实验

光的衍射现象,根据产生的方式不同,可分为两类。一类是障碍物与光源和屏之间的距离都是有限远,或其中之一是有限远,这种衍射现象称为菲涅耳衍射。如图8-15(a)所示。另一类是障碍物与光源和屏之间的距离都为无限远,这种衍射称为夫琅和费衍射,如图8-15(b)所示。在实验室中,夫琅和费衍射可用两个会聚透镜来实现。下面只讨论夫琅和费衍射。

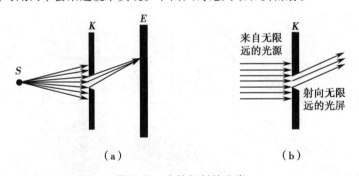

（a）　　　　　　　　　　（b）

图8-15　光的衍射的分类

一、惠更斯-菲涅耳原理

光的衍射用惠更斯原理能定性解释,但不能定量研究光的衍射图样中光强的分布。法国物理学家菲涅耳在1818年对惠更斯原理作了补充,他认为:波在传播过程中,从同一波前上各点发出的子波(相干波),在空间某点相遇时,各子波也可以相互叠加,产生干涉现象。这个经过发展的原理称为惠更斯-菲涅耳原理。

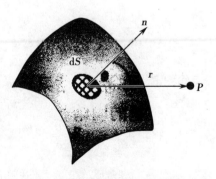
图8-16　惠更斯-菲涅耳原理

根据惠更斯-菲涅耳原理,如果已知波动在某时刻的波前为 S,就可以把波前分成许多面积元 dS,如图 8-16 所示,把每个面积元 dS 看成新的子波源,各个面积元 dS 发出的子波在 P 点相遇,产生叠加,即 P 点的光振动是所有面积元 dS 发出的子波引起的振动合成。因此利用惠更斯-菲涅耳原理,可以解释衍射图样的光强分布。但应用惠更斯-菲涅耳原理去解决具体问题时,会涉及复杂的积分运算。为了避免复杂的计算,下面应用菲涅耳提出的半波带法来分析单缝衍射现象。

二、单缝衍射

1. 夫琅和费单缝衍射实验 图 8-17 是夫琅和费单缝衍射的实验装置示意图,光源 S 位于透镜 L_1 的焦点上,经过 L_1 后的平行光,垂直照射在单缝上,通过单缝的平行光经透镜 L_2 聚焦在其焦平面 E 上。从单缝发出的子波中,同一组平行光会聚在同一点,而方向不同的平行光会聚在不同点。这些子波叠加的结果,在 E 屏出现与狭缝平行的衍射条纹,如图 8-17 所示。

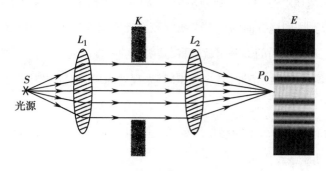

图 8-17 单缝衍射

2. 光程差 在图 8-18(a)中,设平行的单色光垂直照射在宽度为 a 的单缝上,根据惠更斯原理,位于单缝 AB 的波前上各点所发出的子波沿各个方向传播。设这些子波中的任一组平行光与主光轴成 θ 角(θ 称为衍射角),它们经透镜 L_2 会聚于 P 点。这组光的两条边缘光线 AP 与 BP 的光程差

$$\delta = \overline{BC} = a\sin\theta \tag{8-28}$$

式中,a 为单缝的宽度,θ 为衍射角。由于光线经过透镜会聚后不会产生附加光程差,因此 δ 为该组平行光的最大光程差。P 点条纹的明暗程度取决于光程差 δ 的值。

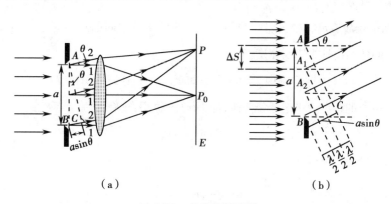

（a） （b）

图 8-18 单缝衍射图样

3. 单缝衍射图样的光强分布 菲涅耳提出了将波阵面分割成许多面积相等的波带,如图 8-18

（b）所示。即作一系列平行于 AC 的平面，两相邻平面之间的距离等于入射光的半个波长 $\frac{\lambda}{2}$。这些平面将单缝处的波阵面分成若干个与单缝平行，其面积相等的波带 ΔS，任何两个相邻波带的对应点发出的子波到达 AC 面上时，其光程差均为 $\frac{\lambda}{2}$，这样的带称为半波带。

显然，对于任何两个相邻半波带的对应点发出的子波到达 P 点的光程差都是 $\frac{\lambda}{2}$，对应的相位差为 π，在 P 点叠加的结果，相互抵消。

如果某一衍射角 θ 的平行光，其最大光程差 δ 等于半波长的偶数倍，即将单缝处的波阵面分成偶数个半波带，这些光线在 P 点叠加的结果，相互抵消，则 P 点为暗纹中心。

如果某一衍射角 θ 的平行光，其最大光程差 δ 等于半波长的奇数倍，即将单缝处的波阵面分成奇数个半波带，这些光线在 P 点相互叠加的结果，还剩一个半波带的光没有抵消，则 P 点就为明纹中心。如果衍射角 θ 越大，则该方向的衍射光线的最大光程差 δ 也越大，单缝处的波阵面被分成半波带的奇数数目越大，相互抵消的部分也就越多，其明纹的亮度就越小。

对所有到达中央明纹中心的子波，其光程相同，光程差为零，相位差为零，因此中央明纹的光强最大。

如果对于任意一个衍射角 θ，不能将单缝处的波阵面分成半波带的整数倍时，则在屏上产生的光强度就介于相邻的明暗条纹之间。

4. 单缝衍射的明暗纹条件　根据上述分析，单缝在平行光垂直照射下，产生明暗纹的条件是：

衍射角　　　　　　　　$\theta = 0$　　　　　　　　　　　　　　　　为中央明纹中心

衍射角 θ 满足　　　$a\sin\theta = \pm 2k\dfrac{\lambda}{2}$　$(k=1,2,3,\cdots)$　　　为暗条纹中心　　　　式（8-29）

衍射角 θ 满足　　　$a\sin\theta = \pm(2k+1)\dfrac{\lambda}{2}$　$(k=1,2,3,\cdots)$　　为明条纹中心　　　式（8-30）

公式中的 $k=1,2,3,\cdots$ 表示衍射条纹的级数。中央明纹是零级明纹。正、负号表示明纹或暗纹在中央明纹两侧对称分布。

5. 单缝衍射的条纹宽度　中央明纹两侧的第一级暗条纹之间的距离为中央明纹的宽度，其他两相邻暗条纹之间的距离称为明纹宽度。

在图 8-18（a）中，设任一点 P 到中央明纹中心的距离为 x，透镜 L_2 的焦距为 f。由于各衍射条纹中心到中央明纹中心的距离远小于透镜焦距，即 $x \ll f$，θ 很小，故有

$$x = f\tan\theta \approx f\sin\theta$$

将上式代入式（8-29）可得

$$x = \pm kf\frac{\lambda}{a} \qquad\qquad\qquad 式（8-31）$$

因此中央明纹的宽度　　　$\Delta x_0 = f\dfrac{\lambda}{a} - \left(-f\dfrac{\lambda}{a}\right) = 2f\dfrac{\lambda}{a}$　　　　　　　　式（8-32）

其他明纹的宽度　　　　　　$\Delta x = x_{k+1} - x_k = (k+1)f\dfrac{\lambda}{a} - kf\dfrac{\lambda}{a} = f\dfrac{\lambda}{a}$　　　　　　式(8-33)

6. 结论　通过以上的讨论,可以得到以下结论:

(1)中央明纹的宽度是各级明条纹宽度的两倍。中央明纹的光强最大,其他各级明条纹的光强,随衍射条纹的级数 k 的增大而减小。如图8-19所示。

(2)如果已知缝宽 a 和测量出第 k 级明纹的宽度,可计算光的波长 λ。

(3)当照射光的波长 λ 一定时,明纹宽度与缝宽 a 呈反比。缝宽越小,明纹越宽,衍射现象越显著;缝宽越大,明纹越窄,衍射现象越不明显。如果当 $a \gg \lambda$,各级衍射明纹向中央明纹靠拢,密集得无法分辨,只能看到光沿直线传播。可见,只有当障碍物的大小与光的波长差不多或更小时,才能观察到明显的衍射现象。

(4)当缝宽 a 一定时,明纹宽度与照射光的波长 λ 呈正比。如果用白光入射单缝时,中央明纹是白色的。在中央明纹两侧的彩色条纹按光的波长排列,靠中央明纹最近的是紫色,最远的是红色。这种由衍射现象产生的彩色条纹,称为衍射光谱。

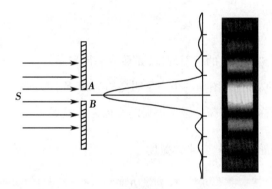

图 8-19　单缝衍射的光强分布

实例分析

　　实例　在可见光波段中,穿过同一个单缝,哪种单色光形成的衍射中央明纹宽度最宽,哪种最窄?

　　分析　因夫琅和费单缝衍射的中央明纹宽度为 $2f\dfrac{\lambda}{a}$,因此可知,红光形成的中央明纹宽度最宽,紫光形成的中央明纹宽度最窄。

例题8-5　用波长 $\lambda = 480\text{nm}$ 的平行光垂直照射宽为 0.20mm 的单缝,透镜焦距 $f = 0.25\text{m}$,屏位于透镜的焦平面处。求:(1)第一级暗条纹中心到中央明纹中心的距离;(2)中央明纹的宽度;(3)其他各级明条纹的宽度。

　　解:(1)由于屏位于透镜的焦平面,各衍射条纹中心到中央明纹中心的距离远小于透镜焦距,即 $x \ll f$,θ 很小,故有

$$\sin\theta \approx \tan\theta = \frac{x}{f}$$

设第一级暗条纹中心到中央明纹中心的距离为 x_1,将上式代入暗条纹公式(8-29)可得

$$a \frac{x_1}{f} = \lambda$$

所以第一级暗条纹中心到中央明纹中心的距离

$$x_1 = \frac{f\lambda}{a} = \frac{0.25 \times 480 \times 10^{-9}}{2.0 \times 10^{-4}} = 6.0 \times 10^{-4}(\text{m})$$

(2)设中央明纹的宽度为 Δx_0,其宽度是两个第一级暗条纹之间的距离,即

$$\Delta x_0 = 2x_1$$

所以中央明纹的宽度　　　$\Delta x_0 = 2x_1 = 2 \times 6.0 \times 10^{-4} = 1.2 \times 10^{-3}(\text{m})$

(3)其他各级明条纹的宽度 Δx 为两个相邻的暗条纹之间的距离,即

$$\Delta x = x_{k+1} - x_k = \frac{(k+1)f\lambda}{a} - \frac{kf\lambda}{a} = \frac{f\lambda}{a} = \frac{0.25 \times 480 \times 10^{-9}}{2.0 \times 10^{-4}} = 6.0 \times 10^{-4}(\text{m})$$

由此可见,单缝衍射的各级明纹的宽度是中央明纹宽度的一半。

三、圆孔衍射

前面讨论了用光照射狭缝产生的衍射现象,如果用平行光照射直径为 D 的小圆孔,同样也会产生衍射现象,如图 8-20 所示。衍射图样的中央是明亮的圆斑,周围是明暗相间的同心圆环。由第一级暗环所包围的中央亮斑称为艾里斑。设艾里斑的直径为 d,透镜 L_2 的焦距为 f_2。从理论上计算艾里斑的光能占整个入射光能的84%,其半角宽度 $\frac{\theta_0}{2}$ 为

$$\sin \frac{\theta_0}{2} \approx \tan \frac{\theta_0}{2} \approx \frac{\theta_0}{2} = \frac{d}{2f_2} = 1.22 \frac{\lambda}{D}$$

得艾里斑的半径　　　　　　　　$\frac{d}{2} = 1.22 \frac{\lambda}{D} f_2$　　　　　　　　式(8-34)

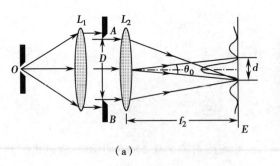
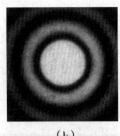

图 8-20　圆孔衍射

由上式可知,当照射光的波长 λ 一定时,艾里斑的直径 d 与圆孔的直径 D 呈反比。圆孔越小,衍射现象越显著。

知识链接

光学仪器的分辨能力

　　常用光学仪器的光阑和透镜都是圆形的，也会产生衍射现象，有艾里斑产生，因此一个光点（或一个物点）通过光学仪器形成的像不是一个点，而是有艾里斑的衍射图样。当相隔较近的两个光点 S_1、S_2 形成的衍射图样的艾里斑没有重叠或重叠很少，如图8-21（a）所示，则能分辨这两个光点；若一个艾里斑中心刚好处于另一个艾里斑边缘（即一级暗环上）这两个像点恰好能分辨，如图8-21（b）所示，其最小分辨角的大小为

$$\theta_{\min} = 1.22\frac{\lambda}{D} \qquad\qquad 式（8-35）$$

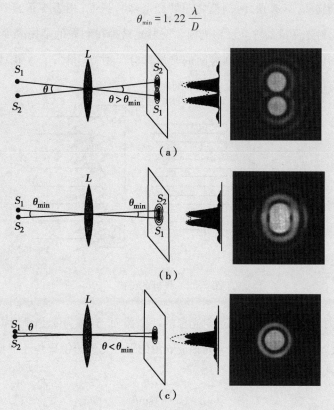

图8-21　瑞利判据

　　上式为光学仪器最小分辨角的标准，通常称为瑞利判据。它表明了光学仪器的最小分辨角 $\theta_{\min}$ 与仪器孔径 D 和照射光波长 λ 的关系。例如，人眼瞳孔的直径为2mm，入射光的平均波长为550nm，则该人眼的最小分辨角为 $3.4\times10^{-4}\text{rad}\approx1'$；当照射光的波长一定时，艾里斑的直径 d 与圆孔的直径 D 呈反比。圆孔越小，衍射现象越显著。目前世界上有通光直径为10m 的天文望远镜，其最小分辨角 $6.714\times10^{-8}\text{rad}$，比人眼的分辨能力提高了5000 倍。对于光学显微镜，可采用波长更短的紫光照射标本，减小其最小分辨角，从而提高它的分辨能力。

　　如果相隔较近的两个光点 S_1、S_2 形成的衍射图样的艾里斑重叠较多，即两个艾里斑中心对仪器的视角 $\theta<\theta_{\min}$，这两个像就不能被分辨，如图8-21（c）所示。

　　可见最小分辨角受到光的波动性的限制，因此光学仪器的分辨能力是有限的。

四、衍射光栅

1. 光栅 利用单缝衍射可测量单色光的波长,但单缝太小通过的光能有限,衍射条纹亮度不够,光能不集中,影响测量的精度。为了提高测量的精度,则要求衍射条纹有一定亮度,光能集中,条纹间距越大越好,于是人们就发明了光栅。

由大量等宽等间距的平行狭缝组成的光学元件称为光栅。光栅可分为透射光栅和反射光栅。如果衍射图样是由透射光形成的称为透射光栅。透射光栅是在玻璃片上刻出大量等宽等间距的平行刻痕,刻痕部分为毛玻璃不透光,两刻痕之间的光滑部分透光,相当于狭缝,如图 8-22(a) 所示。如果衍射图样是由反射光形成的称为反射光栅。反射光栅是在磨光的金属表面上刻了许多等宽等间距的平行刻痕,刻痕部分不反光,两刻痕间的光滑部分反射光,相当于狭缝,如图 8-22(b) 所示。在光栅上 1cm 宽度有的多达几千条乃至上万条刻痕。

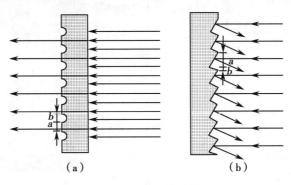

图 8-22 光栅的分类

2. 光栅方程 图 8-23 中的 N 表示透射光栅的一个截面,缝宽为 a,缝间距(不透光部分)为 b,$(a+b)$ 称为光栅常数。从狭缝所发出的与光轴成 θ 角的平行光经透镜聚焦于 P 点时,其中任意相邻狭缝的两对应光线的光程差都为

$$\delta = (a+b)\sin\theta$$

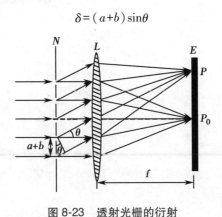

图 8-23 透射光栅的衍射

如果光程差 δ 为波长的整数倍,即衍射角 θ 满足以下条件时,

$$(a+b)\sin\theta = \pm k\lambda \quad (k=0,2,3,\cdots) \qquad 式(8\text{-}36)$$

该组平行光线在 P 点干涉加强,P 点为明条纹中心。式(8-36)称为光栅方程,式中 k 表示明纹的级

数。由光栅方程可知,当单色光波长 λ 一定时,光栅常数$(a+b)$越小,θ 角越大,相邻明条纹就分得越开。

3. 光栅衍射的光强分布 图 8-24 为光栅衍射图样的光强分布图,其中图 8-24(a)是缝宽为 a 的单缝衍射图样的光强分布图;图 8-24(b)为多缝干涉图样的光强分布图;图 8-24(c)为多缝干涉和单缝衍射叠加后的光栅衍射的光强分布图样。

可见光栅衍射图样是单缝衍射和多缝干涉综合的结果,光栅衍射的光强分布要受到单缝衍射的影响。如果衍射角 θ 既满足光栅方程的明纹条件,又满足单缝衍射的暗纹条件,这些明纹将将消失,这种现象称为缺级。

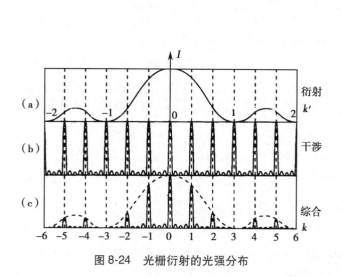

图 8-24 光栅衍射的光强分布

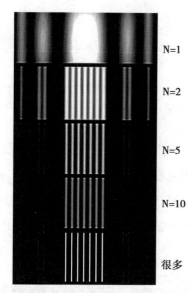

图 8-25 狭缝数不同的光栅的衍射图样

当出现缺级时,衍射角 θ 应同时满足光栅方程的明纹条件:$(a+b)\sin\theta=k\lambda$ 和单缝衍射的暗纹条件:$a\sin\theta=k'\lambda$。则光栅衍射图样中明纹缺级的级数

$$k=\frac{a+b}{a}k' \quad (k'=\pm1,\pm2,\pm3,\cdots)$$ 式(8-37)

当$(a+b)=3a$,则缺级的级数 $k=\pm3,\pm6,\pm9,\cdots$,如图 8-24(c)所示。由此可见,在研究光栅衍射时,除考虑多缝干涉外,还必须考虑单缝衍射。

从图 8-25 中可以看出,当光栅的狭缝数目越多,每条缝的宽度越小,其衍射明纹的光能越集中,相邻明条纹分得越开。实验中利用这种又细又明亮,且分得很开的衍射条纹来测量光的波长,精度就越高。

知识链接

光 栅 光 谱

从光栅方程可知,当光栅常数一定时,衍射角 θ 随入射光波长的增加而增加。 当用白光照射光栅,除中央明纹仍为白色外,其他各级明纹在中央明纹的两侧按波长不同对称排列,紫光的波长最短,其衍射角最小，离中央明纹最近；反之，红光离中央明纹最远。由各种波长的光的同一级谱线组成的由紫到红的彩色光带，称为光栅光谱。

图 8-26 是中央明纹右侧的光栅光谱分布示意图。从图中可见，光栅光谱在中央明纹两侧对称分布，第一级光谱、第二级光谱等。但从第二级光谱开始各级光谱发生重叠。利用未发生重叠的第一级光谱可以获得单色光，可见光栅是一种分光元件。在分光光度计中，常利用光栅来获得单色光。

另外，还可以利用光栅测定某物质发出的波长和相对光强，来鉴定发光物质成分和含量。

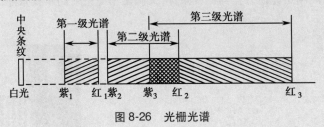

图 8-26　光栅光谱

例题 8-6　用波长为 500nm 的绿光垂直照射透射光栅，观察到第二级光谱线的衍射角为 30°。试求宽度为 1cm 的光栅上有多少条缝？

解：已知 $\lambda = 500\text{nm} = 5.0 \times 10^{-7}\text{m}, k = 2, \theta = 30°, L = 1\text{cm} = 0.01\text{m}$

根据光栅方程 $(a+b)\sin\theta = k\lambda$ 可得光栅常数

$$(a+b) = \frac{k\lambda}{\sin\theta} = \frac{2 \times 5.0 \times 10^{-7}}{0.5} = 2.0 \times 10^{-6}(\text{m})$$

在宽度为 1cm 的光栅上的狭缝数目

$$n = \frac{0.01}{2.0 \times 10^{-6}} = 5000 \text{ 条}$$

例题 8-7　用每厘米有 4000 条缝的光栅，观察钠元素波长 $\lambda = 590\text{nm}$ 的特征谱线，求：(1)最多能看到几级谱线？(2)若缝宽 1.25μm，第几级谱线缺级，最多能看到几级光谱？

解：(1)对于每厘米有 4000 条缝的光栅，其光栅常数

$$(a+b) = \frac{0.01}{4000} = 2.5 \times 10^{-6}(\text{m})$$

由光栅方程 $(a+b)\sin\theta = k\lambda$ 可得

$$k = \frac{(a+b)\sin\theta}{\lambda}$$

当 $\theta = 90°, \sin\theta = 1$ 时，则上式中的 k 为最大级数，即

$$k = \frac{a+b}{\lambda} = \frac{2.5 \times 10^{-6}}{5.9 \times 10^{-7}} \approx 4$$

所以最多能看到 4 级谱线。

(2)若缝宽 $a = 1.25\text{μm} = 1.25 \times 10^{-6}\text{m}$，根据式(8-37)可得，光栅衍射图样中所缺的明纹级数

$$k = \frac{a+b}{a}k' = \frac{2.5 \times 10^{-6}}{1.25 \times 10^{-6}}k' = 2k' \quad k' = \pm 1, \pm 2, \cdots$$

由于衍射图样中 $k=\pm2,\pm4$ 为缺级,所以实际上最多只能看到 3 级光谱。

点滴积累 ∨

1. 衍射的分类:菲涅尔衍射和夫琅禾费衍射。

2. 单缝衍射:单缝衍射产生明暗条纹的条件;单缝衍射条纹分布特点。

3. 圆孔衍射:艾里斑的特点;圆孔衍射图像的特点。

4. 衍射光栅:光栅方程;光栅衍射的光强分布。

第三节　光的偏振

光的干涉和衍射实验都说明了光具有波动性,但光究竟是横波,还是纵波,通过本节的学习,这一问题就会迎刃而解。

一、自然光和偏振光

1. 光矢量　根据麦克斯韦的电磁理论,光波是电磁波,电磁波是横波。电磁波可用振动方向相互垂直的电场强度矢量 $\boldsymbol{E}$ 和磁感应强度矢量 $\boldsymbol{B}$ 来表示,如图 8-27 所示。由于光在与物质发生作用(感光作用和生理作用等)时,主要是电场强度矢量 $\boldsymbol{E}$ 起作用,于是把 $\boldsymbol{E}$ 矢量称为光矢量,把 $\boldsymbol{E}$ 振动称为光振动。

2. 自然光　一般光源(除激光以外)发出的光,是由大量彼此独立的分子或原子间歇发光组成的。由于发光的分子或原子是大量的,其发光具有随机性和间歇性,因此在垂直于光的传播方向的平面内,各个方向振动的光的相位不同,几率相等,没有哪一个方向振动的光占优势,即光矢量的振动在各方向上对称分布,振幅相等,光强相同,这样的光称为自然光,如图 8-28(a)所示。在任一时刻,可以把各个方向的光矢量分解成两个互相垂直的光矢量,如图 8-28(b)所示。自然光也可以用图 8-28(c)表示,其短线表示光振动在纸面内,黑点表示光振动与纸面垂直,黑点和短线均匀分布表示两个相互垂直的光矢量的光强各占自然光的一半。

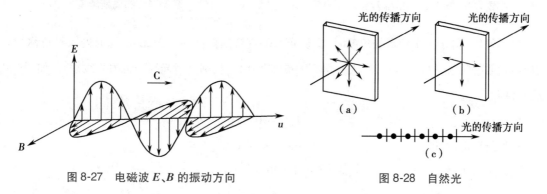

图 8-27　电磁波 $\boldsymbol{E}$、$\boldsymbol{B}$ 的振动方向　　　图 8-28　自然光

3. 偏振光　光矢量只沿某一方向振动的光称为线偏振光,简称偏振光,如图 8-29(a)、(b)所示。偏振光的振动方向与光的传播方向构成的平面称为振动面。若某一方向振动的光占优势,这种

光称为部分偏振光,图 8-29(c)为垂直纸面光占优势,而图 8-29(d)为平行于纸面的光占优势。如果光矢量 E 随时间作有规则的变化,其末端在垂直于传播方向的平面上的轨迹呈椭圆或圆,这种光称为椭圆偏振光或圆偏振光。怎样才能获得偏振光呢?

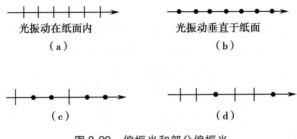

光振动在纸面内　　　　　　　光振动垂直于纸面
（a）　　　　　　　　　　　　（b）

（c）　　　　　　　　　　　　（d）

图 8-29　偏振光和部分偏振光

二、获得偏振光的方法

从自然光中获得偏振光的方法很多。利用光在折射率不同的两种介质的分界面的反射和折射、晶体的双折射、晶体的二向色性等均可获得偏振光。下面介绍几种获得偏振光的方法。

（一）利用反射和折射获得偏振光

1. 布儒斯特定律　1812 年布儒斯特从图 8-30 的实验中发现,在一般的情况下,自然光照射在折射率分别为 n_1 和 n_2 的两种介质分界面 AB 上,将发生反射和折射,其反射光为垂直于纸面振动较强的部分偏振光,而折射光为平行于纸面振动较强的部分偏振光。其中 SO 为入射线(自然光),OC 为反射线,OD 为折射线,i 为反射角,γ 为折射角。若改变入射角 i,反射光的偏振化程度随着改变。

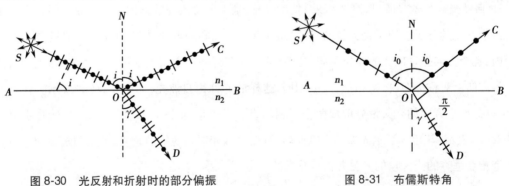

图 8-30　光反射和折射时的部分偏振　　　　　图 8-31　布儒斯特角

当入射角 i 等于一个特定的角度时,反射光为垂直纸面振动的线偏振光,这时的入射角称为布儒斯特角或起偏角,用 i_0 表示。当入射角等于布儒斯特角时,则反射光线与折射光线垂直,如图8-31所示。即

$$i_0 + r = 90°$$

根据折射定律,得　　　　　　　　　$n_1 \sin i_0 = n_2 \sin \gamma$

由以上两式得　　　　　　　$n_1 \sin i_0 = n_2 \sin(90° - i_0) = n_2 \cos i_0$

即　　　　　　　　　　　　　　　$\tan i_0 = \dfrac{n_2}{n_1}$　　　　　　　　式(8-38)

上式称为布儒斯特定律。

2. 利用玻璃片堆获得偏振光　当自然光以布儒斯特角入射时,一次反射得到的线偏振光的光强很弱,它仅占入射光中垂直分量强度的很小一部分;而折射光仍是部分偏振光,它具有入射光中全部平行振动分量光能和垂直振动分量的大部分光能,光强很强。例如,自然光从空气射向玻璃,一次反射得到的线偏振光的光强,只有垂直振动光强的 10% 以下。为了得到较强的偏振光,可以利用图 8-32 所示的玻璃片堆或透明塑料片堆等,使光的入射角等于布儒斯特角,经多次的反射和折射,使折射光中的垂直分量的光能逐渐减少,反射光中垂直分量的光能逐渐增强。当玻璃堆中的玻璃片足够多时,反射光和折射光都成为线偏振光。

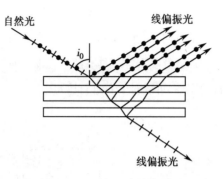

图 8-32　用玻璃片堆获得偏振光

实例分析

实例　太阳光斜照射在平静的湖面上,当太阳光应与水平面的夹角为多大时,反射光为线偏振光?

分析　当太阳光的入射角为布儒斯特角时,反射光为完全偏振光。根据布儒斯特定律得

$$\tan i_0 = \frac{n_2}{n_1} = \frac{1.33}{1} = 1.33$$

$$i_0 = 53.06°$$

因此,当太阳光与水平面的夹角 $\theta = 90° - 56.06° = 36.94°$ 时,反射光为线偏振光。

(二)利用晶体的双折射获得偏振光

1. 双折射　如果将一块普通玻璃放在书上,只能看到一个像,但是,若将一块透明的方解石晶体(即 $CaCO_3$)放在书上,可以看到两个像,如图 8-33 所示,这是因为一束光进入方解石晶体后,分成传播方向不同的两束折射光,这种现象称为双折射。方解石、石英等各向异性的晶体都可以观察到双折射现象。

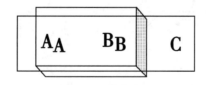

图 8-33　方解石的双折射现象

实验发现,双折射有以下特点:

(1)一束折射光遵守折射定律,另一束光一般不遵守折射定律:当改变入射角 i 时,有一束折射光始终在入射面,并遵守折射定律,折射率不变,这束光称为寻常光,简称 o 光。而另一束折射光一般不在入射面内,不遵守折射定律,折射率随入射线的方向变化,这束光称为非寻常光,简称 e 光。在自然光垂直入射的情况下,o 光仍沿原方向前进,但 e 光一般不沿原方向前进。当以入射光为轴转动晶体时,o 光不动,而 e 光绕轴旋转,如图 8-34 所示。

（2）晶体按光轴可分为单轴晶体和双轴晶体：在方解石这类晶体内有一个特殊的方向，当光沿这个方向传播时，不发生双折射。寻常光和非寻常光在此方向传播速度相同、折射率相同，这个方向称为晶体的光轴。在图 8-35 中，*AB* 方向为晶体的光轴。应该注意，光轴并不专指某一条直线，而是指一个方向，与 *AB* 平行的直线都是晶体的光轴。只有一个光轴方向的晶体称为单轴晶体，如方解石、石英、红宝石等。具有两个光轴方向的晶体称为双轴晶体，如云母、硫磺、蓝宝石等。通过检验宝石的光轴，可以对宝石进行鉴定。

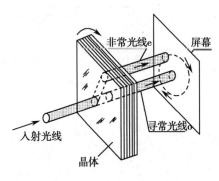

图 8-34　寻常光和非寻常光

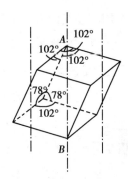

图 8-35　晶体的光轴

（3）o 光和 e 光是振动方向互相垂直的偏振光：晶体内任一束光线和光轴组成的平面，称为这条光线的主平面。由 o 光和光轴所组成的平面称为 o 光的主平面，由 e 光和光轴所组成的平面称为 e 光的主平面。一般来说，o 光和 e 光的主平面并不重合，有很小的夹角。只有当光轴位于入射面内，o 光和 e 光的主平面才重合。

o 光光矢量的振动方向垂直于 o 光的主平面。e 光光矢量的振动平行于 e 光的主平面。由于 o 光和 e 光的主平面的夹角很小，因此可以认为 o 光和 e 光的振动方向是互相垂直的，如图 8-36 所示。

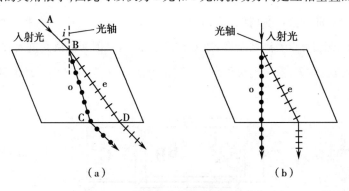

图 8-36　寻常光和非常光的振动方向

2. 利用尼科耳棱镜获得偏振光　尼科耳棱镜是英国物理学家尼科耳于 1828 年发明的，其结构如图 8-37 所示。它是用一块长度约为宽度三倍的方解石晶体，将两端面磨掉一部分，使平行四边形 *ABCD* 中的 71°角减小到 68°成为 *A'BC'D*，然后将晶体沿着垂直于 *A'BC'D* 面和两端的界面剖成两块，把剖面磨成光学平面，最后用加拿大树胶粘合起来，制成尼科耳棱镜。

尼科耳棱镜是利用双折射，将自然光分成寻常光和非寻常光，然后利用全反射把寻常光反射到棱镜侧壁上，只让非寻常光通过尼科耳棱镜，从而获得高质量的线偏振光。

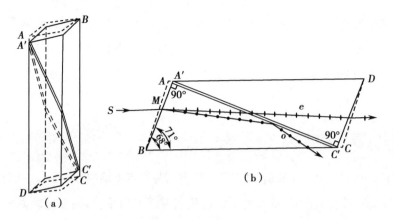

图 8-37 尼科耳棱镜

（三）利用二向色性获得偏振光

1. 晶体的二向色性 将某些双折射晶体对在其内部传播的寻常光和非寻常光具有选择性吸收的性质,称为晶体的二向色性。例如,电气石强烈吸收寻常光,自然光通过 1mm 的电气石晶片,寻常光就全部被吸收,而让非寻常光通过(对非寻常光只略微吸收),透过电气石的偏振光为黄绿色,这是因为物质对光的吸收还与波长有关。另外 0.1mm 厚的碘硫酸奎宁晶体薄膜也能使自然光变成线偏振光。

2. 利用偏振片获得偏振光 利用晶体的二向色性制成的获得偏振光的光学元件,称为偏振片。它是将具有二向色性的晶粒悬浮在胶体溶液中,当胶体溶液被拉成薄膜时,这些微晶沿着拉伸方向有序排列,于是就制成偏振片。如用碘化硫金鸡钠、聚乙烯醇制作的偏振片就是利用这种方法制成的。

由于偏振片只能透过沿某一方向振动的光矢量或光矢量在该方向的分量,而不能透过与该方向垂直振动的光矢量或光矢量在该方向的垂直分量。偏振片允许光振动通过的方向称为偏振化方向。自然光通过偏振片后成为偏振光,如果以入射光为轴旋转偏振片,其透射光强不变,这时透过偏振片的偏振光的光强只有入射自然光光强的一半,如图 8-38 所示。

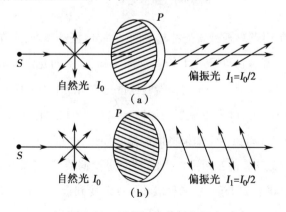

图 8-38 用偏振片获得偏振光

▶ **课堂活动**

为什么透过图 8-38 中的偏振片的偏振光的光强不变呢?

3. 起偏器和检偏器 将自然光变成偏振光的过程称为起偏,其元件称为起偏器;检验是否是偏振光的过程称为检偏,其元件称为检偏器。尼科耳棱镜、偏振片等既可作起偏器,也可作检偏器。但由于制造尼科耳棱镜的天然方解石价格较贵,尼科耳棱的制造也比较困难,而偏振片成本低、制造方便,所以偏振片得到广泛应用。

三、光的偏振

1. 波的偏振 让绳穿过两个狭缝,如果两缝长方向与质点振动的方向平行,则绳上的横波可以通过狭缝,如图8-39(a)所示;如果缝长的方向与质点振动方向垂直,则绳上的横波就不能通过狭缝,如图8-39(b)所示。这种横波在一定的条件下能够通过狭缝,在一定的条件下不能够通过狭缝的这种现象,称为波的偏振。

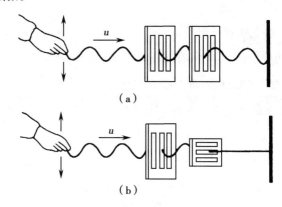

图8-39 横波的偏振现象

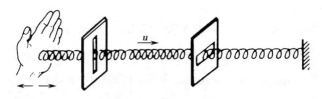

图8-40 纵波无偏振现象

若将绳换成轻质弹簧,并将轻质弹簧悬挂起来,然后前后振动弹簧,则在弹簧上形成纵波,则无论狭缝怎样放置,弹簧上的纵波都可以通过狭缝,如图8-40所示,可见纵波不能产生偏振现象。

2. 光的偏振 在图8-41中,PP'表示起偏器的偏振化方向,AA'表示检偏器的偏振化方向。旋转检偏器,当检偏器的偏振化方向AA'与起偏器的偏振化方向PP'相同时,即$\theta=0°$,则透过检偏器的光强最大,视场最亮,如图8-41(a)所示。如果将检偏器的偏振化方向AA'再转90°角,即$\theta=90°$,检偏器的偏振化方向与起偏器振化方向互相垂直,则无光透过检偏器,视场最暗,如图8-41(b)所示。若继续旋转检偏器,使θ从90°转到180°,视场从最暗又逐渐变到最亮。如果继续旋转检偏器,其透射光强随θ作周期的变化。这一现象表明,光能产生偏振现象,光是横波。

光的偏振现象并不罕见。除了从光源(如太阳、电灯等)直接发出的光以外,我们通常看到的绝大部分光,都是偏振光或部分偏振光。例如用一块偏振片去观察从玻璃或水面反射的光,以反射光为轴旋转偏振片,就会发现透射光强呈周期性变化,这些反射光也是偏振光或部分偏振光。

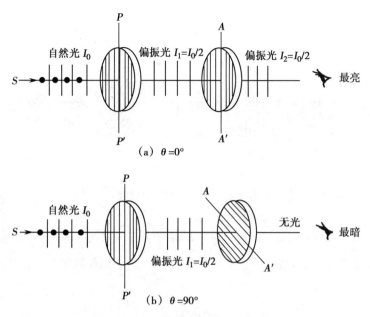

图 8-41　偏振光透过检偏器后的光强

知识链接

偏振片的应用

由于偏振片制造容易、面积大、成本低，因而被广泛应用。例如，在拍摄日落时水面下的景物、池中的游鱼、玻璃橱窗里的陈列物的照片时，由于水面或玻璃表面的反射光的干扰，常使图像不清楚。如果在照相机镜头前装一片偏振滤光片，使反射光减弱，只让透射光通过，就可获得更清晰的照片。

如果在所有汽车的前窗玻璃和车灯前安装偏振化方向与水平方向成 45° 角的偏振片，就可避免对方车灯晃眼，保证行车安全。

另外偏振片还可以用来制作偏振光显微镜中的起偏振镜、检偏镜以及观看立体电影的眼镜等。

四、马吕斯定律

1809 年，法国物理学家马吕斯，在如图 8-42 所示的实验中发现，入射检偏器的偏振光的光强为 I_0，在不计偏振片对透射光吸收的条件下，其透射光强

$$I = I_0 \cos^2 \theta \qquad\qquad 式(8-39)$$

上式称为马吕斯定律。其中的 θ 表示偏振光的振动方向与检偏器偏振化方向之间的夹角，也可以是起偏器与检偏器偏振化方向之间的夹角。

例题 8-8　让光强为 I_0 的自然光，通过叠放在一起的三个偏振片，每一块偏振片的偏振化方向相对于前一块偏振片都沿顺时针转方向以入射光为轴转 30° 角，问入射自然光的百分之几能透过第三个偏振片？（不考虑偏振片对透射光的吸收）

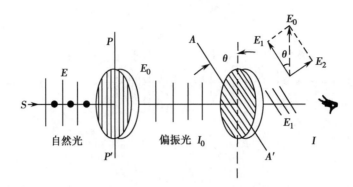

图 8-42 马吕斯定律的推导

解:设自然光通过第一个偏振片后的光强为 I_1,由于自然光可视为由两个光强相等、光振动互相垂直的光组成,垂直于起偏器偏振化方向的光被吸收,而平行于起偏器偏振化方向的光则透过,所以

$$I_1 = \frac{1}{2}I_0$$

根据马吕斯定律,透过第二个偏振片的光强

$$I_2 = I_1 \cos^2\theta = \frac{1}{2}I_0 \cos^2 30°$$

同理,透过第三个偏振片的光强

$$I_3 = I_2 \cos^2\theta = \frac{1}{2}I_0 \cos^4 30° = \frac{I_0}{2}\left(\frac{\sqrt{3}}{2}\right)^4 = 0.28I_0$$

故

$$\frac{I}{I_0} = 28\%$$

所以只有入射自然光的 28% 的光,能透过第三块偏振片。

五、旋光现象

(一)旋光现象

在 1811 年,法国物理学家阿喇果发现,在图 8-41(b)中,因为起偏器 P 与检偏器 A 的偏振化方向互相垂直,则无光透过检偏器。但是如果将石英晶体放在图 8-41(b)的起偏器与检偏器之间,使偏振光沿石英晶体的光轴方向传播,则有光透过检偏器。这说明线偏振光的振动面在石英晶体中发生了旋转,这种现象称为旋光现象。后来发现,松节油、樟脑、糖类、氨基酸等物质也能产生旋光现象。能使偏振光振动面旋转的性质称为旋光性。具有旋光性的物质称为旋光物质。

(二)旋光物质的分类

旋光物质有左旋和右旋之分。在图 8-43(a)中,迎着入射光的方向观察,使偏振光的振动面向右旋转的物质,称为右旋物质,如蔗糖、葡萄糖、甘氨酸等。

在图 8-43(b)中,使偏振光的振动面向左旋转的物质,称为左旋物质,如如氨基醋酸、果糖、尼古丁等。

偏振光振动面旋转的角度,称为旋光度,用 φ 表示。右旋 φ 取正值;左旋 φ 取负值。

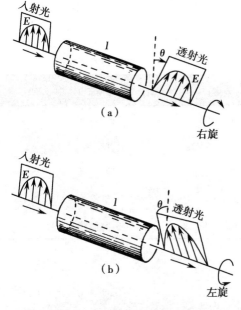

图 8-43 旋光现象

实例分析

实例 从肌肉中提取的乳酸,其 $\varphi = +3.3°$,由蔗糖发酵得到的乳酸,其 $\varphi = -3.3°$,而从酸牛奶中提取的乳酸没有旋光性。 这是为什么?

分析 因为左旋乳酸和右旋乳酸是具有旋光性的同分异构体,从酸牛奶中提取的乳酸是等量的左旋体和右旋体组成的混合体,产生外消旋现象,因此没有旋光性。

（三）旋光规律

1. 固体的旋光规律 实验发现,某一波长的单色偏振光透过旋光物质,其旋光度 φ 与偏振光通过旋光物质的厚度 d 呈正比,即

$$\varphi = [\alpha]_\lambda^t d \qquad\qquad 式(8-40)$$

上式中 d 的单位为毫米(mm);$[\alpha]_\lambda^t$ 为线偏振光通过 1mm 厚的固体,振动面旋转的角度,称为该物质的旋光率,其单位是度/毫米(°/mm)。旋光率与物质的性质、温度以及照射光的波长有关,规定右旋取正值,左旋取负值。

2. 液体的旋光规律 实验发现,用某一波长的单色偏振光通过旋光溶液,其旋光度 φ 与偏振光通过旋光溶液的厚度 d 和溶液的浓度 C 呈正比,即

$$\varphi = [\alpha]_\lambda^t C d \qquad\qquad 式(8-41)$$

上式中 d 的单位是分米(dm);C 的单位是克/厘米^3(g/cm^3);$[\alpha]_\lambda^t$ 为溶液的旋光率,也称比旋度,它表示线偏振光通过厚度为 1dm、浓度为 1g/cm^3 的溶液,其振动面旋转的角度,单位是度·厘米^3/(克·分米)[°·cm^3/(g·dm)]。规定右旋物质的旋光率取正值,左旋物质的旋光率取负值。

若已知物质的旋光率,测得其旋光度,由式(8-41)可算出溶液的浓度,在药物分析中经常采用这种方法测量物质的浓度。具有旋光性药物的旋光率在《中国药典》中可以查找到。表8-1列出的是物质温度为 20℃时,在钠黄光照射下,一些药物的旋光率。

表 8-1　一些药物的旋光率

药名	$[\alpha]_D^{20}[°\cdot cm^3/(g\cdot dm)]$	药名	$[\alpha]_D^{20}[°\cdot cm^3/(g\cdot dm)]$
蔗糖	$+65.9°$	右旋糖酐	$+190°\sim +200°$
葡萄糖	$+52.5°\sim +53.0°$	维生素 C	$+21°\sim +22°$
乳糖	$+52.2°\sim 52.5°$	桂皮油	$-1°\sim +1°$
樟脑(醇溶液)	$+41.0°\sim +43.0°$	氯霉素	$-17°\sim -20°$
蓖麻油	$+50°$以上	薄荷脑	$-49°\sim -50°$

知识链接

旋 光 计

旋光计又称偏振计,是用来测定旋光性溶液的浓度的仪器。 它的测量原理如图 8-44 所示。 由单色光源（如钠光灯）发出的光经起偏器 P 变成线偏振光,再经过放在玻璃管 T 中的待测旋光性溶液后,偏振光的旋光度 φ 可用检偏器 A 测出。将测出的旋光度 φ、已知的旋光率 $[\alpha]_\lambda^t$ 和玻璃管的长度 d 代入式（8-41）,可算出待测溶液的浓度。 利用偏振计测量旋光溶液的浓度,既迅速又准确,许多具有旋光性的化合物,如樟脑、可卡因、尼古丁、氨基酸及各种糖类等都可用这种方法来测定。 专门测定糖浓度的偏振计称为糖量计,在药物检测及商品检验中广泛采用。

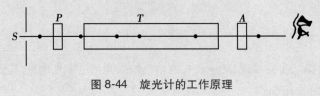

图 8-44　旋光计的工作原理

例题 8-9　糖量计的玻璃管长度为 0.2m,在 20℃时,测得某种糖溶液对钠光的旋光度为 8.3°,已知其旋光率为 $6.64°\cdot cm^3/(g\cdot dm)$,求糖溶液的浓度。

解:已知糖量计的玻璃管长 $d=0.2m$,在 20℃糖溶液对钠光的旋光度 $\varphi=8.3°$,旋光率 $[\alpha]_\lambda^t=6.64°\cdot cm^3/(g\cdot dm)$,根据旋光度公式

$$\varphi=[\alpha]_\lambda^t CL$$

可得

$$C=\frac{\varphi}{[\alpha]_\lambda^t L}$$

所以,糖溶液的浓度 $C=\dfrac{\varphi}{[\alpha]_\lambda^t L}=\dfrac{8.3}{6.64\times 2}=0.625(g/cm^3)$

点滴积累 ∨

1. 光的偏振性质：自然光；偏振光；部分偏振光；圆偏振光和椭圆偏振光。

2. 获得偏振光的方法：布儒斯特定律；双折射现象；晶体的二向色性。

3. 马吕斯定律：起偏器、检偏器。

4. 旋光现象：右旋物质和左旋物质；固体和液体旋光度。

第四节 光的吸收

光通过物质，其光强要减弱，这是由于物质对光的吸收和散射的结果。下面我们主要讨论物质对光的吸收。

一、物质对光的吸收

1. 物质对光的吸收 光通过介质，引起介质价电子跃迁或原子振动，从而使光能的一部分变成内能，导致光能衰减，这种现象称为物质对光的吸收。

2. 光的吸收的分类 介质对光的吸收分为一般吸收和选择吸收。物质对光的吸收具有选择性，各种不同的介质都有各自的吸收光谱。例如，石英对紫外线和可见光范围是透明的，吸收很少，对这些波长的光吸收程度相同，这种现象称为一般吸收。而石英对波长为 $3.5\mu m$ 到 $5.0\mu m$ 的红外光却是不透明的，强烈吸收，这种现象称为选择吸收。

一般吸收的特点是吸收很少，吸收的程度不随波长变化；而选择吸收的特点是吸收很多，并随波长而急剧变化。任何介质都具有一般吸收和选择吸收两种性质，都有各自的吸收光谱。例如，1cm 厚的玻璃板对可见光范围内的各种波长的光波都等量吸收 1%，为一般吸收，而对波长大于 2500nm 的红外线，或波长小于 380nm 的紫外线都强烈吸收，即选择吸收。

二、朗伯-比耳定律

朗伯在如图 8-45 所示的实验中发现，当光强为 I_0 的单色光通过厚度为 l 的均匀介质时，在介质中厚度为 dl 的薄层中，光强的减少量$-dI$ 与薄层的厚度 dl 呈正比，即

$$\frac{-dI}{I}=kdl$$

当光通过的介质厚度为 l 时，光的强度由 I_0 减弱到 I，对上式积分，即

$$\int_{I_0}^{I}\frac{dI}{I}=-\int_{0}^{l}kdl$$

积分后得 $\ln I-\ln I_0=-kl$

$$\ln\frac{I}{I_0}=-kl$$

即 $\qquad\qquad\qquad\qquad I=I_0e^{-kl}$ $\qquad\qquad$ 式(8-42)

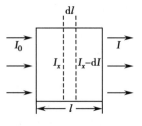

上式称为朗伯定律,式中 I_0 表示入射光强;I 表示透射光强;k 称为吸收系数,它与介质的性质、温度和照射光的波长有关。从上式可见,吸收系数的大小反映了介质对光吸收的强弱。吸收系数 k 越大,介质对光吸收多,则测试越灵敏。

图 8-45　朗伯定律

比耳将朗伯定律应用于稀溶液时发现,溶剂对光的吸收可以忽略,而溶液的吸收系数 k 与溶液的浓度 C 呈正比,即

$$k = \beta C$$

式中 β 与溶液浓度无关,是只与溶质性质、温度和入射光波长有关的常量。将上式代入式(8-42)可得

$$I = I_0 e^{-\beta Cl} \qquad\qquad 式(8\text{-}43)$$

对等式两边取常用对数,即

$$-\lg \frac{I}{I_0} = \beta Cl \lg e$$

令 $A = -\lg \dfrac{I}{I_0} = \lg \dfrac{I_0}{I}, E = \beta \lg e$

则上式可写成
$$A = ECl \qquad\qquad 式(8\text{-}44)$$

上式称为朗伯-比耳定律。式中 E 称为溶液的吸收系数或消光系数,C 表示溶液的浓度,l 表示溶液厚度。当 I_0 一定时,I 越小,则介质对光的吸收越多,$A = \lg \dfrac{I_0}{I}$ 就越大。所以"$\lg \dfrac{I_0}{I}$"表示了溶液对光的吸收程度,因此式(8-44)中的 A 称为吸光度。

知识链接

朗伯-比耳定律的应用

有两种不同浓度的同种物质的溶液,其中一种是浓度为 C_s 的标准溶液,另一种是浓度为 C_x 的待测溶液。根据朗伯-比耳定律

对标准溶液有 $\qquad\qquad\qquad\qquad A_s = E_s C_s l_s$

对待测溶液有 $\qquad\qquad\qquad\qquad A_x = E_x C_x l_x$

上列两式相除,可得 $\qquad\qquad\qquad\qquad \dfrac{A_x}{A_s} = \dfrac{E_x C_x l_x}{E_s C_s l_s}$

测定时,如果用溶液吸收最强的同种单色光照射标准溶液和待测溶液,且保持温度不变,则 $E_x = E_s$。若选用的两只比色器皿规格相同,则 $l_x = l_s$,则上式可简化为

$$C_x = \frac{A_x}{A_s} C_s \qquad\qquad 式(8\text{-}45)$$

由上式可知,只要用仪器(分光光度计、火焰分光光度计)测出待测溶液和标准溶液的吸光度,即可算出待测溶液的浓度,分光光度计就是根据这一原理设计的。分光光度计在分析化学、药学检测、医学检验等领域有广泛的应用。

点滴积累　∨··

1. 物质对光的吸收及分类：一般吸收和选择吸收。
2. 朗伯-比耳定律：吸收系数和吸光度。

（李　骏）

目标检测

一、简答题

1. 产生光的干涉的条件是什么？

2. 在双缝干涉实验中,若将屏向双缝移动,则屏上的干涉条纹如何变化？

二、实例分析

1. 眼镜上镀了一定厚度的某种材料的介质膜,它能防止紫外线进入眼睛,对眼睛起保护作用,而这种膜能防止所有的紫外线进入眼睛吗？

2. 药品硫酸阿托品为莨菪碱的外消旋体,无旋光性,而莨菪碱为左旋体,莨菪碱虽然作用较强,但毒性也大,因此将其作为杂质加以控制,怎样才能快速检查出硫酸阿托品中莨菪碱的杂质含量呢？

3. 分光光度计分光的元件有滤光片（玻璃片）、三棱镜、光栅,用哪种元件获得的单色光更好？

三、计算题

1. 在双缝干涉实验中,用钠光灯作单色光源,其波长 $\lambda = 0.5893\mu m$,屏与双缝的距离 $L = 5.0m$,若已知双缝间距 $d = 1.2mm$ 时,相邻明条纹的间距多大？

2. 汞灯发出的光,通过滤光片后,照射到相距 0.60mm 的双缝上,在距双缝 2.5m 处的屏上出现干涉条纹,测得相邻两明条纹中心的距离为 2.27mm,求入射光的波长是多少？

3. 在杨氏双缝干涉实验中,用波长为 500nm 的单色平行光垂直照射到相距 $2 \times 10^{-4}m$ 的双缝上,屏幕到双缝的距离 2m,求第 8 级明纹到中央明纹的距离是多少？

4. 在杨氏双缝实验中,用波长为 632.8nm 的激光垂直照射到双缝上,在距双缝 4m 处的屏上,测定 6 条暗条纹之间的距离为 3.164cm（整个装置处于空气中）,求此双缝之间的距离。

5. 分别用波长为 600nm 和 400nm 单色光做单缝衍射实验,在实验装置的情况下,测得 600nm 的单色光的中央明纹宽度为 3mm,求 400nm 单色光的中央明纹的宽度是多少？

6. 一束单色光垂直照射在每厘米的宽度上刻有 4000 条缝的光栅上,测得第三级明纹的衍射角为 $30°$,求单色光的波长。

7. 自然光的光强为 I_0,让它通过两个偏振片的偏振方向夹角为 $30°$ 的偏振片,求通过第二个偏振片的光强。

8. 在 20℃ 时,蔗糖溶液对钠黄光的旋光率是 $65.9°cm^2/g$。现将它装入长为 20cm 的玻璃管中,用旋光计测得旋光度为 $10.2°$,求溶液中所含蔗糖的浓度。

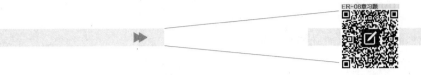

第九章

激光及其医学应用

ER-09章PPT

学习目标 ╲╱

学习目的

激光已广泛应用于医学领域，通过本章的学习，我们应当掌握激光产生的原理、条件，激光的特点、激光的生物作用以及医学应用，为学习医疗器械专业后续课程打下基础。

知识要求

1. 掌握激光的产生原理；

2. 熟悉激光的特点，常见的医用激光器；

3. 了解激光的生物作用机制以及医学应用。

能力要求

熟练掌握激光产生原理的理论基础，熟悉激光的特点和常见的医用激光器，了解激光的生物作用机制和医学应用，从而培养学生正确应用和防护激光的能力。

激光也叫镭射(Laser)，是受激辐射光放大的简称。它是 20 世纪 60 年代发展起来的一门新技术和新兴学科，是 20 世纪以来继原子能、半导体和计算机技术之后的又一重大科技成果。世界上第一台激光器诞生以来，激光技术已经应用到科学技术的诸多领域，形成了许多新的边缘学科，如激光通讯、激光生物学、激光医学等。本章我们主要介绍激光的产生原理、常见的医用激光器以及激光的生物医学应用。

第一节　激光的产生原理

激光由于特殊的发光机制，决定了它具有优异的特性，以下我们将从微观的角度阐述激光产生过程的基本原理。

一、原子能级和正态分布

我们知道，物质是由原子和分子构成的，而原子是由原子核和若干电子组成。电子绕原子核不停地运动，具有一定的动能；电子与原子核以及电子之间因相互作用而具有势能。电子具有不同的能量，因而具有不同的运动状态。近代原子和分子理论指出：原子中的电子只能处于一系列不连续的运动状态，因而电子具有的能量也只能取一系列不连续的数值，即能量是量子化的。

原子中的原子核和电子可以看成一个系统，原子中所有电子能量之和就是原子的能量，所以原子的能量也是量子化的。将原子可能具有的不连续能量按大小顺序排列,称为原子的能级。原子的这种能级状态称为原子能态。

物质内的分子或原子总是在不停地运动,原子中的电子总是在不同的电子轨道上运动。因此,每一种原子(或分子)都具有自身一系列可能的能级。由于电子在某一时刻只能在某一特定的轨道上,因此,每一个确定的原子在某一时刻都只能处在一个确定的能级上。原子在最低能级时,我们称它处于基态(一种原子能态);在较高能级时,称它处于激发态(另一种原子能态)。

原子能量最低的基态是最稳定的状态,而能级越高,原子的能态越不稳定。对于组成物质的大量的原子而言,由于分子或原子的热运动,有些原子将由低能级吸收热辐射而跃迁到高能级因而处于激发态,但原子在高能级的激发态不稳定,一般不能久留,它总要辐射出吸收的能量而返回低能级。也就是说,在热作用下,有些原子由低能级向高能级跃迁,有些则由高能级向低能级跃迁返回。在达到热平衡时,一定体积中的同类原子在各个能级上是按照一定的统计规律分布的,这个规律就是玻尔兹曼分布:处于低能级上的原子数总是比处于高能级上的原子数多,能级越高,分布在该能级上的原子数就越少。这种分布称为原子的正态分布。

二、光辐射及其基本形式

爱因斯坦在 1916 年提出的"自发和受激辐射"理论是现代激光系统的物理学基础。

爱因斯坦理论认为,在原子中任何一个电子能量变化,原子就由一个能级过渡到另一个能级,称为能级跃迁。如图 9-1 为原子能级及在能级间跃迁的示意图。原子能级之间实现跃迁必然伴随着与外界交换能量的过程,在这个过程中,若原子与外界的能量的交换是以光能的形式吸收或释放,也就是说吸收光子或放出光子而发生跃迁,这个过程就称为光辐射或跃迁辐射。

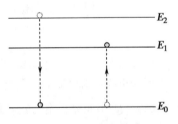

图 9-1　原子能级及能级间的跃迁

光辐射过程中原子先后所处的高低两个能级的能量 E_H、E_L 与光子频率 ν 之间的关系为

$$h\nu = E_H - E_L \qquad\qquad 式(9-1)$$

爱因斯坦理论认为,光辐射及跃迁具有三种形式:它们是自发辐射、受激吸收和受激辐射。

1. 自发辐射　处于高能级的原子在不受外界影响的情况下,完全自发地向低能级跃迁同时释放光子的过程称为自发辐射。

我们已经知道,原子处于激发态时是不稳定的,它在激发态上停留的时间一般都很短。在不受任何外界影响的情况下,高能态 E_H 的原子会自发地跃迁到基态或者较低激发态 E_L,因为这种跃迁是不受外界影响而自发进行的,称为自发跃迁。如果跃迁时释放的能量是以光辐射的形式释放的,则这个过程称为自发辐射。如果跃迁时释放的能量转化为系统的热能,则这种粒子跃迁称为自发无辐射跃迁。如图 9-2 所示。

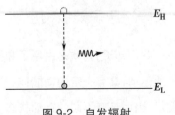

图 9-2　自发辐射

爱因斯坦理论认为,自发辐射发出的光子的频率为

$$\nu = \frac{E_H - E_L}{h} \qquad\qquad 式(9\text{-}2)$$

日常生活中,自然界的发光体和一般光源的发光都是自发辐射的结果。通过加热、通电等形式给发光物质提供能量,使低能级的原子吸收能量跃迁到高能级上,高能级上的原子由于不能持续较长时间而自发辐射,向下跃迁同时放出光子,辐射能量,物质就发光了。

自发辐射的特点是这类发光体中各原子的跃迁是彼此独立地、互不相干地进行,不同原子所发出的光波,其波列的传播方向、振动方向、相位等都各自独立、互不相同,跃迁也可以在不同能级间进行,频率也会不相同。我们知道这样的光就一定是非相干光。

2. 受激吸收　光子被原子吸收后,原子能级从低能级到高能级跃迁的过程称为受激吸收。

假设原子处在低能级 E_L 上,如果有能量为 $h\nu = E_H - E_L$ 的光子与它碰撞时,原子就有可能吸收光子的能量,从低能级 E_L 跃迁到高能级 E_H 上去,这个过程称为受激吸收,如图 9-3 所示。

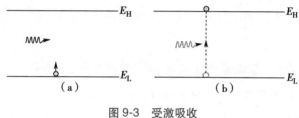

图 9-3　受激吸收

受激吸收的特点是:受激吸收这个过程不是自发产生的,必须有外来光子的"激励"才会发生,并且只有外来光子的能量等于原子跃迁前后两个能级间的能量差,受激吸收才会发生,但受激吸收对激励光子的振动方向、传播方向和相位没有任何要求。

应当值得注意的是,满足 $\nu = \frac{E_H - E_L}{h}$ 的外来光子,不一定都能使原子跃迁到高能级。

同时,这里也有个跃迁概率的问题,原子在不同能级间的跃迁概率是不同的,有的可能性很大,有的可能性很小,有的甚至等于零(两能级间的跃迁是被禁止的),具体情况取决于原子自身的结构特性。

3. 受激辐射　原子处于高能级 E_H 时,在自发辐射之前,受到一个频率为 $\nu = \frac{E_H - E_L}{h}$ 的光子的"诱发",可释放出一个与诱发光子特征完全相同的光子而跃迁到低能级 E_L,这个过程称为受激辐射,如图 9-4 所示。持续的受激辐射所形成的光束就称为激光,这就是产生激光的方式。

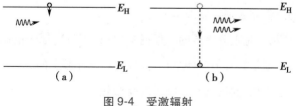

图 9-4　受激辐射

受激辐射有以下的一些特点:其一,受激辐射不是自发产生的,必须有外来光子的"诱发"才能发生,而且它对外来光子的能量或频率要求很严格,即必须满足式(9-1)给出的条件;其二,特别重要的是,辐射出的光子与诱发光子的特征完全相同,也就是说受激原子所发出的光波波列的频率、振动方向、相位、传播方向与诱发光子的完全相同,是相干光;其三,受激辐射与受激吸收不同,受激辐射中的被激励原子并不吸收诱发光子的能量,在受激辐射发生后,一个光子会变成两个特征完全相同的光子,假若这两个光子能够继续在发光物质中传播,而物质中又有处于高能级 E_H 的足够多的原子,它们又会激发这些原子从高能级跃迁到低能级而发出同样的光子,这种"诱发"过程不断发生,从而使光子数一变二,二变四……,发生光放大,产生大量特征完全相同的光子。这就是我们所需要的激光(受激辐射光放大)。

我们应当指出,受激辐射光放大的发生不是自然而然的,在自然界中没有哪种物质能够自然地发出激光,要想获得激光,只有人为地创造条件,才能得到。

三、激光的产生

人们为了获取激光,研制生产了激光器,从激光器中得到了持续、稳定的受激辐射,从而获得了激光。

激光器一般由三个主要部分构成:发光物质、激励装置和光学谐振腔。

1. **发光物质**　我们把激光器中产生激光的物质称为发光物质或工作物质。在一般情况下,当光通过物质时,受激辐射和受激吸收是同时存在的。也就是说,受激辐射可以使光子数增加,可实现光放大,而受激吸收则使光子数减少,使光变弱。因此,要获得不断增多的大量特征相同的光子,就必须使受激辐射占优势,这取决于工作物质中处于高能级的原子数多还是处于低能级的原子数多。只有当处于高能级的原子数多于处于低能级的原子数时,受激辐射的机会才可能大于受激吸收的机会,形成光放大;如果发光物质中处于低能级的原子数多时,则受激吸收的机会就会大于受激辐射,这样就实现不了光放大。

在平衡状态下,物质中的原子在各能级上的分布应当是正态分布,即处于低能级上的原子数总是比处于高能级上的原子数多,因此光通过正常状态下的工作物质时,受激吸收过程占优势,光是减弱的。如果要想使光通过工作物质后得到加强,获得光放大,就必须使受激辐射过程占优势,也就是说,要使处于高能级上的原子数比处于低能级上的原子数多,这种分布与正常分布相反,称为粒子数反转。如果要实现粒子数反转,就必须采用人为的方法才能做到。

2. **激励装置**　为了使工作物质实现粒子数反转,必须从外界输入能量,把处于低能级上的原子激发到高能级上去,这个过程称为激励。激励的方法有多种,通常可采用光照、电激励、粒子碰撞、化学能、核能等方式。激励过程靠激励装置来实现。

激励过程选择好工作物质是十分重要的。根据爱因斯坦理论,原子的高能级一般是激发态,原子处于激发态的时间极短,通常只有 10^{-8} 秒左右,被激励到此能级上的原子,在没有受到外来刺激之前,就很有可能自发地跃迁到低能级,这是不能实现受激辐射光放大的。因此用于激光器的工作物质,必须精心选择。

研究物质的原子能级,不难发现原子除有基态和激发态之外,还有一种亚稳态。亚稳态不如原子的基态稳定,但比原子的激发态要稳定得多,相对来说原子可以有较长时间停留在亚稳态。如红宝石中的铬离子（Cr^{3+}），就具有寿命为 10^{-3} 秒数量级的亚稳态。原子（或离子）处于亚稳态，能停留较长时间而不发生自发辐射，是形成粒子数反转的必备条件。所以选择激光器的工作物质时，必须考虑具有合适的亚稳态。

下面我们以红宝石激光器为例，介绍激光器是怎样实现粒子数反转和产生激光的。红宝石激光器的工作物质的主要成分是三氧化二铝（Al_2O_3），其中含有约5%呈离子状态的杂质铬镶嵌在三氧化二铝的晶格中。受激辐射时发射激光的正是铬离子。铬离子具有的 E_0、E_1 和 E_2 三个能级，如图9-5所示。

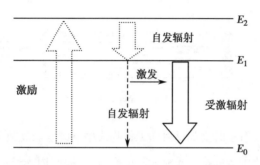

图9-5　红宝石激光器中铬离子的能级跃迁

其中 E_0 为基态；E_2（具有一定宽度的能带）为一般激发态，铬离子在此能级的寿命很短，约为 10^{-9} 秒；E_1 为亚稳态，铬离子停留在此能级的寿命较长，约为 10^{-3} 秒。采用强光作激励光源，当激励光源发出的强光照射红宝石时，大量处于基态上的铬离子就可能吸收适当能量的光子被激发到能级 E_2，这就是激励。原子结构的性质决定了处在能级 E_2 上的铬离子向哪个能级跃迁的几率大和以什么方式跃迁。此工作物质中多数原子将自发无辐射跃迁到能级 E_1，再由 E_1 跃迁到 E_0。由于 E_1 是亚稳态，由 E_1 至 E_0 的跃迁发生的较慢。如果激励光束足够强，就可以较快地将能级 E_0 上的铬离子激励到能级 E_2，使更多的铬离子从 E_2 向 E_1 跃迁。结果在相同时间内由 E_2 向 E_1 跃迁的离子数多于由 E_1 向 E_0 跃迁的离子数，在能级 E_1 上的离子数不断增多，最终导致能级 E_1 上的离子数多于能级 E_0 上的离子数，于是在这两个能级间就实现了粒子数反转。这时若受到频率为 $\nu = \dfrac{E_H - E_L}{h}$ 的光子诱发，在 E_0 和 E_1 能级间就会产生以受激辐射为主的辐射光。

当工作物质被激励而实现粒子数反转后，开始时由于自发辐射发出的光子具有不同的传播方向，所以受激辐射的光也具有不同的传播方向，而且输出和吸收产生的损耗作用很强，不能产生稳定的激光输出，为了使受激辐射能在有限体积的工作物质中持续下去，还要有光学谐振腔去实现光的选择和放大。

3. 光学谐振腔　光学谐振腔的结构如图9-6所示，它是在工作物质两端安装的一对互相平行且垂直于主轴的反射镜，其中一端为全反射镜（反射率为100%），另一端为部分透光的部分反射镜（反射率为90%~99%）。

光学谐振腔的作用有三：第一，产生和维持光放大。处于粒子数反转的工作物质会产生自发辐射，向各个方向发射光子，这些光子刺激其他处于亚稳态的粒子使其产生受激辐射。沿轴向的受激

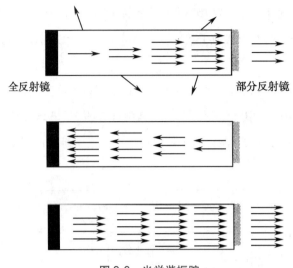

图9-6 光学谐振腔

辐射光子遇到谐振腔的全反射镜时全部反射回工作物质中继续参与光放大;当光子投射到部分反射镜时大部分反射回工作物质中继续参与光放大。这样,在谐振腔内光子沿轴向来回"振荡",光子数不断增多,从而获得很强的光,这种现象叫光振荡。当光增加到足以补偿腔内各种损耗和部分透射时,就可以在谐振腔内形成持续振荡,而从部分反射境的窗口射出一束稳定的、足够强度的光。第二,选择输出光的方向。处于粒子数反转的工作物质产生自发辐射时,发出的光有各种不同的传播方向。在谐振腔内,凡是不沿谐振腔轴线传播的光将很快从腔壁逸出而被淘汰,如图9-6所示,只有沿轴线传播的光,才能产生光振荡,因此输出的激光的方向性好。第三,选择输出光的波长。对确定的工作物质,因各种因素的影响,实际上发出光的波长不是唯一的,频谱具有一定的宽度。谐振腔能起选频作用,使频谱宽度更窄,激光的单色性更好。

点滴积累 ∨

1. 原子能级是由原子核外的电子所处的轨道决定的,处于离原子较近轨道的原子处于基态、否则处于激发态。通常情况下,处于基态的原子数量多于处于激发态的原子数量,这种情况称为原子能级的正态分布。
2. 电子从不同轨道上跃迁到另一轨道称为原子能级跃迁,跃迁时吸收和辐射能量称为光辐射,分为三种情况:自发辐射、受激吸收和受激辐射。
3. 激光的产生需要具备三个条件:工作物质、粒子数反转、光振荡。

第二节 常见的医用激光器

激光器已经广泛应用于生产生活的各个方面,为现代技术的发展作出了很大的贡献。在医学领域,激光器也得到了十分广泛的应用,医学领域常见的激光器一般可按工作物质形态(固体、液体、气体、半导体等),发光粒子(原子、分子、离子、准分子等),输出方式(连续、脉冲)等进行分类。表9-1列出了几种常见的医用激光器,并给出了输出功率和波长范围等技术指标。

表 9-1　常见的医用激光器

类别	发光物质	输出方式	输出波长（nm）	主要用途
固体	Ruby	脉冲	694.3	眼科、皮肤科、基础研究
固体	Nd:YAG	脉冲、连续	1064	各种手术、内镜手术
固体	Ho:YAG	脉冲	2120	胸外科、耳科、内镜手术、口腔科
固体	Er:YAG	脉冲	2080;2940	耳科、眼科、口腔科、皮肤科
气体	He-Ne	连续	632.8	各种弱激光治疗、PDT、全息照相、基础研究
气体	CO_2	脉冲、连续	10 600	体表与浅表体腔各种手术、理疗
气体	Ar	连续	488;514.5	眼科、皮肤科、内镜手术、针灸、全息照相、激光束技术、扫描共焦显微镜
气体	N_2	脉冲	337.1	肿瘤科、理疗、基础研究
气体	He-Cd	连续	441.6	肿瘤荧光诊断、理疗、针灸
气体	XeCl	脉冲	308	血管成形术
气体	Cu	脉冲	510.5;578	ODT、皮肤科
液体	Dye_2	脉冲、连续	300~1300	眼科、PDT、皮肤科、内镜治疗、细胞融合术
半导体	半导体	脉冲、连续	300~34 000	各种手术、内镜治疗、基础研究、弱激光治疗

作为现代激光器的代表，下面我们介绍几种常见的医用激光器。

一、氦-氖激光器

氦-氖（He-Ne）激光器是最早研制成功的气体激光器，它的特点是结构简单，使用方便，性能可靠且耗电量小，被广泛应用于医学上的临床治疗。如图 9-7 所示为内腔式氦-氖激光器示意图。

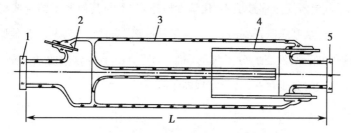

图 9-7　内腔式氦-氖激光器
1、5-反射镜；2、4-电极；3-放电管

氦-氖激光器的结构是在放电管内充有按一定比例混合的氦、氖气体，两反射镜之间是工作物质并形成谐振腔。在混合气体中，产生受激辐射的是氖原子，氦原子只起传递能量的作用。气体激光器通常用电激励，在阴极和阳极之间加有几千伏的直流高压，由气体放电产生的离子和自由电子被

电场加速,获得很高的动能,因而能通过碰撞激发氖原子跃迁到亚稳态,与某一低能级之间形成粒子数反转,在谐振腔内形成光振荡,最终从反射镜一端发射 632.8nm 的红色激光。

二、红宝石激光器

红宝石激光器是在 1960 年由美国休斯飞机研究所的梅曼研制成功的,次年红宝石激光视网膜凝固机在眼科首次被应用,1963 年这种激光器开始用于肿瘤的治疗。我国于 1961 年由原中科院长春光机所研制出红宝石激光器,从 1965 年开始了红宝石激光器的生物效应和眼科应用的研究。红宝石激光器的发光物质及其发光机制在本章已经作过介绍。由于这种激光器是以基态作为跃迁的低能级,最初绝大多数粒子处在基态,因此需要相当高的激励能量。它的激励能源是脉冲氙灯,通过电容器放电使脉冲氙灯产生闪光脉冲,闪光时才发射激光,因此红宝石激光器发出的激光是脉冲激光,它发出波长为 694.3nm 的激光。

三、二氧化碳激光器

二氧化碳(CO_2)激光器以二氧化碳气体为发光材料,它是一种分子激光器,是气体分子激光器中的典型代表,由于它的转换效率高达 30% 以上(氦-氖激光器仅为万分之几),因此它的输出功率很高。二氧化碳激光器有容易连续运行,结构简单和造价低的优点,因此在医学应用上特别引人注目。二氧化碳激光器输出波长为 $10.6\mu m$ 的远红外光,这种激光几乎被大部分生物组织表面层(约 $200\mu m$)所吸收,用作激光刀容易控制其切割组织的深度。

四、准分子激光器

准分子激光器是 20 世纪 70 年代发展起来的一种脉冲激光器。它的工作物质是稀有气体及其卤化物和氧化物,输出波长从紫外到可见光,其特点是波长短、功率高,医学上应用准分子激光器主要进行手术治疗。

这类激光器之所以称为"准分子"激光器,是因为它的工作物质是不稳定的分子,通常情况下,基态的稀有气体原子其电子层全部被填满,化学性质稳定,不与其他原子结合成稳定的分子。但当受到外界激励时,就可能从基态跃迁到激发态,甚至被电离,这时它很容易与其他原子结合形成一个寿命极短的分子,这种处于激发态的分子称为"准分子"。由于准分子的基态是强排斥态,离解迅速,所以只要有一定数量的分子存在,就能实现粒子数反转。

点滴积累 ∨

1. 氦-氖激光器是在医学上应用最广泛的激光器,它结构简单,使用方便,产生的红色激光的波长是 632.8nm。
2. 常见的医用激光器有红宝石激光器、二氧化碳激光器和准分子激光器。

第三节 激光的特点、生物作用及医学应用

一、激光的特点

从激光的产生我们可以看出,激光的产生过程不同于普通光的发光过程,因此激光具有与普通光不同的特点。这些特点是使用激光的物理基础,对正确使用激光有重要的意义。激光的主要特点有以下几个方面:

1. 方向性好 由于在产生激光的激光器中,只有沿谐振腔轴线方向传播的光束才能形成光振荡和连续放大,因而从激光器输出的激光发散角特别小,方向性很好,是非常理想的平行光源。例如,氩(Ar)离子激光器的激光发散角可小到 10^{-4} 弧度(rad)。激光束经透镜后能会聚成直径为 $1\mu m$ 的光斑,在治疗微小病灶、进行细胞手术时,常需要满足这一要求。

2. 强度高 激光由于方向性好,决定了它的能量在空间高度集中,因而可以具有很高的强度。一般太阳光的亮度大约是 $100J/cm^2$,一支功率为数毫瓦的氦-氖激光器的激光强度可比太阳光强度高数百倍;以脉冲方式工作的激光器,还采取特殊措施,先使激光器积蓄能量,然后在极短时间内释放,从时间上将能量集中起来,使激光强度更大,其光强可以比太阳光强度高出 7~14 个数量级。物体受高强度的激光照射,可以在极短的时间内产生几千度的高温,照射到人体组织上时出现汽化现象。

3. 单色性好 我们通常所说波长为 λ 的单色光源,严格说来,并不是只发出单一波长的光,其发出的光波处于包含 λ 在内的一个波长范围 $\Delta\lambda$ 内,$\Delta\lambda$ 称为谱线宽度。光波的单色性定义为 $\dfrac{\Delta\lambda}{\lambda}$,此值越小,单色性越好。由于受激辐射产生的光子频率相同,加之谐振腔的限制,使得只有确定波长的光才能形成振荡而被输出,所以激光具有很好的单色性。激光出现以前,单色最好的谱线宽度为 $4.7\times10^{-4}nm$,而氦-氖激光器产生的激光,谱线宽度小于 $10^{-8}nm$,单色性比它好十万倍。激光的高单色性使其在光谱技术、全息技术及光学测量中得到了广泛的应用,已成为基础医学研究和临床诊断的重要手段。[4]

4. 相干性好 从激光的产生过程我们知道,由自发辐射产生的普通光是非相干光,而受激辐射发出的光子的特性使激光具有良好的相干性。这一特性为医学、生物学提供了新的诊断技术和图像识别技术。

二、激光的生物作用

当激光应用于生物领域时,激光与生物组织相互作用,使得生物机体的活动及其生理、生化过程发生改变的现象称为激光的生物效应。激光生物效应的微观机制比较复杂,也没有较完整的理论能对实验现象做出准确的解释。目前较普遍的生物效应有以下几类。

1. 激光的热效应 当激光照射生物组织时,光子作用于生物分子,光子能量传递给生物分子,

生物分子被激活,被激活了的生物分子在和其他分子的多次碰撞中能量相互传递,转化为热能。这部分热能逐渐地由直接受照射的部分组织传递给周围组织,或者以热辐射的形式辐射出去,从而产生了生物的热效应。

我们知道,生物细胞只能在适宜的温度下生存,如果温度较高,即使时间不长,也会大大降低生物体内一些酶的活性,待温度恢复正常时,它原有的活性也只能部分恢复;即使温度不太高,但持续时间一长,也将使生物酶失去活性,使蛋白质变性,从而导致细胞或组织死亡。当能量很大的脉冲激光光子作用于生物组织局部时,生物分子在短时间内获得激光光子的大量能量,分子动能急剧增加,生物组织的温度也会迅速上升。当生物组织吸收的激光能量达到一定量值时,可在几毫秒的时间内使局部组织升高温度高达 $200\sim1000℃$,或者使局部组织温度在 $45\sim50℃$ 左右的状态持续 1 分钟左右。这两种情况将分别导致不同的结果,若后一种情况出现,将造成蛋白质变性;若前一种情况出现,则生物组织表面会发生收缩、脱水,组织内部因水分急剧蒸发而受到破坏,造成组织凝固坏死;也可造成受照部分炭化或汽化,汽化后的分子仍然有很大的动能,形成的蒸汽体积迅速膨胀,压力迅速增大,如果汽化是在表皮组织形成,蒸汽的压力会冲破皮肤飞溅,并喷射出组织碎片;如果汽化在深层组织形成蒸汽团,则会撕裂组织。

在激光照射组织时,从现象上来看,我们可以看到随着温度的升高,在皮肤组织上将由热致温热 $(38\sim42℃)$ 开始,相继出现红斑、水疱、凝固、炭化、燃烧直至极高温度下的热致汽化等反应。在临床上,热致温热与红斑被用于理疗;沸腾、炭化、燃烧等统称为"汽化",被用于手术治疗;热致汽化用于直接破坏肿瘤细胞与检测微量元素等。

2. 激光的非热致汽化效应　激光的非热致汽化效应主要有两种作用,其一,紫外波段激光的光子能量较高,可以打破生物分子的化学键导致组织的汽化;其二,短脉冲激光产生的冲击波,可以将病变组织击碎。可利用其进行一些精细手术,如激光冠状动脉成形术、激光角膜成形术,激光治疗文身和太田痣,激光碎石术等。

3. 激光的光化学效应　激光的光化作用是指生物分子与激光作用被激活后产生受激原子、分子和自由基,并引起组织内一系列的化学反应。这种情况是指当所用的激光剂量还没有高到足以直接破坏(汽化或炭化)生物物质时,激光诱发的光化作用就可能成为重要的生物效应之一。光化作用的激活能来自于直接吸收光子的能量,而不是由热碰撞间接得到。光化作用可导致酶、氨基酸、蛋白质和核酸变性失活,分子结构也会有不同程度的变化,从而产生相应的生物效应,如杀菌作用、红斑效应、色素沉着、维生素 D 合成等。根据光化反应的过程不同可分为光分解、光氧化、光聚合、光敏化等间接作用。

生物体各组织(包括正常和异常组织)对不同波长的激光有一定的选择性吸收作用。在光化反应中,最基本的规律是特定的光化反应要由特定波长的光子引发。引起光化反应的激光其波长范围在 $350\sim700nm$ 的近紫外和可见光区。例如黑色素瘤较易吸收激光,能量密度为 $1000J/cm^2$ 的激光就能引起严重破坏;而对于透明组织,若能量密度达不到 $5000J/cm^2$ 的激光就不会引起破坏。

光敏反应在激光医学中获得很大成功。某些物质能加快光化反应的进行,而它本身并不发生永久的化学反应,此类物质称为光敏剂。由光敏剂催化的光化反应称为光敏反应。例如,在临床上给人体注射血卟啉衍生物等光敏剂,它会进入人体各部分组织,并很快从正常组织中排出,但停留在肿瘤组织中的时间较长,当用红光照射肿瘤时,血卟啉衍生物吸收使发生光敏反应或产生自由基,有效地杀死肿瘤细胞或破坏肿瘤中的微血管。而正常组织中血卟啉衍生物存留较少,因而反应较轻或者没有反应。

细胞或组织内含有的内源性或外源性光敏物质,经适当波长的激光照射后,产生特定波长的荧光或细胞毒素,前者可作为恶性肿瘤的定位诊断,后者可用于恶性肿瘤的治疗,这种方法称为光动力学疗法,可以单独使用,也可与激光汽化、手术、化疗等方法合并使用。国内外学者对多种体表和内腔肿瘤进行治疗的结果表明,光动力学疗法是一种有前途的可供选择的恶性肿瘤治疗方法。近年来我国学者将光动力学疗法用于治疗鲜红斑痣,获得良好疗效。

4. 弱激光的生物刺激效应　激光的辐射照量不引起生物组织产生最小可检测的急性损伤而又有刺激或抑制作用的激光被称为弱激光。弱激光主要对生物机体产生刺激作用(例如血红蛋白的合成,糜蛋白酶的活性,细菌的生长,白细胞的噬菌作用,肠绒毛的运动,毛发的生长,皮肤、黏膜的再生,创伤、溃疡的愈合,烧伤皮片的长合,骨折再生等),对神经、通过体液或神经-体液反射而对全身、对机体的免疫功能等也会产生刺激作用。

弱 He-Ne 激光的刺激作用是目前研究较多的,发现它对生物分子、细胞、细菌和微生物都有作用。人们研究的结果表明,弱激光的作用主要有:第一,能量密度小时起兴奋作用,能量密度大时起抑制作用,这里的能量密度大小,与受照射生物的类型有关,由实验决定;第二,刺激作用有累积效应,最终效果取决于总剂量;第三,受刺激作用强弱与等间隔、等剂量的刺激次数不是正比关系而是呈现出抛物线形的关系曲线。

三、激光的医学应用

20 世纪重大科技成果之一——激光,它一经问世,便以其特有的特性引起人们的关注。亮度高、方向性好、单色性好、相干性好等特有的光学特性,在应用于光学领域时引起了革命性的变革,很快在军事、工业、通讯等多个领域得到广泛的应用。医学是应用激光技术最早、最广泛和最活跃的。激光在医学上的应用主要有:

1. 激光治疗　世界上第一台红宝石激光器于 1960 年问世,到目前为止,在医学的临床应用上,使用的激光医疗设备已有上百个品种,波长范围包含了紫外—可见光—红外的各种波长,采用了连续、脉冲、巨脉冲、超脉冲等各种输出方式。激光医学所涉及的范围包括了临床很多学科和专业,治疗的病种也有数百种之多。其中有如下四大类:

(1)激光手术:激光手术是一种新型的手术技术,是以超高能量的激光束代替金属的常规手术器械对组织进行分离、切割、切除、凝固、焊接、打孔、截骨等以祛除病灶,以及吻合组织、血管、淋巴、神经等。采用激光手术有多功能、止血效果好、感染少、质量高、可选择性破坏特定组织等优点,还可用于进行各种精细的显微手术。

(2)弱激光治疗:弱激光以其特有的生物作用机制被用于治疗几十种疾病,主要有三种:其一,激光理疗——以弱激光为物理因子作用于机体,进行原光束、扩光纤与腔内照射的物理疗法;其二,激光针灸——结合中医的特点以弱激光光束直接照射穴位,兼有针与灸的作用;其三,弱激光血管内照射疗法——以弱激光光针插入静脉循环血液血管内产生作用的疗法。低强度激光经大量实验及临床研究证明,可以调节机体多种功能,例如神经传递、免疫、代谢、酶的活性、组织修复等功能。低强度激光的临床治疗几乎可以应用于包括了常规针灸和理疗的全部病种,特别是对一些急、慢性炎症、疼痛,慢性溃疡及创伤的愈合等有显著疗效,其中,激光血管内照射疗法对某些系统性疾病,有增强体能、缓解症状的作用。

(3)激光光动力学疗法:利用光动力学作用治疗恶性肿瘤的方法,有体表、组织间、腔内照射及综合治疗四种方式。

(4)激光内镜术治疗:是通过内镜对内腔疾病进行激光治疗的方法,可用于腔内手术、理疗与光动力学治疗,具有很大的发展优势。

2. 激光诊断　由于激光的特性,它具有极好的单色性、相干性与方向性,从而为临床诊断提供了新的方法和手段。应用激光诊断技术为诊断学向非侵入性、微量化、自动化及实时快速方向发展开辟了新途径。

3. 激光技术用于基础医学的研究　激光为基础医学研究提供了新的技术手段,主要有:

(1)激光微光束技术:激光的特性为它在微观领域的应用提供了条件。激光经光学系统聚焦后可形成高强度且光斑直径在微米数量级的微光束,利用如此精细的光束可进行细胞水平的研究,发展成激光显微照射术、细胞打孔术、细胞融合术等以实现对细胞进行俘获、转移、穿孔、移植、融合及切断等微操作。

(2)激光全息成像术:激光全息成像术就是利用光的干涉在底片上记录被摄物体反射光的频率、强度与相位信息,再利用光的衍射重现被摄物体的三维立体空间图像。正是由于激光具有高度的时间与空间相干性,用它作相干光源才使全息术得以实现。激光全息成像术,它具有分辨率高、像差小、能对活标本进行动态观察等优点。

(3)激光扫描共聚焦显微镜:这是激光与显微镜、光度技术及计算机图像分析技术结合的产物,是形态学、分子与细胞生物学、神经科学、遗传学、药理学等领域研究的有力工具。

除上述外,还有激光流式细胞仪、激光荧光显微技术、激光漂白荧光恢复测量技术、激光扫描计等激光技术用于医学基础研究。

点滴积累 ∨

1. 激光的特点: 方向性好、强度高、单色性好、相干性好。

2. 激光的生物作用主要有热效应、非热致汽化效应、光化学效应以及生物刺激效应。

3. 激光诊断与激光治疗, 激光用于诊断的不多, 主要是用于治疗,如激光手术和激光理疗。

第四节　激光的危害和防护

激光对人体可能造成的危害可分为两类:一类是直接危害,是指超过安全阈值的激光的光辐射,对眼睛、皮肤、神经系统以及内脏造成损伤;另一类是由于高压电、噪音、低温制冷剂以及电源等因素造成的间接危害。激光的防护应从两个方面采取安全措施:

1. 对激光系统及工作环境的监控管理　激光系统应有自动显示、报警、停车装置;应用激光时,激光汽化形成的含碳汽及组织分解产物的烟雾,避免吸入人体而沉积于工作人员的肺泡中,故手术室应有吸尘装置和抽气设备;激光可引起麻醉剂起火和爆炸、物品着火,室内禁止有易燃易爆的物品,并应备有消防和报警设备。

2. 个人防护　工作人员要经过培训,在使用激光器时避免直接或间接(反射和漫反射)的激光照射,佩戴与激光输出波长相匹配的防护眼镜,尽量减少身体暴露部位,使人体接触的激光剂量在安全标准之内。

点滴积累 ∨

> 激光在实际应用中的正确使用方法和安全防护,重点是不能让激光直射和反射进入人的眼睛,也要注意高强度激光对人体皮肤的灼伤。做好安全防护。

(张爱国)

目标检测

一、简答题

1. 什么是激发态? 什么是亚稳态?

2. 什么是粒子数反转?

3. 激光的特性有哪些?

4. 常用的医用激光器有哪些?

二、实例分析

1. 请分析氦-氖激光器的工作过程。

2. 请根据本章所学知识,概述激光全息成像术。

三、计算题

1. 氢原子由能量为$-1.51eV$能级跃迁到能量为$-3.4eV$的能级,产生的光子的能量是多少? 光子的频率是多少? 光的波长是多少?

2. 有一束激光的波长是$632.8nm$,试计算该激光的频率是多少? 说明该波长段的激光是什么颜色的激光?

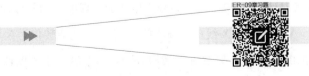

第十章

X 射线

学习目标

学习目的

本章通过对 X 射线的产生、X 射线的性质及其在医学上的应用及防护等知识的学习，为今后学习影像设备学、X 射线防护学及核医学与放射治疗等后继课程奠定基础。

知识要求

1. 掌握 X 射线的产生及 X 射线的强度和硬度的意义；

2. 熟悉 X 射线的性质；

3. 了解 X 射线在医学上的应用及防护。

能力要求

熟练掌握 X 射线的产生装置及产生原理，初步学会分析 X 射线机工作原理。

1895 年 11 月 8 日德国著名物理学家伦琴发现了 X 射线，X 射线的发现是 19 世纪末 20 世纪初物理学的三大发现之一，这一发现宣告了现代物理学时代的到来，使医学发生了革命性变革，X 射线发现不久就成功地应用于医学诊断，现在 X 射线的应用已经是诊断和治疗疾病的重要手段之一。本章将介绍 X 射线的产生、X 射线的性质及 X 射线的应用和防护等知识。

第一节　X 射线的产生

一、X 射线的产生装置

产生 X 射线的方式主要有以下四种：X 射线管、激光等离子体、同步辐射和 X 射线激光。医用 X 射线是利用 X 射线管产生的，下面介绍医用 X 射线的发生装置。

X 射线产生装置由 X 线管组件、高压发生装置及控制装置三部分组成，通过对这三部分器件的有机调控，可产生 X 射线。图 10-1 是 X 射线产生装置原理图，主要由四部分组成：

1. X 射线管　X 射线管是 X 线机的核心部分，它是将电能转化为 X 射线能量，产生 X 射线的直接元件。自 X 线机出现以来，X 射线管的结构、性能、功率经历了不断改进的过程。1895 年德国西门子公司首先制成了第一只气体电离式 X 射线管，是冷阴极含气离子管，1913 年美国制成了真空热阴极固定阳极 X 射线管，1923 年又制成了双焦点 X 射线管，1929 年荷兰一家公司开始商品化生产

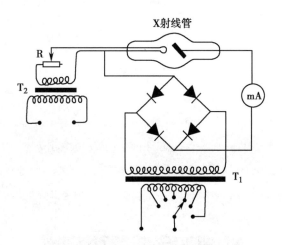

图 10-1 X 射线产生装置原理图

旋转阳极 X 射线管,后来随着医学影像科技的发展,又开发出了金属陶瓷大功率旋转阳极 X 射线管。

X 射线管由阴极、阳极和外壳三部分构成。常用的 X 射线管都是热阴极式的,它是将阴极和阳极密封于一容器内,并抽成高度真空。阴极由钨丝制成螺旋状,单独由低压电源供电,通电使钨丝加热发射热电子。阳极正对阴极,由阳极头、阳极柄、阳极罩三部分组成,阳极头由钨靶面和铜体组成。在阴极和阳极间加上数十千伏的直流高压,称为管电压。从阴极发射出来的电子在管内强大的电场力的作用下加速,高速飞向阳极形成回路电流,称为管电流。当高速电子受到钨靶的阻止时,运动状态发生急速改变,损失的部分动能即转变为 X 光子的能量而辐射出来,即为 X 射线。由此可见,产生 X 射线必备三个条件:①阴极灯丝加热产生的电子流;②由管电压所决定的加速电场;③碰撞物质靶面。

2. 升压变压器 提供阴极与阳极间所需的管电压。诊断用 X 线机管电压的调节范围在 40~150kV 之间,管电压的调节是根据变压器的工作原理进行的,$U_2 = \dfrac{N_2}{N_1} U_1$,其中 U_2 为高压变压器次级电压、U_1 为高压变压器初级电压、N_2 为高压变压器次级匝数、N_1 为高压变压器初级匝数。国产工频 X 线机均采用调节高压变压器输入电压 U_1 从而得到不同的管电压。

3. 降压变压器 提供低压电源,形成加热灯丝的电流,接入分档调节电阻用来调节灯丝电流的强弱从而改变发射热电子的数量,达到控制管电流的目的。除此以外稳压器和空间电荷抵偿装置都是稳定管电流的。

4. 整流器 将升压变压器输出的高压交流电转变为阴极和阳极间所需要的高压直流电。

图 10-1 仅是 X 射线产生装置原理图,实际结构较复杂,X 线机的电路结构,因容量的不同千差万别,但主要电路的组成基本相同,一般有电源电路、X 线管灯丝加热电路、高压变压器初级电路、高压变压器次级电路及管电流测量电路、限时电路、安全保护电路以及控制电路等组成。

知识链接

X 射线的发现

19 世纪末，阴极射线是物理学研究课题，许多物理实验室都开展了这方面的研究。 1895 年 11 月 8 日伦琴在用称为"克鲁克斯辐射计"的早期真空管做实验时，将阴极射线管放在一个黑纸袋中，在黑暗中，他发现当开启放电线圈电源时，一块涂有氰亚铂酸钡的荧光屏发出荧光。 他用书、木板、硬橡胶、液体、铜、银、金、铂、铝等进行实验，也能让这种射线透过。 伦琴意识到这可能是某种特殊的具有特别强的穿透力的射线。 他一连许多天将自己关在实验室里，集中全部精力进行研究。 几天后，伦琴利用这种未知的射线拍摄了其妻子手的照片。

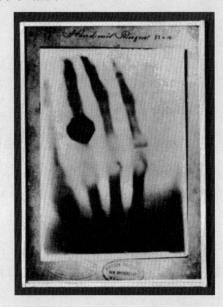

图 10-2　伦琴妻子手指 X 线照片

1895 年 12 月 28 日，伦琴向德国维尔兹堡物理和医学学会递交了一篇研究通讯《一种新射线——初步研究》。 这一发现宣告了现代物理学时代的到来，使医学发生了革命性变革，他因此在 1901 年获得诺贝尔物理学奖。 伦琴在他的通讯中把这一新射线称为 X 射线，因为他当时无法确定这一新射线的本质。 伦琴发现 X 射线后，X 射线研究迅速升温，几乎所有的欧洲实验室都立即用 X 射线管来进行试验。 几个星期后，X 射线已开始被医学界利用。 医生应用 X 射线准确地显示了人体的骨骼，这是物理学的新发现在医学中最迅速的应用。 后来，受检查者吞服一种造影剂（如硫酸钡），经 X 射线照射，便可显示出食管、肠道和胃病变部位的情景。 以后又发明了用于检查人体内脏其他一些部位的造影剂，后来 X 射线诊断仪逐渐成为医院中最重要的诊断仪器。

为纪念伦琴对物理学的贡献，后人也称 X 射线为伦琴射线，并以伦琴的名字作为 X 射线等的照射量单位。

二、X 射线谱

通常 X 射线管所发射的 X 射线,含有多种波长成分,将其强度按波长的顺序排列,可得 X 射线谱。如图 10-3 是钨靶 X 射线管所发射的 X 射线谱,(a)是谱线强度与波长关系的曲线,(b)是照在底片上的射线谱。从图 10-3 中可看出 X 射线谱由两部分组成:一是光滑曲线下面部分,它对应于照片上的背景,称为连续 X 射线,它包含多种不同波长的 X 射线;二是光滑曲线上的几个强度较大的尖峰,称为标识 X 射线,它仅有几种不同波长的 X 射线。

1. 连续 X 射线产生的机制 X 射线管中高速电子流轰击阳极靶时,由于受到阳极靶原子核的强电场的作用,其运动状态发生急剧变化,每个电子的部分动能转化为一个光子辐射出去,这种辐射称为轫致辐射。由于每个高速电子的运动径迹及与靶原子核的距离不同,所以其所受靶原子核电场的作用也不同,这样每个电子每次损失的动能不同,故辐射出来的光子能量也各不相同,因而形成了具有不同波长的连续 X 射线谱。

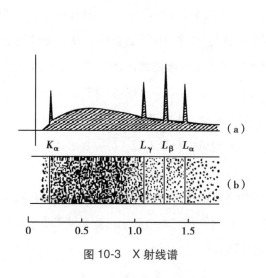

图 10-3 X 射线谱

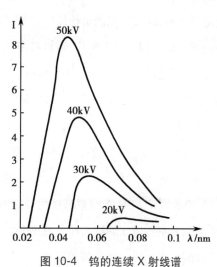

图 10-4 钨的连续 X 射线谱

实验表明,在 X 射线管的管电压较低时,只发射连续 X 射线。图 10-4 是钨的连续 X 射线谱,由图 10-4 可见,谱线的强度从长波开始逐渐上升,达到峰值后快速下降。强度下降到零时对应的波长是连续谱中最短的波长,称为短波极限。设管电压为 U,电子的质量为 m,电量为 e,电场对电子所作的功为 eU,若电子到达靶时的速度为 v,则电子的动能为 $\frac{1}{2}mv^2$,若其动能全部转变为光子的能量 hv_{max},v_{max} 是对应于短波极限波长 λ_{min} 的最高频率,由此可得

$$eU = \frac{1}{2}mv^2 = hv_{max} = \frac{hc}{\lambda_{min}} \qquad \text{式(10-1)}$$

$$\lambda_{min} = \frac{hc}{eU} = \frac{1.242}{U}(\text{nm}) \qquad \text{式(10-2)}$$

上式表明,连续 X 射线谱的最短波长与管电压呈反比,管电压越高,λ_{min} 越短。注意上式中管电压的单位取千伏(kV)。

例题 10-1 若 X 射线管的管电压为 100kV,求从阴极射线管发射的电子(初速度为零)到达阳

极靶时的速度以及连续谱中的短波极限?

解:由式(10-1)得

$$v=\sqrt{\frac{2eU}{m}}=\sqrt{\frac{2\times1.602\times10^{-19}\times100\times10^{3}}{9.11\times10^{-31}}}=1.87\times10^{8}(\,\mathrm{m/s})$$

由公式(10-2)可得短波极限

$$\lambda_{\min}=\frac{1.242}{U}=\frac{1.242}{100}=0.0124(\,\mathrm{nm})$$

▶▶ **课堂活动**

1. X 射线管为何要采用散热措施?

2. 说出连续 X 射线谱与标识 X 射线谱的产生机制的区别。

2. 标识 X 射线产生的机制 标识 X 射线谱是由靶原子内层电子的跃迁产生的。当高速电子的动能足够大时,就可能把能量传递给靶原子内层电子,使内层电子从原子中脱出,这样在原子内层的某一轨道上就出现了一个空位,若被打出的是 K 层电子,则空出来的位置就会被 L、M 或更外层电子填补,并在跃迁过程中发出标识 X 射线,发出的射线能量等于两个能级的能量差。这样发出的谱线,通常以符号 K_{α},K_{β},K_{γ}…表示,称为 K 线系,如图 10-5 所示。若空位出现在 L 层(这个空位可能是由高速电子把一个 L 层电子打出去,也可能是由 L 层电子跃迁到 K 层产生的),则这个空位就可能由 M、N、O 层电子来填补,并在跃迁过程中发出标识 X 射线,通常以符号 L_{α},L_{β},L_{γ}…表示,称为 L 线系。依此类推,还有 M、N 等线系。

图 10-6 是 K、L、M、N 线系形成的示意图,由原子的壳层结构知,由于离核越远的电子,其能级差越小,所以 L 系各谱线的波长比 K 系的长。又由于原子中各个内层轨道的能量差是随原子序数的增加而增加,所以原子序数越高的元素,各条标识 X 射线系的波长越短。

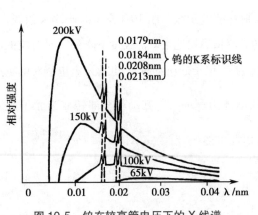

图 10-5 钨在较高管电压下的 X 线谱

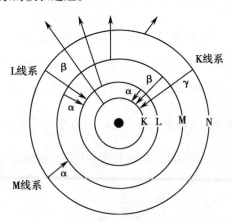

图 10-6 标识 X 射线形成的示意图

观察图 10-4 和图 10-5 可以发现,对钨靶面,当管电压 50kV 以下只产生 X 射线连续谱,当管电压增加到 70kV 以上时,出现了 X 射线标识谱。当靶材料一定,管电压变化时,虽然连续谱的位置也相应地发生了变化,但其尖峰的位置却始终保持不变。即说明这些谱线的波长是一个定值,它只由阳极靶的材料决定,与管电压无关。由于每一种元素都有特定波长的标识 X 射线谱,所以可据此标识元素,标识 X 射线谱为研究各种元素的原子结构提供了重要的实验依据,同时对化学元素的分析也非常有用。

点滴积累 ∨

1. X 射线产生装置：X 射线管、升压变压器、降压变压器、整流器。
2. X 射线谱：连续 X 射线产生的机制、标识 X 射线产生的机制。

第二节 X 射线的性质

一、X 射线的特性

X 射线是一种比紫外线波长更短的电磁波,它的波长范围约在 $0.001\sim10nm$ 之间,医学上应用的 X 射线波长约在 $0.001\sim0.1nm$ 之间,相应的能量范围从 $0.1keV$ 到 $1MeV$,它的光子能量比可见光的光子能量大几万至几十万倍。因此,X 射线除具有电磁波的共性外,还具有自身的特性,以下介绍它的特性。

(一) 物理效应

1. 穿透作用   X 射线因其波长短,能量大,照射物质时,仅一部分被物质所吸收,大部分透过,表现出很强的穿透能力。X 射线的穿透力与 X 射线管电压密切相关,电压愈高,所产生的 X 射线的波长愈短,穿透力也愈强;反之,电压愈低,所产生的 X 射线波长愈长,其穿透力也愈弱。X 射线的穿透力还与物质的性质有关,X 射线对低原子序数的元素所组成的物质,如在空气、纸张、木材、水、肌肉等中穿透性强。高原子序数的元素所组成的物质易吸收 X 射线,如在铅、骨骼中 X 射线就不易穿透。X 射线的穿透力还与被照体的密度和厚度相关,密度大的物质,对 X 射线的吸收多,透过少;密度小者,吸收少,透过多。X 射线的穿透作用是透视和摄影的物理基础。

2. 电离作用   物质受 X 射线照射时,使核外电子脱离原子轨道,这种作用叫电离作用。由于电离作用,使气体能够电离而导电,利用电离电荷的多少可测定 X 射线的照射量,X 射线测量仪器正是根据这个原理制成的。这种电离作用可以在有机体内诱发各种生物效应,所以电离作用是 X 射线损伤和治疗的基础。

3. 荧光作用   由于 X 射线波长很短,因此是不可见的。但它照射到某些化合物如磷、铂氰化钡、钨酸钙等时,使原子处于激发状态,当原子回到基态时辐射出可见光或紫外线,这就是荧光作用,荧光强弱与 X 射线量呈正比。这种作用是 X 射线应用于透视的基础。在 X 射线诊断工作中利用这种荧光作用可制成荧光屏、增感屏等。荧光屏用作透视时观察 X 射线通过人体组织形成的影像,增感屏用作摄影时增强胶片的感光量。

实例分析

实例 为什么可使用 X 射线技术进行浓度、化学成分分析。

分析 在进行化学分析时，主要是利用 X 射线的荧光作用，通过对被测元素的原子激发产生该种元素的特征谱线，为了避免被测元素的激发谱线受到其他元素谱线的影响，可利用 X 射线的能量调节和滤片技术，实现对特有元素的谱线激发，而不激发或降低其他元素的激发，从而实现对特有元素的高精度测量。

（二）化学效应

1. 光化学作用 当 X 射线照射到胶片上的溴化银时，能使银离子还原并沉淀的作用称为光化学作用。胶片感光的强弱与 X 射线量呈正比。当 X 射线通过人体时，因人体各组织的密度不同，对 X 射线量的吸收不同，所以胶片上所获得的感光度不同，从而获得深浅不同的 X 射线影像，所以光化学作用是 X 射线摄影的基础。

2. 着色作用 某些物质如铂氰化钡、水晶、铅玻璃等，经 X 射线照射后，其结晶体会脱水而改变颜色，这种作用称为着色作用。

（三）生物效应

当 X 射线照射到生物机体时，生物细胞受到抑制、破坏甚至坏死，致使机体和细胞发生不同程度的生理和生物方面的改变，称为 X 射线的生物效应。一方面 X 射线可以治疗人体的某些疾病，如肿瘤等。另一方面过量的 X 射线会导致严重的不可恢复的损害，具有破坏细胞的作用，对正常机体有损害。X 射线对机体的生物效应是放射治疗的基础，同时应注意用 X 射线进行检查和治疗时必须采取防护措施。

二、X 射线的强度和硬度

当 X 射线应用于诊断或治疗时，为适应不同的要求应选择穿透性不同的 X 射线，所以了解 X 射线的强度和硬度是很重要的。

1. X 射线的强度 X 射线的强度指单位时间内通过垂直于 X 射线传播方向上的单位面积的辐射能量。它与单位时间内发出的 X 光子的数目以及光子能量有关，所以可采取以下两种办法改变 X 射线的强度：一是改变管电流，单位时间内轰击阳极靶的电子数量随之改变，从而改变了产生的 X 射线的光子数目；二是改变管电压，可使每个光子的能量 $h\nu$ 改变，从而改变了 X 射线的能量。通常在一定的管电压下，用管电流的大小来间接表示 X 射线的强度。另外在 X 射线诊断中作为一种简便的近似的方法，常常用 X 射线管的管电流与照射时间的乘积来间接反映该时间内通过垂直于 X 射线传播方向上的单位面积的辐射能量，称为 X 射线的量，单位是毫安·秒（mA·s）。

2. X 射线的硬度 X 射线对物质穿透能力的大小称为 X 射线的硬度（又称为 X 射线的质），它取决于 X 光子的能量，而与光子的数目无关。光子的能量与管电压和滤过有关，所以 X 射线的硬度由管电压和滤过间接表示。管电压越高，到达靶时的电子的动能越大，发射出来的 X 射线光子的能量越大,穿透能力就越强,X 射线的质就越硬。滤过越厚,软射线成分被吸收得越多,X 射线的质也越硬。

因为 X 射线光子的能量不易测出,所以通常用管电压间接地表示硬度,通过调节管电压来改变 X 射线的硬度,在医学上常用管电压的千伏数(kV 数)来表示 X 射线的硬度。

知识链接

软 X 射线摄影

利用 20~40kV 的管电压产生的低能 X 射线(即软 X 射线)进行的摄影,称为软 X 射线摄影。 软 X 射线与物质作用时,对于密度相差不大,但有效原子序数存在微小差别的物质,对 X 射线的吸收衰减有明显差别,因此在感光胶片上能形成对比良好的 X 射线影像。 软 X 射线摄影多用于女性乳房的疾病检查,对于乳房的腺体组织、脂肪、结缔组织、血管等细微组织结构以及乳腺的其他疾病都有清晰的显示。

在医疗中为适应不同的要求,常将 X 射线按其硬度分为极软、软、硬和极硬四类。表 10-1 列出了 X 射线硬度的分类,以及相应的管电压、最短波长和主要用途。

表 10-1　X 射线按硬度分类

名称	管电压(kV)	最短波长(nm)	用途
极软 X 射线	5~20	0.25~0.062	软组织摄影、表皮治疗
软 X 射线	20~100	0.062~0.012	透视和摄影
硬 X 射线	100~250	0.012~0.005	较深组织治疗
极硬 X 射线	250 以上	0.005 以下	深部组织治疗

点滴积累 ∨

1. X 射线的特性: 物理效应(穿透作用、电离作用、荧光作用)、化学效应(光化学作用、着色作用)、生物效应。
2. X 射线的强度和硬度: X 射线的强度、X 射线的硬度。

第三节　X 射线在医学上的应用和防护

一、X 射线与物质的相互作用

X 射线通过物质时,只有一小部分穿过,大部份被原子吸收和散射,产生物理、化学以及生物效应。X 射线通过物质时主要有光电效应、康普顿效应和电子对效应等。

1. 光电效应 当入射 X 光子与物质的原子的内层电子发生碰撞时,光子的能量全部传递给一个电子,其自身被吸收,电子获得足够的能量脱离原子核而成为光电子的过程称为光电效应。理论证明,光电效应的发生几率与入射光波长的 3 次方呈正比,另外物质的原子序数越高,光电效应的发生几率越大。

产生光电效应后,放出光电子的原子所处的状态是不稳定的,内壳层的空位很快被外层电子所填充,放射出标识 X 射线,即发生光电效应时,有光电子和标识 X 射线产生。

组成人体软组织细胞的原子的 K 壳层结合能是 0.5keV,发生光电效应时,标识放射光子的能量不会超过 0.5keV,这样在细胞内就会被吸收。人体骨骼中钙的 K 壳层结合能为 4keV,光电效应的标识放射光子会被吸收,可见在人体组织内产生的光电效应的次级效应的能量会被人体组织吸收。这样增加了受检者的剂量,所以应尽量减少每次 X 射线检查的剂量。但因光电效应不产生散射线,所以减少了照片的灰雾,能产生较好质量的影像。

2. 康普顿效应 当入射光子与原子的外层电子发生弹性碰撞时,光子将一部分能量传递给电子,光子的能量减少,运动方向改变,电子获得足够的能量脱离原子成为自由电子的过程称为康普顿效应。理论证明,康普顿效应的发生几率与物质的原子序数几乎无关,而与物质的密度相关,还与入射光线的波长呈正比。

康普顿效应中产生的散射线是辐射防护中必须引起注意的问题,另一方面散射线增加了照片的灰雾,降低了影像的对比度。

3. 电子对效应 当入射光子的能量大于两个电子的静止能量(1.02MeV)时,光子在原子核的电场作用下,入射光子的能量全部被吸收而转化为一对电子的过程,称为电子对效应。

理论证明,电子对效应的发生几率与物质的原子序数的平方、原子的数密度以及光子的能量的对数呈正比。

X 射线透过物质时,通过以上三种过程与物质发生作用。X 射线与物质的这些作用过程中伴随着次级射线和次级带电粒子的产生,这些带电粒子与物质作用时会产生电离作用,而 X 射线的生物效应主要是由次级粒子的电离辐射导致的,这些次级粒子的能量很快被物质吸收。

二、X 射线在医学上的应用

(一) 临床诊断

1. X 射线透视 密度、厚度不同的人体组织及脏器,对 X 射线的穿透与吸收不同,将强度均匀的 X 射线透过人体组织,投射到用硫化锌、硫化镉等制成的荧光屏上,便可产生明暗不同的影像,借以进行 X 射线诊断,称为 X 射线透视。

2. X 射线摄影 强度均匀的 X 射线透过人体某部位,然后再投射到感光胶片上,使该部分结构成像在感光胶片上,经过显影、定影,可得到明暗不同的人体某部位的照片,片子可作永久性病案记录保存,称为 X 射线摄影。

3. X 射线造影 人体中有许多重要组织或器官,它们之间的密度差异不大,X 射线对其缺乏分辨能力,因而不能使其清晰显影。为了能得到清晰的显影,就必须用人工的方法,将某种对比剂引入欲检查的器官内,形成物质密度差异,使器官与周围组织的 X 射线影像密度差增大,从而使这些组织器官显影。这种人工地注入某种物质造成影像反差的方法称为 X 射线造影。造影剂的选择要以观察部位为依据,如:"钡餐"是对消化道造影,有机碘可用于动脉造影,含碘的油雾可用于气管造影,空气可作为关节检查的造影等。

对软组织的检查,除使用造影剂外,还可用软 X 射线摄影,例如钼靶 X 射线管能产生软 X 射线(波长约为 0.7nm),它对软组织,特别是乳腺的摄影,可得到良好的对比度和较高的分辨力,为乳腺良性病变和乳腺癌的诊断提供了较好的手段。

4. 计算机 X 射线摄影　计算机 X 射线摄影(CR)是将 X 射线透过人体后的信息记录在影像板上,经读取装置读取后,由计算机以数字化图像信息的形式储存,再经过数字/模拟转换器将数字化信息转换成图像信息,最后显示在显示屏上。

5. 直接数字化 X 射线摄影系统　直接数字化 X 射线摄影系统(DR)是指在具有图像处理功能的计算机控制下,采用一维或二维的 X 射线探测器直接把 X 射线信息影像转化为数字图像信息的技术。直接数字化 X 射线摄影系统由于成像环节减少,避免了信息的丢失,所以图像更清晰,细节显示更清楚。

6. X 射线计算机断层成像(X-CT)　X 射线计算机断层成像简称 X-CT,是利用 X 射线对人体某一部位作断面扫描,用探测器接收透过的 X 射线,记录层面上各像素的 X 射线的强度,经计算机计算,可得到人体组织的衰减系数值在某剖面上的二维分布矩阵,再将各像素的吸收系数转化为图像上相应的灰阶度,从而获得各断面的图像。

可见,CT 扫描机可从人体某一断层中采集建立影像所要的信息,这样可避免了影像的重叠,提高了分辨力。CT 检查中所得到的数据反映断面上各点的密度值,这样还可定量了解各组织及脏器的密度,便于与正常组织及脏器进行比较。另外 CT 成像可以利用计算机的各种软件功能进行图像后处理,便于观察细节。X-CT 技术可应用于心脏、肝、脾、胰腺、肾等器官的诊断,尤其对于良性或恶性肿瘤的识别,具有较高的确诊价值,是临床诊断的重要手段之一。

(二) 放射治疗

X 射线治疗的理论依据是利用 X 射线对人体组织的电离作用,然后由此诱发一系列的生物效应,即 X 射线对生物组织的破坏作用。应用不同能量的 X 射线对人体病灶部分的细胞组织进行照射时,可使被照射的细胞组织受到破坏或抑制,从而达到对某些疾病,特别是肿瘤的治疗目的。X 射线对分裂活动旺盛的组织或分裂旺盛细胞的破坏力特别厉害,所以用 X 射线可治疗某些类型的癌症,如恶性淋巴瘤、胚胎性癌、白血病及皮肤和黏膜的鳞状细胞瘤、恶性腺瘤等,治疗效果较好。敏感度不高或有抗拒性的肿瘤一般不宜用 X 射线放射治疗。

X 射线的放射治疗大部分是局部性的体外照射,要根据病变的性质,深度和大小来确定合适的治疗方案,放射治疗方案的设计是一个较复杂的问题,它包含测定治疗机输出的射线量,计算给予患者肿瘤的照射量等。

皮肤和浅表组织的肿瘤,通常利用低能 X 射线进行近距离的照射治疗。深部肿瘤多采用医用电子加速器产生的高能 X 射线进行治疗。例如 X 刀利用医用电子加速器产生的高能 X 射线作为放射源,进行大剂量窄束定向集中照射的技术,它不用手术开颅就能对颅内肿瘤或病灶进行准确的定向照射治疗,且最大限度地减小正常组织的损伤,因而是一种高效、无痛的非手术治疗方法。

介入放射学是 X 射线诊断与治疗相结合的一门新技术。它是在 X 射线电视、X-CT 等导向下将穿刺针或导管插入人体某部位进行 X 射线诊断,同时还可取得病理学等需要的诊断资料。

知识链接

对 比 剂

对比剂可分为阳性和阴性对比剂两大类。 阳性对比剂是指对比剂的有效原子序数大,物质密度高,对 X 射线吸收强,在荧光屏上显示浓黑的对比剂影像,在胶片上显示出淡白的对比剂影像,各种钡剂和碘剂属于此类。 阴性对比剂是指对比剂的有效原子序数低,物质密度小,对 X 射线吸收差,在荧光屏上显示淡白的对比剂影像,在胶片上显示出浓黑的对比剂影像,如氧气、二氧化碳、笑气及空气等。

对比剂的选择应具备以下条件:无刺激性、无毒性、副作用小;理化性能稳定,便于储存;容易吸收和排泄,不会久存于体内。 一般有效原子序数高(低)、密度大(小)的对比剂可用于有效原子序数低(高)、密度小(大)的组织器官中,这样能形成较大的影像密度差,得到清晰的影像。

三、X 射线的防护

X 射线照射人体会产生生物效应,当照射剂量在安全范围内时,不会对人体造成伤害,但过量的照射会产生一定的不可恢复的近期或远期效应,电离辐射对机体的细胞的灭活达到一定时会导致人体器官组织发生疾病,如辐射所致的皮肤斑点状色素沉着、毛发脱落、骨髓造血功能障碍、肿瘤、白内障等,严重者甚至导致死亡。另外个体生殖细胞遗传物质受照射损伤时,会引起基因突变和染色体畸变,这样可能导致后代先天畸形、流产、死胎和某些遗传性疾病。因此,在利用 X 射线进行诊断或治疗时,必须采取相应的防护措施。

在使用 X 射线时必须遵守三项基本原则,即人体接受 X 射线的照射必须要有正当的理由(正当化)、辐射防护最优化和个人当量剂量限值。

对 X 射线的防护的基本措施是:时间防护、距离防护和屏蔽防护。

1. 时间防护 时间防护是指在不影响工作质量的前提下,尽量减少人员受照射的时间,因为人体受到照射的累积是随时间延长而增加的。

2. 距离防护 人体受到的照射量率随着相对辐射源位置的距离增大而减小,一般距离增大一倍,照射量率减少到原来的四分之一,所以,应尽可能远离放射源。

3. 屏蔽防护 除了考虑时间、距离等因素外,还应在人与辐射源之间设置合适的防护屏蔽。通常用的屏蔽材料有铅、铜、铝等金属和混凝土、砖等。铅的原子序数较高,对 X 射线的吸收作用强,所以 X 射线管件、铅玻璃窗、铅手套、铅围裙等都要用不同厚度的铅或含有一定成分的铅来作防护。铜和铝的原子序数分别为 29 和 13,对 X 射线吸收能力较差,适当增加其厚度后也具备一定的防护功能。混凝土在一定厚度下,可以达到对室外的防护目的,若是拌有钡剂的混凝土则其防护效能更好。

透视时虽然 X 射线到达荧光屏上的铅玻璃及周围的铅橡皮后几乎被吸收,但由于透视需要较长的时间,所以要注意利用遮线器尽量缩小视野,X 射线管与患者间的距离不少于 40cm,荧光屏尽量靠近患者,这样有用射线完全局限于荧光屏上铅玻璃吸收范围内。透视时还要注意每个患者连续透视时间不应太长。

摄影时虽然照射时间较短,但在照射单位时间内 X 射线量较大,且 X 射线管的位置经常变化,散乱线分布的区域较广,所以应注意不要让 X 线管窗口与控制台、邻室或走廊直对,避免有用射线的直接照射。X 线管窗口应有 1~3mm 铅过滤板,用来吸收穿透力不强、不能透过患者组织却能损害患者的软 X 射线。

如果按照上述要求做好了防护工作,X 射线的损害是可以避免的。

(李　燕)

点滴积累　∨

1. X 射线与物质的作用:光电效应、康普顿效应、电子对效应。

2. X 射线在医学上的应用:临床诊断、放射治疗。

3. X 射线的防护:时间防护、距离防护、屏蔽防护。

目标检测

一、简答题

1. 产生 X 射线的基本条件是什么?

2. X 射线有哪些重要特性? 这些特性在医学应用方面各有何作用?

3. X 射线的强度和硬度是什么?

4. 过量的 X 射线照射对人体有什么损害作用? 应怎样防护?

二、计算题

若 X 射线管电压为 80kV,求从阴极发射的电子到达阳极靶时的速度是多少? 连续 X 射线谱的最短波长是多少?

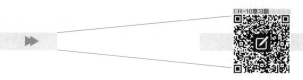

参考文献

［1］杨砚儒.应用物理学.北京:高等教育出版社,2007

［2］吴百诗.大学物理(上、下册).北京:科学出版社,2001

［3］潘志达.医学物理学.第5版.北京:人民卫生出版社,2010

［4］胡新珉.医学物理学.第7版.北京:人民卫生出版社,2010

［5］严导淦.物理学(下册).第2版.北京:高等教育出版社,1992

［6］赵仁宏,李田勋.医学物理学北京:北京大学医学出版社,2005

［7］王芝云.医用物理学.第2版.北京:科学出版社,2010

［8］王记龙.大学物理(下册).北京:科学出版社,2002

［9］甘平.医学物理学.第3版.北京:科学出版社,2009

［10］申耀德.物理学.北京:人民卫生出版社,2004

［11］张书琴,王鸿儒.物理学.四川科学技术出版社,1988

［12］洪洋.放射物理与防护学.人民军医出版社,2006

［13］姚啓钧.光学教程.第5版.北京:高等教育出版社,2014

［14］潘百年.物理学.北京:中国医药科技出版社,1997

［15］梁光路.医用物理学.北京:高等教育出版社,2009

［16］洪洋.医用物理学.北京:高等教育出版社,2009

［17］武宏.医用物理学.第3版.北京:科学出版社,2009

［18］邝华俊.医用物理学.第3版.北京:人民卫生出版社,1989

［19］程守洙,江之永.普通物理学.第6版.北京:高等教育出版社,2006

［20］马文蔚.物理学.第5版.北京:高等教育出版社,2006

［21］喀蔚波.医用物理学.第2版.北京:高等教育出版社,2008

［22］漆安慎,杜蝉英.力学基础.北京:人民教育出版社,1982

［23］楼渝英.理化基础—物理分册.北京:高等教育出版社,2005

［24］楼渝英.物理.第2版.北京:人民卫生出版社,2010

［25］张丹海,洪小达.简明大学物理.第2版.北京:科学出版社,2009

［26］丁桂祥.药用物理.第2版.北京:科学出版社,2009

［27］陈仲本,况明星.医用物理学.高等教育出版社,2010

［28］张三慧.大学基础物理学(下册).北京:清华大学出版社,2003

［29］赵凯华,陈熙谋.电磁学.北京:高等教育出版社,2003

［30］张泽宝.医学影像物理学.第2版.北京:人民卫生出版社,2006

［31］张延芳.医用物理学.北京:科学出版社,2010

［32］严碧歌,牛俊得.医学超声治疗原理及其临床应用研究.现代医学生物进展,2007,17(8):1246-1248

［33］林书玉,杨月花.医学超声治疗技术研究及其应用.陕西师范大学学报(自然科学版),2004,32(2):117-122

［34］崔建国,韦云隆,王洪.超声治疗学在生物医学工程中的应用.重庆工学院学报(自然科学版),2007,21(5):111-114

［35］卫娜,杨继庆,崔亮,等.超声技术在医学领域的应用与发展.医疗卫生装备,2004,(8):30-31

［36］刘嘉庆,顾韵普.超声波骨密度测量技术的最新进展.生物医学工程学进展,2010,31(2):120-122

［37］倪光炯,王炎森.文科物理—物理思想与人文精神的融合.北京:高等教育出版社,2005

［38］王磊,冀敏.医学物理学.第8版.北京:人民卫生出版社,2013

目标检测参考答案

第一章

一、简答题(略)

二、计算题

1. (1)$(0.65i+6.99j)\times10^3$m(i 指东,j 指北)

(2)$(0.14i+1.53j)$m/s

(3)2.29m/s

2. (1)$v=[-60\sin(5t)i+60\cos(5t)j]$(m/s)

(2)$a=[-300\cos(5t)i-300\sin(5t)j]$(m/s^2)

(3)$a_n=300$m/s^2;$a_t=0$m/s^2

3. 2.45×10^{5}N

4. 980J

5. (1)5.49m/s^2;

(2)11.11N;8.39N

6. (1)24kg·m^2

(2)1.58×10^{4}J

7. 1.2×10^{5}N/m^2;1.2×10^{7}N/m^2

8. 4.9×10^{9}N/m^2

9. 12m/s;20m/s;5.24×10^{4}Pa

10. 0.1m

11. 略

12. 1.44×10^{8}Pa·s/m^3

13. 雷诺数 $R_e=330<1000$,不会产生湍流

第二章

一、简答题(略)

二、实例分析(略)

三、计算题

1. $0.25s;0.1m;2\pi/3;0.8\pi m/s;6.4\pi^2 m/s^2$

2. （1）$\lambda = 3.14\times10^{-2}m, u = 1.6\times10^3 m/s, A = 0.12m, \nu = 5\times10^4 Hz$；

（2）$\Delta\varphi = 100rad$

3. （1）$1943Hz$；

（2）$2061Hz$

4. $0.075m/s$

第三章

一、简答题（略）

二、实例分析（略）

三、计算题

1. $3.69atm;9\times10^{25}$

2. $1.35kg$

3. 4.89×10^5

4. $2.13\times10^4 Pa;7.87\times10^4 Pa$

5. $1.17\times10^5 Pa$

6. $8\times10^{-5}N/m$

7. $32.2\times10^{-3}N/m$

8. $5.6cm$

9. $5.3Pa$

10. $2cm$

第四章

一、简答题（略）

二、计算题

1. 距 q_1 为 $4.14cm$ 处

2. （1）$\dfrac{\sigma}{2\varepsilon_0}i, \dfrac{3\sigma}{2\varepsilon_0}i, -\dfrac{\sigma}{2\varepsilon_0}i$；

（2）$2.50\times10^5 V/m, 7.50\times10^5 V/m, -2.50\times10^5 V/m$

3. （1）$2.7\times10^3 V$；

（2）$-2.7\times10^{-6}J$；

（3）$2.7\times10^{-6}J$

4. 略

5. $-294\mathrm{V}$, B , $-294\mathrm{V}$

6. (1) $\dfrac{1}{6\pi\varepsilon_0}\dfrac{q_0q}{R}$;

(2) $\dfrac{1}{6\pi\varepsilon_0}\dfrac{q_0q}{R}$

7. $4.89\times10^{-6}\mathrm{J}$

第五章

一、简答题(略)

二、实例分析(略)

三、计算题

1. $B=\dfrac{\mu_0I}{4}\left(\dfrac{1}{R_1}-\dfrac{1}{R_2}\right)=\dfrac{5}{8}\mu_0$,方向垂直纸面向里

2. $B=\dfrac{\mu_0I}{4\pi R}\left(2\pi-\varphi+2\tan\dfrac{\varphi}{2}\right)$,方向垂直纸面向里

3. (1) $-0.24\mathrm{Wb}$;

(2) 0 ;

(3) $0.24\mathrm{Wb}$

4. $B=\dfrac{U_{\mathrm{H}}nqb}{I}=0.96\mathrm{T}$

5. (1) $4.0\mathrm{A/s}$, $-12\mathrm{V}$;

(2) $6.0\mathrm{J}$

第六章

一、简答题(略)

二、实例分析(略)

三、计算题

1. $R=\dfrac{\rho}{2\pi l}\ln\dfrac{b}{a}$

2. 2.3×10^{21} 个

3. $0.36\mathrm{V/m}$

4. $4.0\mathrm{A/m^2}$

5. (1) $\dfrac{U}{(\rho_1+\rho_2)L}$;

$(2)\,U_{铜}=\dfrac{16}{103}U,U_{铁}=\dfrac{87}{103}U$

第七章

一、简答题（略）

二、实例分析（略）

三、计算题

1. 空气中：10cm；水中：-30cm

2. 5.3cm

3. 30cm

4. 1.88

5. 1.5D

6. 26cm

7.（1）1.74cm；

（2）11.3；

（3）113

8. 750倍；0.373μm

第八章

一、简答题（略）

二、实例分析（略）

三、计算题

1. 0.246mm

2. 5.45×10^{-7}m

3. 0.04m

4. 4×10^{-4}m

5. 2mm

6. 4.167×10^{2}nm

7. $\dfrac{3}{8}I_0$

8. 0.077g/cm^3

第九章

一、简答题(略)

二、实例分析(略)

三、计算题

1. 光子的能量 1.89eV;光子频率 4.56×10^{14}Hz;光的波长 6.579×10^{-7}m。

2. 激光的频率是 474Hz;该波段的激光是红光。

第十章

一、简答题(略)

二、计算题

$v=1.68\times10^{8}$m/s;$\lambda_{min}=0.0155$nm

附录

附录1　国际单位制

国际单位制（international system of units，简称SI制）是国际度量衡委员会（CIPM）采纳和推荐的一种一贯单位制。国际单位制定义了7个基本物理量和它们的基本单位，确定了用于构成倍数和分数单位的词头，制定了导出单位的规则以及其他规定，形成一整套计量单位规则。

国际单位制的基本单位

物理量	单位名称	单位符号	定义
长度	米	m	米是光在真空中（1/299 792 458）s时间间隔内所经路径的长度。
质量	千克	kg	千克是质量单位，等于国际千克原器的质量。
时间	秒	s	秒是铯-133原子基态的两个超精细能级之间跃迁所对应辐射的9 192 631 770个周期的持续时间。
电流强度	安[培]	A	在真空中，截面积可忽略不计的两根相距1m的无限长平行圆直导线内通以等量恒定电流时，若导线间相互作用力在每米长度上为2×10^{-7}N，则每根导线中的电流强度为1A。
热力学温度	开[尔文]	K	热力学温度开尔文是水三相点热力学温度的1/273.16。
物质的量	摩[尔]	mol	摩尔是一系统的物质的量，该系统中包含的基本单元数与0.012kg碳-12的原子数目相等。在使用摩尔时，基本单元应予以指明，可是原子、分子、离子、电子及其他粒子，或是这些粒子的特定组合。
发光强度	坎[德拉]	cd	坎德拉是一光源在给定方向上的发光强度，该光源发出频率为540×10^{12}Hz的单色辐射，且在此方向上的辐射强度为（1/683）（W/sr）。

国际单位制词头

符号	前缀	因数	说明	符号	前缀	因数	说明
da	deca	10^{1}	十	d	deci	10^{-1}	分
h	hecto	10^{2}	百	c	centi	10^{-2}	厘
k	kilo	10^{3}	千	m	milli	10^{-3}	毫
M	mega	10^{6}	兆	μ	micro	10^{-6}	微
G	giga	10^{9}	吉[咖]	n	nano	10^{-9}	纳[诺],毫微

符号	前缀	因数	说明	符号	前缀	因数	说明
T	tera	10^{12}	太［拉］	p	pico	10^{-12}	皮［可］
P	peta	10^{-15}	拍［它］	f	femto	10^{-15}	飞［母托］
E	exa	10^{18}	艾［克萨］	a	atto	10^{-18}	阿［托］
Z	zetta	10^{21}		z	zepto	10^{-21}	
Y	yotta	10^{24}		y	yocto	10^{-24}	

注意字母大小写的区别。正指数的词头符号中,除了十(da)、百(h)、千(k),其他都是大写符号。负指数的词头符号都是小写。

附录2　希腊字母发音对照表

序号	大写	小写	英文名称	国际音标	中文读音
1	A	α	alpha	/ˈælfə/	阿尔法
2	B	β	beta	/ˈbeɪtə/	贝塔
3	Γ	γ	gamma	/ˈgæmə/	伽马
4	Δ	δ	delta	/ˈdeltə/	德尔塔
5	E	ε	epsilon	/ˈepsɪlɒn/	艾普西龙
6	Z	ζ	zeta	/ˈziːtə/	泽塔
7	H	η	eta	/ˈiːtə/	艾塔
8	Θ	θ	theta	/ˈθiːtə/	西塔
9	I	ι	iota	/aɪˈəʊtə/	约塔
10	K	κ	kappa	/ˈkæpə/	卡帕
11	Λ	λ	lambda	/ˈlæmdə/	兰布达
12	M	μ	mu	/mjuː/	缪
13	N	ν	nu	/njuː/	纽
14	Ξ	ξ	xi	英美/ksaɪ/;希腊/ksi/	克赛
15	O	o	omicron	/əʊˈmaikrən/	奥密克戎
16	Π	π	pi	/paɪ/	派
17	P	ρ	rho	/rəʊ/	肉
18	Σ	σ	sigma	/ˈsɪgmə/	西格马
19	T	τ	tau	/taʊ/或/tɔː/	套
20	Υ	υ	upsilon	/juːpsilon/	宇普西龙
21	Φ	ϕ	phi	/faɪ/	佛爱
22	X	χ	chi	/kaɪ/	开
23	Ψ	ψ	psi	/psaɪ/	普赛
24	Ω	ω	omega	/ˈəʊmigə/	欧米伽

附录 3　基本物理常量

物理常量	符号	数值	单位	相对标准不确定度
真空中光速	c	299 792 458	m/s	精确
真空磁导率	μ_0	$4\pi\times10^{-7}$ $=12.566\ 370\ 614\cdots\times10^{-7}$	N/A^2	精确
真空电容率	ε_0	$1/\mu_0 c^2$ $=8.854\ 187\ 817\cdots\times10^{-12}$	F/m	精确
牛顿引力常量	G	$6.674\ 08(31)\times10^{-11}$	$m^3/(kg\cdot s^2)$	4.7×10^{-5}
普朗克常量	h	$6.626\ 070\ 040(81)\times10^{-34}$	$J\cdot s$	1.2×10^{-8}
电子电量(元电荷)	e	$1.602\ 176\ 6208(98)\times10^{-19}$	C	6.1×10^{-9}
电子质量	m_e	$9.109\ 383\ 56(11)\times10^{-31}$	kg	1.2×10^{-8}
质子质量	m_p	$1.672\ 621\ 898(21)\times10^{-27}$	kg	1.2×10^{-8}
质子-电子质量比	m_p/m_e	$1836.152\ 673\ 89(17)$		9.5×10^{-11}
中子质量	m_n	$1.674\ 927\ 471(21)\times10^{-27}$	kg	1.2×10^{-8}
阿伏伽德罗常量	N_A	$6.022\ 140\ 857(74)\times10^{23}$	mol^{-1}	1.2×10^{-8}
摩尔气体常量	R	$8.314\ 4598(48)$	$J/(mol\cdot K)$	5.7×10^{-7}
玻尔兹曼常量	k	$1.380\ 648\ 52(79)\times10^{-23}$	J/K	5.7×10^{-7}
原子质量单位	u	$1.660\ 539\ 040(20)\times10^{-27}$	kg	1.2×10^{-8}
电子伏特	eV	$1.602\ 176\ 6208(98)\times10^{-19}$	J	6.1×10^{-9}

注:表中所列基本物理常量是根据国际科技数据委员会(CODATA)2014 年正式发表的推荐值。

医用物理课程标准

（供医疗器械类专业用）